AF276074

EMBRIOLOGÍA HUMANA

Daniel Pellicer y Adrián Villalba

EMBRIOLOGÍA HUMANA

Un viaje al origen de la vida

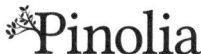

© Adrián Villalba y Daniel Pellicer, 2025
© Editorial Pinolia, S. L., 2025
Calle Cervantes, 26
28014, Madrid

www.editorialpinolia.es
info@editorialpinolia.es

Colección: Divulgación científica
Primera edición: febrero de 2025

Depósito legal: M- 26527-2024
ISBN: 979-13-87556-12-9

Diseño y maquetación: Almudena Izquierdo
Diseño cubierta: Óscar Álvarez
Impresión y encuadernación: Liberdúplex, S. L

Printed in Spain - Impreso en España

ÍNDICE

7

PRÓLOGO

Confieso que la primera vez que vi un embrión humano bajo el microscopio, me llevé una pequeña decepción. Supongo que me esperaba algo más impresionante. ¿Un mini-humano, tal vez? Sin embargo, ante mis ojos, había algo menos espectacular: una simple pelotilla hecha de células. En su defensa diré que era un embrión bastante prematuro, pero ¿quién diría que esa pelotilla insignificante se convertiría en un ser humano completo, capaz de componer música, resolver ecuaciones o simplemente olvidar dónde narices dejó ayer las llaves?

Como divulgadora de biomedicina, he tenido la suerte de explorar (y contar) muchos temas sobre el cuerpo humano, pero pocos me han fascinado tanto como el desarrollo embrionario. Quizá porque encierra una de las mayores maravillas de la biología humana: nuestro potencial de crear otros seres como nosotros, pero únicos a su vez, con sus emociones, sueños y pensamientos propios.

Cuando me invitaron a escribir el prólogo de este libro, me sentí agradecida y, al mismo tiempo, un poco intimidada. ¿Cómo se introduce un tema tan vasto y complejo como el desarrollo embrionario humano? No creo tener la respuesta, pero aquí va mi humilde intento.

Damos tantas cosas por hecho que, a veces, vale la pena detenerse y hacerse algunas preguntas. Para empezar, ¿por qué tenemos la capacidad de reproducirnos? ¿De qué depende de que un embarazo salga adelante o no? ¿Cómo pasamos de ser una sola célula a un organismo hecho de millones de ellas? ¿Qué cosas pueden salir mal? Probablemente si buscas en Google las respuestas, te verás abrumado por una cantidad ingente de información y términos que no terminas de comprender. Pero no te preocupes, porque este libro viene a echarte una mano.

Conozco a Daniel y Adrián desde hace años, y como divulgadores (y muy buenos) que son, han conseguido algo increíble con este libro: traducir la complejidad de la embriología a un lenguaje accesible para todos, para que puedas entenderlo sin sudar ni una sola gota.

Este libro me gusta porque no solo nos explica la ciencia de la biología reproductiva, sino algo igual de importante que muchas veces pasamos por alto: cómo hemos llegado, a nivel histórico, a aprender tanto sobre nosotros mismos. Cómo hemos ido construyendo poco a poco, ladrillo a ladrillo, el conocimiento que nos ha permitido desvelar los misterios de nuestra propia creación, desde los primeros microscopios hasta las técnicas de reproducción asistida más avanzadas.

En estas páginas encontrarás una explicación acerca de dónde venimos, pero también una reflexión sobre hacia dónde vamos, y sobre el futuro que estamos construyendo con las nuevas tecnologías que nos ofrece la ciencia. Tenemos una responsabilidad como individuos y como sociedad, porque con este progreso vienen nuevos desafíos éticos y morales que deberemos enfrentar. Este libro comienza mucho antes de nuestro primer llanto. Es tu historia, la mía y la de los autores, y te garantizo que, después de leerlo, nunca volverás a verte de la misma manera.

Sandra Ortonobes Lara
@lahiperactina

PREFACIO

Desde que tenemos conciencia, nos encontramos haciéndonos preguntas que a menudo parecen carecer de respuesta definitiva. Preguntas como «¿de dónde venimos?». Si reflexionamos sobre nuestra historia personal, cada uno de nosotros puede reconstruir una secuencia lógica de momentos que nos llevan desde el presente hasta nuestro nacimiento y más allá. ¿Qué ocurrió durante el embarazo de nuestra madre? ¿Por qué tengo esta altura o este color de ojos? ¿Qué determinó que, desde el momento mismo de nacer, e incluso antes, se me asignara el género de niño o niña? Parece que nuestro recorrido embrionario alberga numerosos capítulos que esperan ser desentrañados para arrojar luz sobre estas incógnitas. Sin embargo, es sorprendente que este tema haya sido tan poco explorado en la divulgación científica. Resulta difícil encontrar libros que aborden estos temas más allá de la mera perspectiva académica.

El propósito de esta historia colaborativa es precisamente abordar este vacío y destacar todos estos aspectos que han permanecido ocultos en nuestra sociedad, encerrados tras el tabú en torno a la palabra «embrión». No pretendemos diagnosticar las causas sociales que nos han llevado a este punto, pero a lo largo de las páginas siguientes insistimos en resaltar otro aspecto igualmente crucial: la reproducción en el siglo XXI conlleva enormes responsabilidades. Tenemos la capacidad de controlar el momento del embarazo o incluso decidir qué embriones implantar. También se vislumbra la posibilidad de editar estos embriones

11

en un futuro cercano. «Generación», «selección» y «modificación» son tres conceptos que acompañan nuestras decisiones y que se superponen a la expansión tecnológica de nuestra era. Por ello, pensando en las futuras generaciones, es fundamental familiarizarnos con conceptos como el diagnóstico genético preimplantacional, la idea del «hermano salvador» o las técnicas más comunes de reproducción asistida.

Por último, nos hemos propuesto romper con la tradición científica que durante siglos ha ignorado a uno de los protagonistas fundamentales del desarrollo embrionario: la mujer. Hasta hace poco, la mayoría de los libros enfocaban su atención únicamente en el embrión, como si se desarrollara de manera aislada y separada del cuerpo que lo gesta. Sin embargo, en tiempos recientes hemos comprendido que la madre desempeña un papel crucial en esta historia. Este papel tiene dos facetas: por un lado, como participante biológica que establece comunicación química con el embrión y el feto; por otro lado, como agente pensante que toma decisiones directamente relacionadas con el futuro bebé. Es por ello por lo que nos han ayudado a contar esta historia. Lo hacen de manera única: dieciocho poetas de habla hispana serán las primeras voces en cada uno de los capítulos que conforman esta narrativa colectiva porque la biología del desarrollo no puede ni debe ser explicada sin considerarlas. Si el siglo XXI será el primero en el que podamos dirigir la reproducción según nuestras intenciones, también debería ser el que, por fin, reconozca a la mujer en el lugar privilegiado que la evolución le ha otorgado en nuestra historia reproductiva.

Esta obra de divulgación científica, enriquecida con elementos poéticos, es única en su género y aspira a sentar las bases para un diálogo fructífero entre el arte y la ciencia, explorando así nuevas formas de expresión que iluminan nuestro entendimiento del desarrollo humano. Sin más preámbulos, os damos la bienvenida a esta aventura embrionaria.

Adrián Villalba y Daniel Pellicer
En París y Zaragoza, a 30 de abril de 2024

12

Cromosoma

¿Has escuchado este rumor cristalino?

El acontecimiento de la cercanía
del pétalo, enebro del ADN,
en la consagración transatlántica.

Un fluido existencial en la acróbata profundidad
hacia el estereotipo para mutar con la espora.

Mi viaje, permanencia en el rodaje
del mamífero sediento
olfateando un poso acuífero de áurea.

La creación divergente,
la luciérnaga del cuerpo,
la fluorescencia
en la herradura del sistema humano.

Tasa pródiga
de semilla sobre el oleaje
con la misiva herencia de mi útero barca.

La espuma que acicala un vaivén
en este destino de anémonas.

¡Silencio!

El milagro se cierne en tu yaga
con la mímesis de un organismo,
alba núcleo de lo que nos precede
en su luminiscente circuito.

Lluïsa Lladó

1

JUGANDO A LA RULETA GENÉTICA

Los bebés vienen de París, o al menos eso se suele decir. Si los trae una cigüeña, aparecen espontáneamente en el contenedor de la basura o se compran a un vendedor ambulante, tan solo es un paso intermedio en la cadena de manufactura humana. El director de cine José Luis Cuerda llegó a proponer en su película *Amanece que no es poco* (1989) que nacían en el huerto, como si fuesen girasoles. Cualquier excusa es buena para evitar tratar temas incómodos con los niños y niñas que se cuestionan nuestra existencia demasiado pronto.

Un aspecto común a todas las posibilidades que ofrecen las historias anteriores es que parten de la suposición de que el bebé se encuentra ya formado, casi por generación espontánea, y la única tarea de sus progenitores es adoptarlo a través de cualquier intermediario. Esta idea es casi tan antigua como nuestra civilización, pero seguramente tuvo su mayor auge hace unos 400 años. A finales del siglo xvi, el holandés Janssen ya había inventado el microscopio. Este instrumento permitía adentrarse en una dimensión hasta entonces desconocida, la de un mundo diminuto que escapaba al ojo humano. La verdadera revolución del microscopio vino de la mano de otro holandés, Van Leeuwenhoek, quien perfeccionó el sistema de lentes hasta tal punto que observar a través de él ya no requería tanta imaginación como en tiempos de sus

15

predecesores. Imágenes nítidas, claras y en las que dos observadores se ponían de acuerdo fácilmente sobre lo que tenían frente a sus ojos. Este punto sería clave para que dos naturalistas, cada uno en una punta del mundo, pudiesen comprobar que el otro se encontraba en lo cierto. Bastaba con poner una muestra de sangre, pus o saliva bajo la lente.

Fue precisamente Van Leeuwenhoek quien, una mañana de 1677, corrió a observar su propia eyaculación. El neerlandés era un comerciante de telas que se dedicaba a la fabricación de lentes como pasatiempo. Ya había observado piojos y microorganismos bajo su gran lupa, pero carecía de conocimientos biológicos para entender lo que acabaría sucediendo. La observación de los espermatozoides estremeció al holandés, quien no esperaba encontrar «animálculos retorciéndose» en su propio semen. Escribió una carta al secretario de la Royal Society de Londres para dar cuenta de su descubrimiento: halló millones de animálculos del tamaño de un grano de arena, equipados con una cola más larga que su cuerpo, obtenidos de la eyaculación de individuos sanos y enfermos. El holandés pidió cautela y discreción acerca de sus descubrimientos. Temía que el sexo se relacionara con algo indecente debido a la cantidad de «animales pequeños» que podían transmitirse. Nada de esto sorprendió a la comunidad científica, que vio en estas observaciones la primera piedra de un campo prometedor que se convirtió en la biología de la reproducción.

Johan Ham, uno de sus discípulos, fue un poco más allá. Por aquel entonces no se conocían los mecanismos de la reproducción humana y los naturalistas se hacían la misma pregunta que muchos niños y niñas se hacen con tres o cuatro años: ¿de dónde vienen los bebés? Ahora que se habían descubierto los espermatozoides y sabiendo que el coito es imprescindible para la reproducción, Ham creyó haber encajado las dos piezas correctamente, rescatando una idea tan antigua como los filósofos de la Grecia clásica: el preformismo. Según esta teoría, cada individuo se origina a partir de un homúnculo —una especie de humano en miniatura— que crece en el útero materno hasta su nacimiento. De esta manera, los animales estamos preformados en un homúnculo diminuto, con su cabecita y sus pequeñas extremidades, que no hace más que crecer hasta alcanzar el tamaño del bebé. Ham rescató esta idea porque estaba seguro de haber visto una especie de homúnculo en la

16

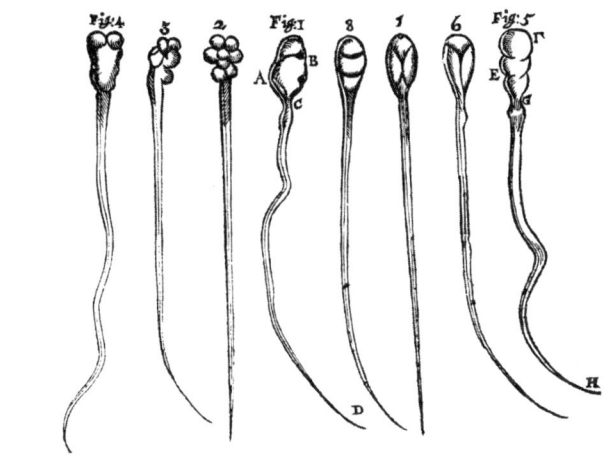

ASC

Representación de los espermatozoides hecha a mano por su descubridor.
Fuente: Wellcome Library, London.

cabeza del espermatozoide. Así, postulaba que el espermatozoide viajaba durante el acto sexual desde el cuerpo masculino hasta el útero de la mujer, donde crecía durante el embarazo. No obstante, la imaginación humana no tiene límites. Otro microscopista, Hartsoeker, afirmó unos años después haber visto con su propio instrumento el homúnculo dentro del espermatozoide, identificando algunas de sus partes. Desde luego, no existe ningún hombre en miniatura que viva dentro de las células sexuales masculinas, pero ya había nacido una corriente preformista que tomó mucho impulso: la de los espermistas. A ellos se opusieron los ovistas, guiados por Regnier de Graaf, que descubrió los folículos ováricos donde se desarrollan las células sexuales femeninas. Para ellos, el homúnculo se encontraba en el útero materno y se activaba gracias a señales que se transmitían a través del semen.

Las propuestas preformistas pueden sonar dignas de un lunático, pero encajaban bastante bien con el contexto ideológico de su tiempo. Según esta teoría, cada homúnculo en miniatura contiene la existencia de la siguiente generación. Un humano minúsculo crecerá, nacerá y, a su vez, contendrá otros homúnculos en su cuerpo que originarán su futura descendencia. Así es como la naturaleza entraba en consonancia con algunas doctrinas teológicas: todos los humanos que poblamos la faz de la tierra estuvimos contenidos en el organismo de Eva. Esto se conoció también como teoría del encajonamiento, puesto que cada individuo se

17

encuentra «encajado» dentro de su progenitor. Esta afirmación puede resultar útil para explicar por qué un hombre no puede engendrar un perro, pero también se utilizó para justificar, según la ley natural, que de un aristócrata nunca nacería un campesino. Ni cabe decir que el preformismo fallaba en su explicación de muchísimas observaciones que saltaban por los aires si suponíamos la existencia de homúnculos: ¿por qué algunos bebés nacen con uno u otro sexo? ¿Por qué somos diferentes a nuestros hermanos si cada individuo se contiene en su progenitor? ¿Por qué cambia nuestro cuerpo con el paso del tiempo si estamos predeterminados anatómicamente desde la concepción?

El preformismo fue confrontado por una teoría epigenetista que propone el desarrollo gradual del organismo desde una forma homogénea, que hoy llamaríamos embrión. Fue Wolff quien propuso esta teoría por primera vez tras descubrir que la anatomía de los embriones animales cambia considerablemente durante el embarazo. El naturalista e influenciador francés Buffon fue clave en la difusión del epigenetismo. Aunque esta teoría también se encuentra superada, le debemos la certeza de que ni óvulos ni espermatozoides son suficientes por sí solos para desarrollarse en un individuo. Así pues, para responder a la pregunta «¿de dónde vienen los bebés?», tenemos que hacer retrospección a la formación de nuestras células sexuales, también conocidas como gametos. El origen de la vida tiene lugar con un tango genético entre nuestros pares de cromosomas.

BARAJANDO Y REPARTIENDO CROMOSOMAS

Cada una de nuestras células contiene 23 pares de cromosomas o lo que es lo mismo, un total de 46. Cuando nuestras células se dividen, transmiten la totalidad de sus cromosomas a sus dos células hijas. De esta manera, las dos células poseen el mismo número de cromosomas y la misma información genética que su célula de origen. Por lo tanto, podemos afirmar que todas las células de nuestro cuerpo son clones, ya que su información genética es idéntica. Este tipo de división celular se conoce como mitosis. En resumidas cuentas, la célula original duplica sus 46 cromosomas y los reparte entre las células hijas. Sin embargo, este mecanismo biológico tiene algunos inconvenientes. Si

18

queremos originar células hijas que sean distintas, la mitosis no es suficiente, puesto que solo es capaz de originar células idénticas entre sí y respecto a la célula de partida.

¿Por qué motivo querría la naturaleza originar células diferentes? Para poder reproducirnos. La meiosis es el proceso de división celular que utilizan las células de los órganos reproductores. Si todos los óvulos o espermatozoides que produce un individuo fuesen idénticos, todos los hijos de dos progenitores determinados serían iguales. Para generar cromosomas con combinaciones de genes que no existen en la célula original, la naturaleza utiliza un mecanismo llamado recombinación homóloga. Este proceso consiste en barajar cada par de cromosomas (el que hemos heredado de nuestro padre y el de nuestra madre) hasta conseguir nuevos cromosomas resultantes de esta mezcla. Pero la cosa no acaba aquí, para asegurar que cada generación tenga el mismo número de cromosomas que la anterior, es necesario reducir a la mitad la dotación cromosómica. Así, para que el futuro embrión contenga 46 cromosomas, tanto el óvulo como el espermatozoide deben poseer únicamente 23. Durante la meiosis, se barajan y reparten nuestros cromosomas entre cada gameto producido. Luego, de entre todos ellos, tan solo uno (ya sea espermatozoide u óvulo) acabará fecundado el embrión. Así es como se asegura que cada hijo sea genéticamente distinto de sus progenitores. La razón es una cuestión evolutiva muy básica: cuanto más diversos seamos a nivel genético, mayor será la probabilidad de sobreponerse a una afrenta biológica que ponga en jaque a la especie (como una pandemia, por ejemplo).

Vamos a ver las fases de la meiosis para entender mejor cómo se mezclan los genes en la baraja cromosómica y se reparten durante la lotería genética. El punto de partida es una célula que se prepara para dividirse. Para ello, no solo debe acumular biomoléculas con el fin de obtener energía, sino que además debe duplicar sus cromosomas para repartirlos entre las células hijas. Esto sucede en la conocida fase S, llamada así por la síntesis de ADN. Seguro que muchas veces has visto el dibujo de un cromosoma con forma de X, con lo que llamamos dos brazos y dos piernas. Esta es la forma que tiene un cromosoma cualquiera durante la división celular; en cambio, cuando no está en división, se encuentra en un estado relajado que recuerda más bien a un ovillo de

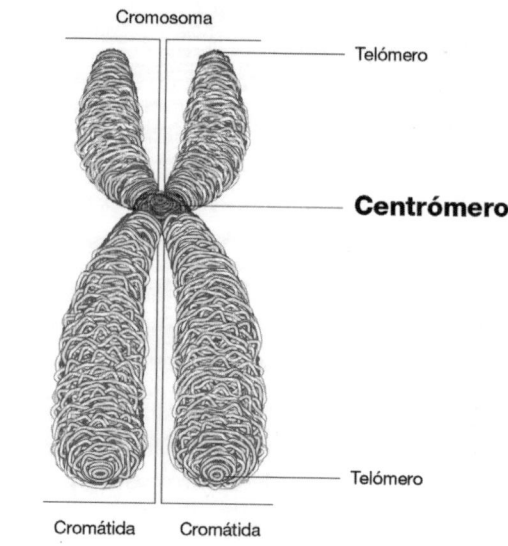

Cromosoma
Telómero
Centrómero
Telómero
ASC
Cromátida   Cromátida

Partes de un cromosoma humano.
Fuente: National Human Genome Research Institute.

lana. En realidad, un cromosoma se encuentra formado únicamente por una de las dos partes, que se duplican durante la fase S. A cada lado del cromosoma, que contiene la misma información, lo llamamos cromátida hermana y se encuentran unidas entre ellas por un centrómero. Ahora que la célula ha duplicado su material, ya puede empezar el baile de cromosomas.

La primera etapa de la meiosis se conoce como profase I y es la más larga. Esta fase está altamente regulada y coordinada, puesto que cualquier error en ella puede conducir a problemas de infertilidad o incluso a defectos genéticos en el embrión, que podrían afectar gravemente a su salud. Existen puntos de control a lo largo de este proceso para descartar aquellas células que no hayan realizado correctamente la meiosis y evitar futuras células defectuosas. Durante la profase I, los cromosomas se condensan y vemos esa forma tan característica de X. Como mencionamos, en la fase S anterior se había duplicado el material genético, pero el ADN se encontraba tan relajado que su forma era más bien la de un ovillo de lana. Ahora, con el ADN condensado, la forma de X representa a un cromosoma con sus dos cromátidas hermanas. En el transcurso de la profase I, los cromosomas homólogos se alinean, es decir, cada par de cromosomas que tenemos. Tenemos 23 pares, lo que quiere

20

decir que para el cromosoma 1 tenemos un cromosoma que heredamos de nuestro padre (paterno) y otro de nuestra madre (materno). Esto sucede para cada uno de los 23 cromosomas. Una vez que se alinean, entran en contacto físico, formando lo que se conoce como sinapsis, lo que da lugar a la recombinación. Una serie de proteínas se encarga de orquestar los entrecruzamientos entre las cromátidas no hermanas (es decir, la cromátida del cromosoma paterno con la del materno) para intercambiar material genético entre ellas.

La profase I está constituida a su vez de otras cinco fases. La primera de ellas, conocida como leptoteno, en la que los cromosomas se condensan. Dejan de ser el ovillo de lana que mencionamos anteriormente para adoptar su característica forma de X. Aquí intervienen unas proteínas llamadas cohesinas. Podemos imaginarlas como una especie de coletero que sirve para recoger el pelo. De esta manera, el cabello deja de estar suelto cuando pasa a través del coletero y se condensa formando una coleta. En esta analogía, las fibras de ADN harían del cabello que se recoge en el coletero formado por cohesinas. Una vez que los cromosomas se han condensado, inicia la fase de cigoteno. Aquí se forma la sinapsis, que ya vimos en el párrafo anterior. Esta sinapsis consiste en el apareamiento de los cromosomas homólogos (los paternos y maternos), de manera que cada cromosoma número 1 del genoma se alinea con el otro, y así para cada uno de los 23 pares que contienen nuestras células. Para ello, una serie de proteínas forma el complejo sinaptonemal, una especie de cremallera que se cierra uniendo los cromosomas homólogos entre ellos. Una vez estos cromosomas se encuentran apareados, da inicio la fase de paquiteno, en la que se produce la recombinación. Proteínas como RAD51 o DMC1 se encargan de producir pequeños cortes a cada lado de los cromosomas para facilitar el intercambio genético. Esta es la etapa más delicada de todo el proceso de la meiosis, un cortar y empalmar genético con resolución a nivel molecular. Estas cadenas de ADN, que se acaban de empalmar y ya están recombinadas, se separan en la etapa de diploteno. Aquí es donde los cromosomas empiezan a separarse físicamente. Todavía queda una última etapa de la profase I, llamada diacinesis, en la que se disuelve la membrana nuclear para facilitar la metafase I, en la que los cromosomas empezarán su viaje a través del interior celular.

Una vez los cromosomas se encuentran entrecruzados, arranca la siguiente fase, conocida como metafase I. Aquí es cuando los cromosomas homólogos se dirigen al centro de la célula, donde una estructura conocida como placa metafásica se encarga de orientarlos para repartirlos equitativamente. En la etapa conocida como anafase I, la placa metafásica tira de cada uno de los cromosomas homólogos —como si se tratase de hilos que los arrastran en dirección opuesta— hacia un extremo de la célula. Finalmente, en la telofase I, la membrana de esta célula se divide por la mitad, dando lugar a dos células distintas con sus cromosomas homólogos repartidos y bien barajados.

Ahora, cada célula tiene la mitad de los cromosomas que la célula original: 23 cromosomas en vez de 46, puesto que los homólogos se han repartido en dos células. Sin embargo, estos cromosomas están formados por cromátidas hermanas que no son idénticas, ya que cada una se ha recombinado con otra cromátida distinta del cromosoma homólogo durante la profase I. A continuación, hay que repartir estos cromosomas de cada célula en otras dos células hijas, a través de una serie de etapas conocidas como meiosis II, que contiene una profase II, metafase II, anafase II y telofase II. De forma similar a las fases anteriores, esta vez sin recombinación, el objetivo es separar cada cromátida hermana en otras dos células. Así, el resultado total de la meiosis es la

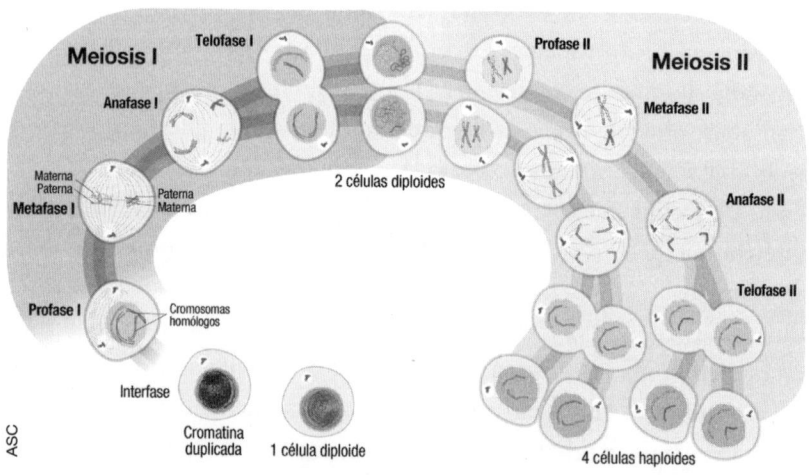

Esquema completo de la meiosis.
Fuente: National Human Genome Research Institute

22

formación de 4 células con la mitad de los cromosomas que la célula original y una información genética distinta.

La meiosis es un proceso precioso en el que nuestras células hacen de crupier para barajar sus cromosomas y repartirlos en distintas manos, cada una con una información distinta a la que se encontraba en la baraja original. Es como si este crupier tuviese que repartir sus cartas a cuatro jugadores distintos, pero quiere que cada uno tenga cartas nuevas y únicas que no se encuentran en la baraja original. Para lograrlo, decide romper por la mitad el dos de corazones y enganchar una parte al siete de tréboles y la otra al as de picas. Hace algo parecido con unas cuantas cartas y luego las reparte. Cuando cada jugador encuentra cartas «híbridas», resulta que no puede reconstruir la baraja original porque su mano contiene cartas que antes no existían. ¿De dónde viene una carta formada por el dos de corazones y el ocho de rombos? De dos cartas distintas de la baraja original que el crupier ha mezclado de forma inverosímil. Esa es la belleza de la naturaleza, como la biología juega sus cartas para que, con el mismo juego, las posibilidades sean siempre distintas.

La meiosis se encuentra regulada de una forma muy precisa. Si los cromosomas homólogos no se llegan a recombinar bien en la profase I o no se pueden separar de forma equitativa en la metafase II, entonces la célula decide abortar misión y no continuar adelante. Esto evita la transmisión de defectos genéticos a la descendencia, ya que cada una de estas recombinaciones acabará formando parte del futuro individuo. Sin embargo, la meiosis no solo se encuentra regulada en el espacio, sino también en el tiempo. A lo largo de nuestra vida, las etapas de la meiosis se suceden con un tempo determinado y en unas localizaciones concretas de la anatomía humana. A este ritual celular lo conocemos por el nombre de gametogénesis.

TIRANDO LOS DADOS

La meiosis es el proceso en el que una célula mezcla y reparte sus cromosomas, originando cuatro células genéticamente distintas a la original. Sin embargo, la meiosis no se produce de la misma manera en mujeres y hombres, puesto que los gametos son completamente distintos.

Así, la gametogénesis recibe dos nombres diferentes según la célula sexual resultante: llamamos ovogénesis al desarrollo de óvulos y espermatogénesis al de espermatozoides.

El disparo de salida a la ovogénesis arranca hacia las veinte semanas de gestación, esto es en el segundo trimestre de embarazo, cuando el individuo todavía es un feto. Ahí es cuando se forman las ovogonias, las células madre que residen en los ovarios y darán lugar a todos los futuros óvulos que produzca ese organismo. Las ovogonias son diploides, lo que significa que todavía contienen los 46 cromosomas. Durante el segundo y tercer trimestre de gestación, las ovogonias se dividen por mitosis originando ovocitos primarios. Esto significa que se amplía el número de células con capacidad de llevar a cabo la meiosis. Los ovocitos primarios empiezan la meiosis y entran en suspensión en la profase I, etapa en la que coloquialmente decimos que se encuentran arrestados. Hacia el momento del nacimiento, existen alrededor de 3 millones de ovocitos primarios arrestados en profase I, de los cuales tan solo llegan 150 000 a la pubertad, cuando salen de este arresto meiótico y continúan el proceso.

Los ovocitos primarios que ya han entrado en profase I reactivan su actividad cromosómica durante la pubertad. Se encuentran en el ovario, formando una estructura conocida como folículo primario, que contiene células de la granulosa encargadas de proporcionar energía al ovocito durante todo su desarrollo. Este folículo primario también se bautizó como folículo de Graaf, en honor a su descubridor y a quien ya leímos hace unas páginas como teórico del preformismo. En cada ciclo ovulatorio, se activan los ovocitos primarios gracias a la acción de hormonas como la FSH, superando su arresto en profase I para continuar con la meiosis. Durante cada ciclo ovárico, se activan varios folículos primarios, aunque tan solo uno de ellos se desarrolla por completo, es al que llamamos folículo dominante. Al terminar la meiosis I, el ovocito primario ha originado un ovocito secundario y un corpúsculo polar. Tan solo el primero continuará hacia la segunda división meiótica, mientras que el corpúsculo polar se acabará degenerando. El ovocito secundario iniciará la meiosis II, aunque nunca llegará a terminarla, se quedará nuevamente arrestado, esta vez en la metafase II. El óvulo maduro se quedará en esta fase durante la ovulación hasta que sea

24

fecundado (o no) por el espermatozoide. Lo que sucede con sus cromosomas de ahí en adelante lo veremos en el próximo capítulo.

Acabamos de ver cómo se resume la ovogénesis, el proceso de gametogénesis en mujeres, que se encuentra regulado a lo largo del tiempo. Este mecanismo explica por qué las mujeres tienen una vida fértil definida, desde la pubertad hasta la menopausia. Esto se debe a que la producción de ovocitos primarios es finita, ya que todos ellos se producen durante el segundo trimestre del embarazo. Así, cada mujer nace con un número máximo de óvulos que podrá generar a lo largo de su vida. Sin embargo, la vida fértil del hombre sí que es indefinida. Al menos teóricamente, en la práctica sabemos que durante el envejecimiento disminuye tanto el número como la calidad de los espermatozoides. Seguramente sea debido a las mutaciones que se acumulan a lo largo de toda una vida.

Durante el desarrollo testicular, se forman las células madre espermatogénicas (o espermatogonias), que se localizan en los túbulos seminíferos. Estos son estructuras clave en el sistema reproductivo masculino, y su función es esencial para la producción de esperma, un proceso conocido como espermatogénesis. Imagina los túbulos seminíferos como pequeños conductos enrollados ubicados en los testículos, que son los órganos reproductivos masculinos. A partir de la pubertad, estas espermatogonias se multiplican por mitosis con el objetivo de aumentar su número y asegurar la producción de esperma durante toda la vida, algo parecido a lo que sucede con las ovogonias. Estas espermatogonias se llaman espermatogonias de tipo A oscuras y tras cada mitosis originan otra espermatogonia de tipo A oscura y una espermatogonia A clara. Las últimas seguirán dividiéndose por mitosis con el fin de contribuir al aumento de células con capacidad de originar espermatozoides. Las espermatogonias de tipo A oscuras únicamente se dividirán por mitosis, pero las de tipo A claras se diferenciarán en espermatogonias de tipo B, que tras sucesivas mitosis originarán los espermatocitos primarios. Mientras estos ciclos de mitosis suceden, las espermatogonias van migrando desde las paredes hacia el centro de los túbulos seminíferos.

Son los espermatocitos primarios quienes entran en la meiosis y completan la primera ronda de división, originando dos espermatocitos secundarios. A diferencia de la ovogénesis, cuando se formaba un ovocito y un corpúsculo polar, aquí las dos células generadas se convertirán en espermatozoides. Estos dos ovocitos secundarios completan la segunda división meiótica, formando un total de cuatro espermátidas. Si por cada ovogonia se forma un solo óvulo, por cada espermatogonia se generarán cuatro gametos. Al terminar la segunda ronda de la meiosis, las cuatro espermátidas son células haploides, que contienen el material genético para fecundar, pero que necesitan madurar. Para ello, desarrollarán la cola tan característica de los espermatozoides y realizarán otros cambios estructurales. Una vez las espermátidas ya se han convertido en espermatozoides, estos se dejan caer al interior de los túbulos seminíferos, desde donde viajarán al epidídimo en un proceso continuo de maduración. Ahora sí, los gametos masculinos ya están listos para fecundar.

Una vez aquí, es natural plantearse que tanto la espermatogénesis como la ovogénesis pueden verse afectadas durante sus etapas y, en consecuencia, alterar el resultado de los gametos. Estos casos podrían conducir a algunos casos de infertilidad o esterilidad, pero eso es otra historia y hablaremos de ello en el quinto capítulo. La gametogénesis es la manera que tiene la naturaleza de llevar a cabo la meiosis, que, como acabamos de ver, puede ser muy diferente en cada caso. Un mismo mecanismo genético capaz de originar células tan distintas como un óvulo o un espermatozoide, así como de barajar y repartir cromosomas en órganos tan diferentes como los ovarios o los testículos. Sea como fuere, esta cadena de transmisión de información genética es tan antigua como nuestra especie y aún más, puesto que sucede de forma similar en el resto de los mamíferos. Una animalada cromosómica en la que nos adentraremos en la última historia de este libro.

Todas las cartas sobre la mesa

El proceso de formación de los óvulos y espermatozoides todavía atesora muchos secretos que se escapan de la luz de nuestra ciencia. Sin embargo, también es cierto que conocemos la gametogénesis con un detalle nada despreciable, sobre todo en ratones de laboratorio. Tal vez, ¿tanto como para imitarla?

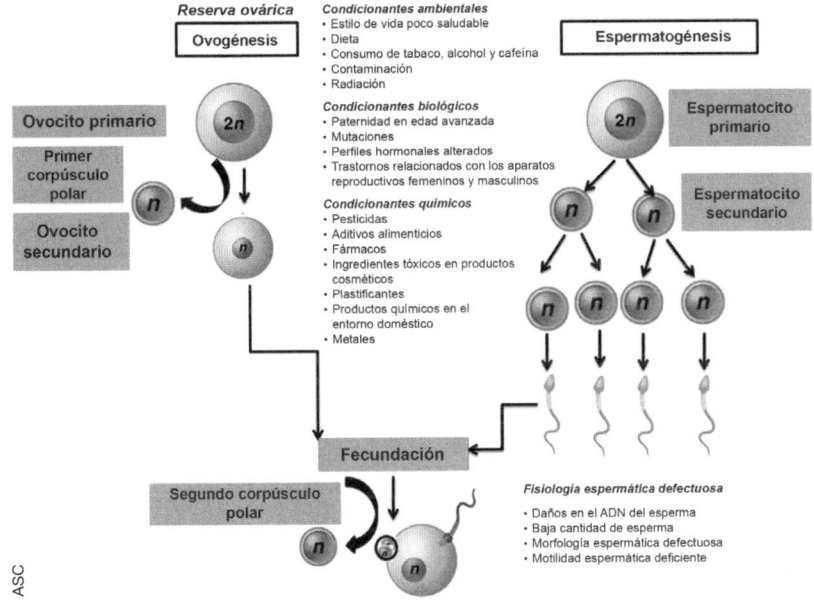

Esquema de la meiosis en la formación de los gametos femeninos y masculinos. (Fuente: Budhwar, Snehil & Singh, Vertika & Verma, Priyanka & Singh, Kiran (2017). «Fertilization Failure and Gamete Health: Is There a Link?» *Frontiers in bioscience Scholar edition*, 9).

Gracias a las células madre, un tipo celular capaz de originar cualquier célula de un organismo adulto, somos capaces de replicar muchas células humanas en el laboratorio. La idea consiste en cultivar células madre junto a ciertos compuestos que faciliten la expresión de unos genes determinados para así conducirlas hacia una identidad determinada. Por ejemplo, sabemos que, durante el desarrollo embrionario, una célula madre del embrión expresa unos genes determinados para convertirse en un hepatocito (célula del hígado). Para conseguir lo mismo en el laboratorio, bastaría con cultivar las células madre con compuestos específicos que imiten el ambiente en el que las células embrionarias se convierten en hepatocitos. ¿Sería posible convertir células madre en espermatogonias y ovogonias? ¿E ir más allá e inducir la meiosis en estos tipos de células hasta que se diferencien en óvulos y espermatozoides? En ese caso, llamamos gametos artificiales a las células sexuales resultantes de un proceso de gametogénesis *in vitro.*

Aunque pueda parecer una historia de ciencia ficción, se trata de una narrativa científica que ya se ha llevado a cabo con gametos de ratón.

27

Dos de los principales artífices de este hallazgo son los científicos japoneses Hayashi y Saitou, probablemente quienes mejor conozcan cada etapa de la gametogénesis. En sus primeros experimentos satisfactorios, allá por 2011 y 2012, consiguieron producir óvulos artificiales de ratón que, cuando eran fecundados por un espermatozoide «natural», originaban un embrión viable. Además, lo más importante era que el embrión resultante llegaba a desarrollarse hasta el nacimiento, y los ratones nacidos eran fértiles, una condición indispensable para asegurar la continuidad biológica de una especie. Los japoneses habían ideado un sistema de cultivo capaz de convertir células madre pluripotentes en ovogonias. Sin embargo, esta aproximación no les permitía ir más allá e inducir una meiosis completa para conseguir óvulos maduros. Ante semejante obstáculo, optaron por mezclar las ovogonias con tejido obtenido de los ovarios, todavía primitivos, de embriones de ratón. Ahí es donde se produce la gametogénesis, por lo que este tejido es una fuente de moléculas capaces de convertir las ovogonias en óvulos. Así, se generaron óvulos inmaduros que se sometieron a una etapa adicional de maduración antes de ser fecundados con espermatozoides de otros ratones. No sería hasta 2017 cuando este proceso de gametogénesis *in vitro* se optimizó hasta tal punto que ya no es necesario utilizar tejido embrionario de ratón, y es posible obtener óvulos murinos únicamente en cultivo. La versión de un protocolo similar para espermatozoides llegó en 2016, cuando se produjeron las primeras células sexuales masculinas capaces de dar lugar a embriones que se desarrollaban en ratones fértiles.

El último grito en el campo se escuchó en 2022, durante la tercera cumbre internacional sobre edición genética, en la que se anunció la obtención de óvulos artificiales a partir de células de ratones macho (XY). Como cabría esperar, estos óvulos se comportaron exactamente como se esperaría de su versión natural y dieron lugar a descendencia viable. Todavía no se han generado espermatozoides artificiales a partir de células de ratones hembra (XX), pero se espera que este sea el siguiente paso en esta carrera por la producción de gametos en el laboratorio. La generación de gametos artificiales de sexo opuesto, tales como óvulos a partir de machos o espermatozoides de hembras, se conoce por el nombre de trans-gametos.

El relato para los homólogos humanos de estos gametos artificiales de ratón no es tan llamativo. Se han llevado a cabo progresos significativos, en los que se ha conseguido obtener algunas células sexuales humanas en etapas todavía inmaduras. No obstante, llegados a este punto, es lícito preguntarse para qué queremos producir gametos artificiales en nuestra especie. La principal respuesta que enarbolan los científicos que trabajan en este campo es la de permitir la descendencia a pacientes con problemas de infertilidad que sean incapaces de producir células sexuales de forma natural. Problemas genéticos, adquiridos o incluso malformaciones en el desarrollo de los órganos sexuales pueden conducir a este problema. Un individuo sin ovarios ni testículos nunca producirá gametos, siendo completamente estéril y sin ninguna opción de tratamiento válida. Sin embargo, nuestra relación con los gametos artificiales no escapa del debate ético acerca de su uso.

A diferencia de otras terapias con células madre, el uso de células sexuales obtenidas mediante gametogénesis *in vitro* no se reduce a una mera terapia de sustitución. Imaginemos que un paciente ha sufrido la destrucción de gran parte de las células de su retina, lo que ha conducido a una enfermedad de la visión. Si pudiésemos reconstruir su retina gracias al cultivo de células madre, seguramente no existirían grandes objeciones a esta terapia. Al fin y al cabo, lo que se pretende es devolver al paciente a su estado sano, reemplazar una función que se había perdido. Por otra parte, aunque el uso de gametos artificiales en la reproducción asistida puede sustituir la función que harían óvulos y espermatozoides naturales, también abre un abanico de posibilidades que no existen en la naturaleza. Con la generación de gametos artificiales a partir de cualquier fuente de células madre, la edad reproductiva dejaría de ser un impedimento. Podrían obtenerse óvulos de mujeres postmenstruales, así como de niñas premenstruales que todavía no han alcanzado la madurez sexual (o espermatozoides de niños prepuberales). El rizo se puede rizar todavía más: sería factible generar gametos de individuos poco tiempo después de su fallecimiento. ¿Hasta dónde debemos extender la edad reproductiva legal? ¿Será necesario proponer testamentos reproductivos que aseguren nuestra perpetuidad biológica en caso de accidente prematuro?

Esto no es todo: la generación de trans-gametos también puede alterar la forma —y no solo el tiempo— en que nos reproducimos. Las parejas homosexuales podrían tener descendencia biológica por primera vez en la historia. Mientras algunos eticistas se oponen a ello porque consideran que plantea posibilidades reproductivas que van más allá de la naturaleza, otros critican que este argumento se tome en serio. ¿Acaso no nos vacunamos cuando lo natural sería enfrentarse a una infección sin ayuda alguna? ¿O no utilizamos terapias para tratar enfermedades que, de forma natural, acabarían con nuestras vidas? Este tipo de falacia naturalista tiene muchos contraargumentos, de los que tan solo hemos mencionado unos pocos. Aún hay quienes van más allá. Una corriente de eticistas sugiere que, como sociedad, tendríamos el deber de facilitar que estas parejas, a las que consideran socialmente infértiles, se reproduzcan biológicamente mediante el uso de gametos artificiales.

El conocimiento acerca de la meiosis nos ha conducido a entender mejor cómo se forman las células sexuales humanas. De este modo, hemos sido capaces de entender cómo nos reproducimos y responder a la pregunta que nos planteamos al inicio de estas líneas: ¿de dónde vienen los bebés? Sin embargo, la ciencia ha dejado de ser una herramienta meramente descriptiva de la naturaleza para tomar una fuerza transformadora. Ahora también somos capaces de generar estas células en el laboratorio, lo que desentraña nuevos capítulos en la biología de nuestra especie que no sabemos si algún día se acabarán escribiendo.

Copla de la cena fría

Crisálida suave blandita pero
que todavía no:
solo huella hecha de aire.

Dedo que va buscando la pared.

Es el principio del cosquilleo:
larva en el ojo.

El estallido será sutil sobre todas las cosas.

Solo huella hecha de aire que toma coca-cola y elige:
tú sí tú no no no. Pasan los soldaditos blancos,
cabezas altas de promesas pero
que todavía no:
tocarán la luna.

El estallido será sutil sobre todas las cosas.
Solo huella hecha de aire pero elegante
pero coqueta
pero una cena fría y la mirada rápida.

Pasan soldaditos blancos,
cabezas altas de promesas pero
que todavía no:
tocarán la luna.

El estallido será sutil sobre todas las cosas.
Nadie mira la crisálida suave blandita pero:
lo importante nunca se oculta.

Es el principio del cosquilleo:
larva en el ojo.

Pasan los soldaditos blancos,
cabezas altas de promesas pero
que todavía no:
tocarán la luna.

Alicia Louzao

2

LA UNIÓN HACE LA FUERZA

Últimamente da la sensación que siempre vamos a la carrera. Por las mañanas, nos toca correr al desayuno para llegar al trabajo. Una vez llegamos, las fechas límite se acercan inexorablemente, y toca, de nuevo, correr. Correr para preparar esa reunión, correr para acabar de comer en el tiempo establecido, correr para volver a casa, hacer las tareas y maratonear la serie del momento. Incluso en vacaciones, en cualquier viaje, el tiempo nos apremia para ver la ciudad desde el mirador antes de que haga demasiado calor, luego toca correr para comer en el restaurante de moda en Instagram y, finalmente, atravesar las calles a toda velocidad para marcar como «visto» todos los monumentos apuntados en la lista que traemos desde casa.

Tanto correr nos deja poca vida y muchos suspiros de agobio entre medias. Por ello, pido que, por favor, paremos. Por un instante, vamos a dejar que salgan de nuestra cabeza la colada, la cena o la cama sin hacer. Paremos un momento y pensemos: ¿por qué corremos? O mejor: ¿cuándo nos obligó el mundo a realizar nuestra primera carrera?

Si volvemos a una época más sencilla, donde no éramos conscientes de la vorágine de personas, proyectos y responsabilidades que es la vida adulta, ya corríamos. En el instituto, las clases de educación

33

física generalmente nos obligaban a correr; en el colegio, los recreos eran para correr tras un balón; y en infantil y preescolar, el «pillapilla» o el «tú la llevas» hacen que las pequeñas personitas se tambaleen de un lado moviendo sus piernas, cerca del límite que les permite su coordinación. Pero no, aunque tengamos una memoria prodigiosa, jamás podremos recordar la primera vez que corrimos. La primera vez que comenzamos una carrera todavía no sentíamos, no teníamos piernas y, desde un punto de vista ontológico, podría discutirse incluso si realmente éramos nosotros. Pero bueno, para no entrar en metafísica y poder ver más cuestiones que si ser o no ser, vayamos directamente al grano.

En nuestra primera carrera estábamos partidos en dos mitades, dos gametos, que se buscaban uno a otro, pero a los que les quedaba un largo camino para unirse. Soy consciente de que hablar de «correr» en un capítulo que tiene por título «la fecundación» da lugar a un doble sentido que seguro que a más de un lector le habrá dibujado una sonrisa pícara. Lamentablemente, no van por ahí los tiros. En este capítulo vamos a contar las etapas de una carrera de verdad, una carrera con cientos de millones de participantes, con un inicio y una meta, donde el fin es, paradójicamente, el principio.

UNA VIDA A LA CARRERA

Únicamente el 10 % del semen humano son espermatozoides. El 90 % restante es un líquido conocido como plasma seminal, compuesto por agua, azúcares, hormonas y otras sustancias. Esta compleja disolución es una mezcla de las secreciones provenientes de distintas glándulas. Algunas de ellas son muy conocidas, como la vesícula seminal y la próstata; mientras que otras tienen unos nombres bastante más exóticos, como la cápsula de Cowper y las glándulas de Littré o bulbouretrales. En estas glándulas se producen los distintos componentes que tienen la importante misión de mantener a los espermatozoides en condiciones óptimas para su cometido. Durante la eyaculación, según avanza el semen por la uretra, las glándulas van realizando sus aportaciones líquidas hasta completar el semen que será expulsado.

Como dato curioso que el lector puede sacar en una conversación en una terraza o en una comida con los suegros, el semen es expulsado a una velocidad de entre 10 y 20 kilómetros por hora.

Al salir de los genitales masculinos, los espermatozoides se encuentran en estado de espera, como los participantes de una carrera de fondo que aguardan el pistoletazo de salida. Durante los primeros segundos tras la eyaculación no hay signos de vida, parece que todo va a quedarse así, estático. Sin embargo, de pronto, los espermatozoides despiertan de su letargo y comienzan a nadar. Se ha producido el disparo, ha comenzado la carrera y todos los espermatozoides se dirigen a la meta... O esa es la historia que se suele contar.

Cuando se habla del viaje de los espermatozoides, en la mayoría de las ocasiones se hace un gran hincapié sobre el ambiente hostil que representan la vagina y el útero. Se trata a los espermatozoides como supervivientes que deben superar numerosos obstáculos para llegar a un óvulo que los espera, descansando en las trompas de Falopio. Sin desprestigiar el larguísimo trayecto que han de recorrer, es cierto que, además de obstáculos, también encuentran numerosas ayudas que les permiten avanzar. De hecho, nada más son expulsados, recorren una parte del camino sin tener que realizar prácticamente ningún esfuerzo, y todo es gracias al cerebro. Pero no al cerebro masculino, sino al femenino.

Al finalizar una relación sexual, el semen se suele depositar en la parte anterior de la vagina, cerca del cuello uterino o cérvix, una estructura importantísima que separa el útero de la vagina. Existen dos tipos de tejidos en el cuello uterino. Siguiendo el camino que ha de recorrer el esperma, el primero que se encuentran se denomina ectocérvix. Este tejido está formado por células planas que secretan mucosidades. Tras esto, hay un área muy pequeña en la que el tejido se transforma en el endocérvix, donde se crean cavidades de distintas profundidades, denominadas criptas. Es decir, una especie de laberinto donde la única salida posible se encuentra en una única dirección. Además, el cuello uterino contiene músculos que regulan el orificio que permite salir las secreciones celulares tanto del propio cérvix como del útero. Estas secreciones son vitales para la limpieza y la lubricación del tracto vaginal, por lo que si se quedasen atascadas, podrían derivar en infecciones u otros problemas relacionados con la menstruación, ya que también permite su salida. Por tanto, el cuello uterino es una estructura especializada en permitir la salida de líquidos, no en absorberlos. Ahora bien, la función cambia ligeramente gracias al cerebro.

Durante el sexo, el cerebro femenino libera una pequeña maravilla endocrina conocida como oxitocina. Esta hormona, también llamada la «hormona del amor», está relacionada con el apego, las relaciones sociales y con el cariño de los padres a sus criaturas. El cerebro produce esta hormona en el hipotálamo, una estructura situada en la base del cerebro, y la envía a la hipófisis o glándula pituitaria, un órgano que la liberará al torrente sanguíneo. Una vez en la sangre, esta hormona recorre el cuerpo esparciendo su «magia» y controlando muchos de los procesos complejos que ocurren en nuestro interior. A lo largo de las últimas décadas, esta hormona ha suscitado un gran interés en la comunidad científica debido a su papel en varias funciones relacionadas con el pensamiento y las emociones, pero todavía quedan muchas incógnitas acerca del mecanismo de acción exacto. Ahora bien, se sabe que la oxitocina es necesaria tanto al principio como al final del embarazo. Comenzando por el final, la oxitocina es la señal que necesitan las células musculares para comenzar las contracciones durante el parto, así como para la producción de leche al final del embarazo. Una vez nace el bebé, ayuda al establecimiento del vínculo materno entre la madre y la criatura. Sin embargo, aproximadamente nueve meses antes de todo eso, la oxitocina tiene otro papel clave en la reproducción.

Al igual que en el parto, durante el coito la oxitocina le indica al cuello uterino que ha de realizar movimientos de contracción. Al contraerse y relajarse, el cuello uterino es capaz de conseguir una succión que lleva a los espermatozoides hasta el fondo de la vagina y los alrededores del cuello del útero. De este modo, una gran cantidad de esperma que se encontraba flotando libre en el medio vaginal tiene la oportunidad de aferrarse a las mucosidades cervicales. Como los escaladores se enganchan con sus crampones a la ladera de una montaña helada, millones de espermatozoides quedan aferrados a los alrededores del cuello uterino y comienzan su nado hacia un pequeño orificio que todavía no ha dicho su última palabra.

DEMASIADO RÁPIDO

Antes de seguir con el viaje de los espermatozoides, me gustaría hablar de unos pocos que «parece» que hacen trampa. Según mostraban estudios realizados hace más de setenta años, apenas una hora después del coito ya hay espermatozoides en las trompas de Falopio, es decir, en la «meta», donde se deben unir al óvulo.

Para que nos hagamos una idea, el espermatozoide avanza a una velocidad aproximada de 3 mm por minuto y ha de recorrer una distancia total de entre 15 y 18 cm hasta unirse con el óvulo. Si hacemos las cuentas, algo no cuadra. Asumiendo que todo fuese perfecto, en un canal de 18 cm, el espermatozoide tardaría cuatro días, cuatro noches y doce horas extra en recorrer la distancia que lo separa del lugar de fecundación. Por tanto, ¿cómo pueden llegar en apenas unos minutos?

Como hemos dicho, los espermatozoides cuentan con ayuda. De hecho, el nado de los espermatozoides no importa en las largas distancias, sino que solo cobra relevancia en ciertos puntos clave. Durante el resto del tiempo, las contracciones uterinas son más responsables del movimiento de los espermatozoides que los propios mecanismos de propulsión de estas células. Estas contracciones, además, los empujan hacia la trompa de Falopio correcta (la que tiene o tendrá el óvulo). Aunque si van demasiado rápido, puede formarse la tormenta perfecta para un desastre espermático.

Como hemos visto en el capítulo anterior, los espermatozoides son células terminalmente diferenciadas. Esto significa que deben sobrevivir sin ningún mecanismo de reparación que les ayude a regenerarse. Durante la eyaculación y las contracciones uterinas, los espermatozoides están sometidos a fuerzas y tensiones que pueden provocarles todo tipo de daños, como la rotura de las colas o daños oxidativos en su interior celular. De hecho, según se observó en conejos, los espermatozoides que se encontraban en las trompas de Falopio cinco minutos después del coito o estaban completamente destrozados, o habían perdido su motilidad. En humanos, los estudios son más limitados, pero todo apunta a que el mecanismo podría ocurrir de forma similar. Aquellos espermatozoides que van demasiado rápido no suelen acabar bien. Generalmente, solo los que atraviesan todas las pruebas que les pone el aparato reproductor femenino serán los que se unan al óvulo.

Comienza la carrera de obstáculos

Como explica Alireza Abbaspourrad en una entrevista para *The Guardian*, la clave del éxito es tener una forma adecuada y avanzar rápidamente dibujando ochos. No, estas palabras no son el inicio de ningún tipo de charla motivacional, aunque sería ciertamente curioso ver a personas buscando el éxito empresarial mientras caminan por la calle como el capitán Jack Sparrow. Lo que intentaba explicar el Dr. Abbaspourrad es el movimiento que han de describir los espermatozoides para tener más posibilidades de atravesar el cuello uterino. La compuerta que separa la vagina del útero expulsa un flujo constante de líquido que permite separar a los espermatozoides con formas extrañas y nados erráticos de los más adecuados. De este modo, el cérvix actúa como un filtro que únicamente deja pasar a unos pocos miles de afortunados a la siguiente fase: el útero.

El destino de los espermatozoides que no lo consiguen es tan brutal como necesario. Aquellos que no se aferraron a la pared vaginal son expulsados hacia el exterior, mientras que los que no han dado la talla o no se encontraban lo suficientemente cerca del cuello uterino acaban su vida de una forma todavía peor. Los espermatozoides anómalos o malheridos pueden quedar enganchados a las paredes, donde se convierten en un blanco perfecto para los mecanismos de defensa de la vagina. Realizando mediciones *in situ*, se ha observado que ocho segundos después de la eyaculación, las paredes de la vagina pasan de tener un pH de 5 (ácido) a un pH de 7,3, un ambiente adecuado para los espermatozoides. Sin embargo, según pasa el tiempo, este pH vuelve a descender y recupera su acidez para evitar que lo colonicen agentes infecciosos. Cualquier espermatozoide que quede en la zona será desactivado por los ácidos y degradado.

Si algún espermatozoide consigue sobrevivir a este ambiente, el sistema inmunitario femenino se encargará de darle caza y destruirlo, al igual que al resto de células y bacterias que no deberían encontrarse en esa zona. Mediante una serie de compuestos biocidas, las células inmunitarias limpian a conciencia la vagina y dejan los restos para que los consuma la microbiota vaginal. Según ciertas estimaciones sobre los espermatozoides iniciales y los que llegan a atravesar el cuello uterino, se estima que este es el final para 499 de cada 500 espermatozoides de cada eyaculación que no acaba en una concepción. Solo unos pocos cientos de miles de elegidos tienen, todavía, alguna posibilidad de llegar al óvulo y, como comentábamos, para ello deben nadar dibujando un ocho.

Para entender este movimiento tan extraño, imaginemos por un momento que vamos pilotando una avioneta. Delante de nosotros tenemos otra avioneta que avanza en la misma dirección y a la misma velocidad. Desde nuestro punto de vista, esta avioneta está aparentemente quieta, pero sabemos que avanza hacia el frente a gran velocidad. Al cambiar el ángulo de sus alas y alerones, la avioneta que perseguimos puede desplazarse tanto en vertical como en horizontal. Si el piloto realiza uno de estos movimientos, desde nuestra cabina veríamos cómo la avioneta dibuja cuadrados, círculos o, si tiene suficiente pericia e imaginación, cualquier otra figura que nos podamos imaginar. Al emplear un dispositivo que imita el tracto vaginal y espermatozoides tanto de humanos como de toros, los investigadores de la Universidad de Cornell demostraron en 2020 que el esperma con más posibilidades de llegar al óvulo creaba un ocho durante el nado, algo que les dejó extrañados.

Este movimiento ha eludido a los investigadores desde prácticamente la invención del microscopio, hace 350 años. Durante todo este tiempo, se pensaba que el batido de sus colas era como el de un látigo, en una sola orientación, y que avanzaban gracias a empujar el líquido de su alrededor. Tras realizar estudios en 3D, se pudo observar que el flagelo no se mueve como se pensaba inicialmente; en lugar de eso, gira sobre su eje de forma más parecida a una hélice de un barco. Para avanzar, va «enroscando» su cabeza en las mucosidades. Todas estas condiciones, más la resistencia que ofrece el líquido y las perturbaciones que ocurren en la punta de su cola, dan como resultado el movimiento de ocho que observó el Dr. Abbaspourrad.

Espermatozoide caído

Atravesar el cérvix conlleva riesgos. Los espermatozoides han de luchar contra el flujo y atravesar la estructura en línea recta. Si no lo consiguen, podrían desviarse y acabar en una de las criptas, de donde no hay escapatoria. De este modo, el cérvix actúa como filtro para los espermatozoides que no tienen un movimiento o una forma adecuada, y solo dejan pasar a los más competentes. Y han de serlo, porque todavía les queda un largo camino por delante.

Siguiendo los flujos ascendentes creados por las contracciones del útero y evitando las descendentes cercanas a las paredes, los espermatozoides comienzan su ascenso. A pesar de la ayuda del tracto femenino, la carrera sigue siendo brutal. El número de espermatozoides con la capacidad de seguir avanzando disminuye sin cesar. Algunos agotan sus energías, otros no son lo suficientemente rápidos para luchar contra el flujo, y los que sufren cualquier tipo de daño en sus colas son eliminados. Pero siguen avanzando y, poco a poco, están más cerca de la siguiente prueba: la unión entre el útero y las trompas de Falopio, el lugar más estrecho del recorrido, un pasaje conocido como unión uterotubárica. Este tubo angosto está lleno de un líquido viscoso que dificulta el avance del esperma y les obliga, prácticamente, a ir en fila india abriéndose paso. Ahora bien, gracias a las contracciones y al ligero empuje de sus colas, los espermatozoides consiguen atravesarlo y llegar, finalmente, a las trompas de Falopio.

Unos pocos centímetros tras la unión uterotubárica, el tejido de la trompa de Falopio va cambiando a lo que se conoce como la región intersticial. Esta zona contiene muchos capilares para garantizar la correcta irrigación sanguínea y está formada por un tipo de tejido muy especial denominado «endosálpinx». En varias especies de mamíferos, se ha observado cómo este tejido es como un sofá al final de un duro día de trabajo. Su función es ayudar a descansar y mantener en perfecto estado a los espermatozoides que consiguen llegar hasta aquí. Esta función es especialmente importante en el caso de que no haya un óvulo presente en el momento en que llegan los espermatozoides. Así, como se ha podido observar en algunos mamíferos, en esta zona se crea una pequeña reserva en la que se mantienen los gametos masculinos en perfectas condiciones hasta que se produzca la ovulación. En humanos no hay evidencia de que se cree una reserva espermática, pero hay interesantes estudios *in vitro* que muestran cómo los espermatozoides viven más tiempo cuando se ponen en cultivo junto con una muestra de endosálpinx.

Este tejido se considera una especie de paraíso para las células que consiguen llegar. De las decenas o cientos de células iniciales, a esta zona solo llegan unas pocas en perfectas condiciones: las más capaces y las que han tenido más suerte a lo largo del recorrido. Aquí pueden descansar, ralentizar su ritmo e incluso detenerse por completo mientras esperan a un óvulo que, como hemos visto en el capítulo anterior, debería estar prácticamente listo.

LA CARRERA DESDE EL OTRO LADO

La presencia o ausencia del óvulo depende del momento del ciclo menstrual en el que se encuentre la pareja tras el coito. Tradicionalmente, se ha enseñado en las escuelas que un ciclo menstrual completo dura 28 días; aunque esto es cierto para algunas mujeres, los ciclos varían mucho de una persona a otra, y todavía quedan muchas incógnitas por responder sobre el porqué. Con la tecnología de la que disponemos en la actualidad, resulta bastante bochornoso que aún se desconozcan gran parte de los factores que afectan a la duración del periodo, pero esta tendencia ha ido cambiando en los últimos años. En 2019, por ejemplo, se publicó en *Digital Medicine* un estudio que mostraba la amplia variabilidad del ciclo menstrual entre personas sanas. Para llevarlo a cabo, se utilizaron los datos de las aplicaciones de control de la menstruación que emplean millones de personas todos los meses. Según se observó, la mayoría de las mujeres tienen un periodo de entre 23 y 35 días y la media se sitúa más bien en algo más de 29 días, en lugar de los 28 que se enseñan.

Las responsables del ciclo sí son viejas conocidas, la hormona luteinizante, la hormona foliculoestimulante, el estrógeno y la progesterona, cuyos niveles suben y bajan en un baile hormonal para llegar a la maduración del óvulo. El ciclo menstrual consta de tres fases: la fase folicular, antes de la liberación del óvulo; la ovulatoria, en la que se libera el óvulo; y la lútea, que viene tras la liberación.

Por consenso, la menstruación marca el inicio del ciclo y el de la fase folicular. En este momento, las hormonas sexuales se encuentran en mínimos. El endometrio, el tejido altamente irrigado que se ha formado en el útero, detecta este cambio hormonal y empieza a

41

disgregarse, creando el sangrado que será expulsado por el cuello del útero. Al mismo tiempo, los niveles de la hormona foliculoestimulante comienzan a aumentar, lo que estimula la creación de folículos en el ovario. Dentro de cada uno de estos folículos hay un óvulo que madura y espera su turno para ser fecundado. Aunque se producen una gran cantidad de folículos, cuando descienden los niveles de la hormona foliculoestimulante solo uno continuará madurando. Este folículo comenzará a producir y liberar estrógeno, cuyo nivel aumentará por primera vez durante el ciclo.

Una vez que el óvulo está maduro, se observa un pico en los niveles de la hormona foliculoestimulante y la luteinizante. Gracias a estas señales hormonales, una parte de las trompas de Falopio, conocida como infundíbulo, se mueve hasta envolver el folículo donde madura el óvulo. Cuando todo está listo, el folículo se rompe y expulsa al óvulo maduro. El gameto es recogido por unas células especializadas denominadas células ciliadas. Estas células reciben su nombre por unos orgánulos que tienen en su membrana externa, denominados cilios. Observados al microscopio, los cilios parecen pequeños pelitos que se mueven creando ondas y su función es necesaria en varios aspectos de la fecundación y del desarrollo embrionario, como más adelante veremos en detalle. Por ahora, es importante destacar que estos orgánulos recogen al óvulo y, gracias a su movimiento, lo transportan hacia una región de las trompas denominada «la ampolla». Es en esta zona donde se producirá la unión con el espermatozoide, un vínculo que llevamos esperando todo el capítulo. Pero no avancemos acontecimientos, hay una parte muy importante del ciclo que queda por describir y que comienza justo con la liberación del óvulo.

La ruptura del folículo marca el inicio de la fase lútea. En este caso, la palabra «ruptura» es la que mejor describe el proceso, ya que se trata de una rotura de un tejido que puede llegar a producir pequeños sangrados. La herida que se ha creado ha de ser reparada lo antes posible y, por ello, las células del sistema inmunológico y las plaquetas se ponen manos a la obra con las reparaciones. Sin embargo, al contrario que las pequeñas heridas que nos podemos hacer en la piel y que cicatrizan hasta desaparecer, el folículo no vuelve a su estado inicial. El pequeño folículo de donde había salido el óvulo comienza a transformarse en una estructura denominada cuerpo lúteo. Esta estructura se encarga de producir progesterona y preparar el sistema reproductor femenino para la gestación. El cuerpo lúteo le indica al útero que ha liberado un óvulo y que ha de desarrollarse por si algún espermatozoide lo fecunda. Este tejido se irá engrosando a lo largo de los días, desarrollándose y esperando a que un óvulo fecundado se enganche a su tejido. Si hay fecundación, el cuerpo lúteo seguirá creciendo y madurando, orquestando los diferentes órganos y glándulas necesarios para el desarrollo embrionario. Sin embargo, la mayoría de las ocasiones no acabará en una fecundación. En consecuencia, el cuerpo lúteo no se desarrollará por completo y desaparecerá aproximadamente a las dos semanas. Tras esto, los niveles hormonales disminuirán, volverá la fase folicular y, con ella, el principio de un nuevo ciclo.

Como comentábamos, siguen quedando bastantes incógnitas sobre cómo se produce el ciclo menstrual. Esto se debe, mayoritariamente, a una de las grandes vergüenzas de la ciencia moderna: lo poco que se ha estudiado el cuerpo de la mujer. Como comentábamos, algo tan «sencillo» como la duración del ciclo menstrual es buena prueba de ello. Por lo general, se consideraba que la fase folicular duraba 14 días, pero gracias al uso del *big data* extraído de las aplicaciones, se ha podido comprobar que la media de la fase folicular es de 16,9 días, con un intervalo de confianza entre 10 y 30 días. La fase lútea, en cambio, se ha estimado en 12,4 días, con un intervalo de confianza entre 7 y 17 días. Estos cientos de miles de datos también han permitido observar que, según avanza la edad, la fase folicular disminuye una media de 0,19 días por año. Además, existen otros parámetros, como la obesidad y el estrés, que influyen en la duración de cada una de las fases. Los datos que se han obtenido son cruciales tanto para el bienestar como para la salud de cientos de millones de personas y hasta ahora no se les había prestado la atención que requieren. Si se conoce la correcta duración de los ciclos, es posible ayudar con cuestiones tan distintas como el planear un embarazo, el rendimiento laboral o deportivo, o incluso comprender las variaciones del estado de ánimo durante el día. Por ello, la perspectiva feminista de la ciencia es necesaria para responder preguntas que tiene algo más de la mitad de la población.

REACTIVANDO LOS ESPERMATOZOIDES

Aunque pueda parecer extraño, hasta hace relativamente poco no sabíamos cómo comenzaba el movimiento de los espermatozoides en presencia del óvulo. Concretamente, en noviembre de 2023, un equipo de investigadores de la Universidad de Estocolmo unió todos los cabos que explican cómo la pequeña cola se activa tras haber estado en estado de reposo. Según sus autores, en las trompas de Falopio este movimiento comienza gracias al óvulo, que envía un mensaje para indicar su posición. El mensaje llega en forma de sustancias quimioatrayentes, es decir, productos químicos que los espermatozoides pueden traducir y a los que pueden reaccionar mediante receptores que tienen en su membrana. Una vez reciben la señal, los receptores enviarán una respuesta al interior de la célula, que puede ir desde la activación de ciertos genes hasta un cambio en la química celular.

En este caso concreto, los investigadores descubrieron que el cambio se producía en lo que se conoce como una bomba de protones. A pesar de su nombre, que puede parecer sacado de la ciencia ficción, se trata de estructuras que se encuentran en prácticamente todas las células conocidas. Su principal función es regular el pH (es decir, la acidez) del entorno celular y, para ello, detectan los protones del interior celular y los expulsan hacia el exterior.

Antes hemos hablado un poco del pH, pero no hemos destacado lo suficiente su importancia para el correcto funcionamiento celular. Para que un espermatozoide viva, el pH ha de mantenerse entre 7 y 7,45, es decir, o neutro o ligeramente básico. Dentro de ese rango, algunas sustancias producen ligerísimas variaciones en el pH que permiten a la célula ajustar su metabolismo. En el caso concreto de los espermatozoides, cuando el receptor detecta la sustancia quimioatrayente del óvulo, activa una bomba de protones denominada SLC9C1. Una vez activada, la bomba comienza a sacar protones del interior celular y, a su vez, introduce iones de sodio. Este intercambio iónico disminuye la acidez del interior del espermatozoide y, por tanto, aumenta su pH. En los espermatozoides, esta variación en el interior celular provoca la activación de sus colas y el comienzo del movimiento. En resumen, cuando el espermatozoide detecta unas sustancias químicas liberadas por el óvulo, activa un mecanismo que le permite comenzar a moverse en una dirección concreta.

44

Pero esta explicación todavía dejaba demasiadas preguntas para David Drew, catedrático de Bioquímica en la Universidad de Estocolmo. La mente de una persona dedicada a la bioquímica da para más de un libro, ya que, para ellas, nada es suficiente para explicar un proceso biológico. Una vez conocen el mecanismo celular, han de hallar el mecanismo genético. En cuanto comprenden el mecanismo genético, pasan a estudiar el molecular y, por último, una vez conocen las moléculas responsables, comienzan a estudiar las interacciones químicas dentro de la propia molécula. Como ya se conocían los tres primeros pasos, esta última interacción intrigaba al Dr. Drew. En su laboratorio, intentaban entender exactamente qué cambios moleculares sucedían en SLC9C1 al unirse a las señales que emitía el óvulo. Para comprender un proceso tan complejo, el mejor punto de partida es examinar la literatura que existe sobre el resto de las bombas de protones que se encuentran en el cuerpo humano. Gracias a ello, podrían tratar de encontrar similitudes en los distintos complejos moleculares. Ahora bien, su sorpresa fue mayúscula cuando vieron que la SLC9C1 era una bomba muy distinta al resto.

Al analizar su estructura, hallaron una zona a la que denominaron dominio sensible a voltaje (VSD, por sus siglas en inglés). Para simplificar el proceso, esta zona concreta de la bomba de protones detecta un «chispazo» que se produce en la membrana del espermatozoide y es capaz de activar el resto de la bomba. Este chispazo también sirvió para satisfacer la curiosidad de Drew. Gracias a su concienzudo análisis de las interacciones moleculares, lograron desvelar el proceso completo de activación del movimiento de los espermatozoides.

Todo comienza con el óvulo, que envía el mensaje mediante la sustancia quimioatrayente. Este químico provoca un cambio de voltaje en la membrana del espermatozoide, que envía un chispazo de activación a SLC9C1. Este chispazo intercambia protones del interior celular por sodio del exterior, lo que disminuye la acidez del interior celular. El espermatozoide detecta la disminución de la acidez como una señal para dejar entrar calcio al interior y, de esta forma, la cola del espermatozoide recibe su señal para comenzar a batir. Bioquímicamente, el trabajo es fantástico y alcanza un nivel de detalle nunca visto; además, tiene una parte poética maravillosa. Estos investigadores trataron de averiguar cómo empezaba el movimiento y acabaron hallando la «chispa» de la vida.

Sin duda, lo más interesante es que esta activación ha sido observada en espermatozoides humanos, pero también sirve para los de ratón, los de perro e incluso para animales tan alejados evolutivamente de nosotros como los corales. Como se ha podido observar, la bomba SLC9C1 está muy conservada en los espermatozoides de especies muy distantes y su mecanismo peculiar podría tener aplicaciones fuera de la fecundación. El mecanismo de esta bomba también abre la posibilidad de nuevas ramas de investigación, ya que podría emplearse en la medicina del futuro para desarrollar fármacos que se activen únicamente tras recibir un pulso eléctrico. De este modo, se podría controlar cuándo y dónde actúa el fármaco, lo que permite reducir las dosis y obtener mejores resultados en los tratamientos médicos.

EL GRAN FINAL

El 17 de julio de 1975, el comandante Tom Stafford, de Estados Unidos, y el comandante Alexei Leonov, de la Unión Soviética, se dieron un fuerte apretón de manos mientras sobrevolaban la ciudad de Metz a aproximadamente 200 km de altura. No hubo grandes gestos ni discursos preparados, solo las palabras de Stafford: «Alexei. Nuestros espectadores están aquí. Ven aquí, por favor». Ese apretón de manos significaba mucho más que un gesto de bienvenida; era una muestra simbólica de lo que podían lograr dos naciones si trabajaban juntas, la primera piedra para un consorcio internacional que abriera el camino a la exploración espacial.

El éxito del acoplamiento de las naves Apolo y Soyuz fue celebrado tanto en la NASA como en la URSS con gritos de alegría, aunque en las cápsulas todo fue mucho más tranquilo. Un cartel escrito a mano dejaba a la vista las palabras «Bienvenido a bordo de la Soyuz» y los astronautas visitaron las instalaciones de sus contrapartes extranjeras. El presidente Gerald Ford llamó a los —ahora cinco— astronautas para transmitirles su admiración por el logro y desearles un exitoso regreso a casa. Cuando se fueron calmando las intensas sensaciones que invadieron las mentes de los astronautas, comenzó un intercambio de regalos entre los soviéticos y los estadounidenses.

Entre los regalos se encontraban banderas, medios medallones que fueron unidos en el espacio y unas semillas, que simbolizaban el inicio y crecimiento de nuevas relaciones entre los países. Ahora bien, para que la misión Apolo-Soyuz fuese considerada un éxito, pasadas cuarenta y cuatro horas las cápsulas debían desacoplarse y volver de una pieza a Tierra. La Soyuz descendió sin problema, pero la Apolo sufrió una fuga de hidracina que mandó a los astronautas al hospital. Afortunadamente, se recuperaron sin problema y pudieron volver a encontrarse con sus compañeros soviéticos.

En esta misión espacial, tuvieron que unirse dos naves muy diferentes entre sí, abrir sus escotillas y compartir materiales que tenían en su interior. Sin duda, es una magnífica metáfora de lo que sucede cuando se unen los pronúcleos de las dos naves completamente distintas que son los gametos humanos. Ahora bien, aunque la unión de estas naves costó millones de dólares, fue bastante más sencilla que lo que ocurre cuando llegan los primeros espermatozoides al óvulo.

Y ahora vamos a romper un mito: no, no fuiste el espermatozoide más rápido. El espermatozoide más rápido murió tratando de atravesar una membrana que rodea al óvulo, conocida como «zona pelúcida». El segundo también sufrió el mismo destino, al igual que el tercero, el cuarto y el quinto. De los cientos de espermatozoides que consiguen llegar a la ampolla, solo uno fecunda al óvulo y es el que, por azar, llega al lugar adecuado en el momento adecuado. Por tanto, fuiste el más oportunista y el más suertudo. No es tan espectacular como ganar una carrera de cientos de millones de participantes, pero sigue siendo un logro impresionante.

Centrémonos un momento en el punto de vista del espermatozoide. Para una célula más, la zona pelúcida es una barrera sobrecogedora: una maraña de fibras y células de la corona de la que se han de abrir paso, ya que rodea la meta que todos ansían. Para ello, deben entrar, machete molecular en mano, a cortar esas fibras e ir avanzando poco a poco.

La zona pelúcida está formada por células de la corona radiata, que rodean al óvulo, y por unas fibras formadas por cuatro proteínas distintas denominadas ZP1, ZP2, ZP3 y ZP4, que se engarzan en largos filamentos. A lo largo de los filamentos, se pueden observar una serie de receptores preparados para activar los compartimentos que se encuentran en la parte delantera de los espermatozoides. Dentro de

47

los compartimentos, llamados acrosomas, se encuentran los machetes para cortar las fibras. Estos machetes vienen en forma de enzimas llamadas hialuronidasa y acrosina, que degradan las proteínas de la zona pelúcida y permiten que los centenares de espermatozoides que intentan penetrar en el óvulo vayan, poco a poco, atravesando la capa protectora. Esta reacción, además, también tiene un papel importantísimo en la última activación del espermatozoide, una especie de «modo esprint» en el que el pequeño gameto agota sus energías. Degradando capa tras capa, los espermatozoides se acercan desde distintos puntos a la membrana del óvulo. La meta está cerca, y solo hay una oportunidad: un único espermatozoide de todos aquellos que comenzaron llegará a su destino, fusionará su membrana celular y traspasará su material genético.

Y, al fin, ocurre. Un único espermatozoide toca al óvulo y se fusiona con él. En ese momento, sin grandes gestos ni discursos, dos naves que provienen de lugares muy lejanos se juntan, aunque, al contrario que en el espacio, esta vez es para siempre. Y hasta aquí el viaje de la fecundación. ¿O no?

Aunque ya se haya producido la unión, el resto de los espermatozoides siguen tratando de unirse al óvulo, pero algo ha cambiado. La fusión de los gametos actúa como detonante para la reacción cortical, una alerta que envía el óvulo a su alrededor para impedir que se acerquen más espermatozoides. Para ello, se libera el contenido de los gránulos corticales, unas vesículas que contiene el óvulo y que están rellenas de enzimas serín proteasas. Estas enzimas destruyen las conexiones entre la membrana celular y la zona pelúcida, eliminan el resto de los receptores en los que se haya unido un espermatozoide y, en definitiva, forman una barrera impenetrable. Esta es la forma que ha encontrado la evolución para evitar la polispermia o, en otras palabras, la unión de más de un espermatozoide al óvulo. Es un método muy conservado en todo el reino animal, desde los erizos de mar, que tienen más de un método, hasta los humanos, ya que la polispermia provoca la creación de cigotos inviables. Al fin y al cabo, somos seres diploides (con dos pares de cromosomas de cada tipo) y, en este caso, tres son multitud. Por tanto, el resultado final es que cientos de espermatozoides acaban su recorrido en la zona pelúcida, coleando tras haber cumplido su misión.

Como hemos visto, la odisea de los espermatozoides está llena de pruebas y adversidades, pero esta carrera no sería posible sin la ayuda, los atajos y las ventajas que les confiere el sistema reproductor femenino. Tras la carrera, queda el cigoto, la célula primigenia de donde se desarrollará el embrión. Durante las primeras horas, los pronúcleos del óvulo y los espermatozoides serán visibles en el citoplasma, pero tras su fusión, una única célula comenzará a dividirse en decenas, cientos o miles de partes que acabarán generando un ser humano. Sin embargo, esto no es más que el comienzo; queda mucho (mucho) camino por delante.

La copa

¿qué pasaría si ahora rompiese la copa?
quiero ver cristalitos en mi mano,
mi palma
reluciente y brillante.
la luz caería en ella
y ataparía
un arcoíris con mis manos.
tendría tantos,
tantos cristales
que el arcoíris se quedaría conmigo.
no se iría nunca.
un bosque de cristales en mis manos.
un bosque de cristales diminutísimos.
pero primero tendría que estar la copa
vacía. vacía y fría.

ahogarme con su líquido,
debía
ahogarme
como papá lo hacía
con todos los líquidos clarísimos
transparentes
de las copas,
claros como cristalitos
clavaditos todos
en mi mano iridiscente
recibo
con las palmas abiertas
puro el líquido heredado.

                              Gudrun Palomino

3

HEREDANDO EL FUTURO

La profesora Claudia Spits, de la Universidad Libre de Bruselas (ULB), que lidera el grupo de investigación en Reproducción y Genética, ha identificado una causa para el aumento del riesgo de bajo peso al nacer en bebés concebidos mediante tecnologías de reproducción asistida. Este equipo encontró que ciertas mutaciones en el ADN mitocondrial están asociadas con un mayor riesgo de bajo peso al nacer, cosa que es ligeramente más común en niños nacidos gracias a tratamientos de fertilidad. Estas mutaciones, heredadas de la madre, afectan al funcionamiento de las mitocondrias, unas organelas celulares que cumplen un papel clave en el metabolismo. Además, descubrieron que los niños concebidos después de tratamientos de fertilidad tienen más mutaciones nuevas y no transmitidas que los bebés concebidos de manera natural. Aunque el estudio no encontró que la estimulación hormonal cause directamente estas mutaciones, sugiere que una combinación de factores relacionados con la edad y la estimulación hormonal puede aumentar este riesgo. ¿Cómo puede transmitirse al futuro bebé una característica que adquiere un óvulo?

La genética es la rama de la biología que estudia la herencia, cómo se transmite la información de un individuo a otro. En genética humana, la información que podemos leer puede ser de dos tipos: la que se encuentra en nuestro ADN y la que se manifiesta en nuestro organismo.

El genotipo y el fenotipo son los conceptos que utilizamos para describir los diferentes aspectos de la expresión de los genes y las características observables en los organismos.

El genotipo se refiere al conjunto de genes presentes en el ADN de un individuo que determinan sus características hereditarias. Ahora bien, los humanos contamos con dos copias por cada gen: una que heredamos por vía materna y otra por vía paterna. Así, para cada gen, un individuo puede ser homocigoto, cuando las dos copias son iguales, o heterocigoto, cuando son diferentes. El genotipo completo de un individuo incluye todos los pares de genes que posee. Por otro lado, contamos con el fenotipo, que es la manifestación observable de los genes, es decir, las características físicas, fisiológicas y bioquímicas que exhibe. El fenotipo se encuentra influenciado no solo por el genotipo (los genes), sino también por factores ambientales.

UNA VARIANTE PARA DOMINARLAS A TODAS

La herencia genética clásica depende de tres factores principales: la correlación entre el genotipo y el fenotipo, el número de genes que determina una característica y el tipo de cromosoma en el que se encuentra. En cuanto al primero, encontramos que los caracteres (lo que comúnmente llamamos característica) dependen en cierta medida del genotipo de un individuo. De esta manera, un carácter dominante se expresa en el fenotipo si está presente, incluso si solo se encuentra en una copia. Por ejemplo, en el caso del color de las flores, la variante genética para el color rojo es dominante sobre el blanco. Un carácter recesivo, por otro lado, solo se expresa en el fenotipo si se encuentra presente en ambas copias. En este caso, las flores blancas son únicamente aquellas que cuentan con las dos copias del gen de ese color, mientras que a las rojas les basta una sola copia para serlo.

En humanos, la polidactilia es una anomalía congénita caracterizada por la presencia de dedos adicionales en las manos o en los pies. Esta condición puede manifestarse de diversas formas, desde la presencia de un dedo extra hasta la formación de múltiples dedos adicionales, y puede afectar a uno o varios miembros. La polidactilia se hereda de manera dominante, lo que significa que un solo gen mutado es suficiente

52

para que se exprese este rasgo. En la mayoría de los casos, los individuos afectados tienen al menos un progenitor con polidactilia, aunque también puede ocurrir como una nueva mutación espontánea. Cuando uno de los padres tiene la condición, existe un 50 % de probabilidad de que cada uno de sus hijos herede la variante mutada y desarrolle polidactilia. No obstante, la polidactilia puede variar entre diferentes miembros de la misma familia, dependiendo de la expresión variable de los genes involucrados. Esto se debe a factores que influyen en la expresión de los genes, como veremos más adelante.

También contamos con caracteres recesivos, como la fenilcetonuria, un trastorno metabólico. Está causada por la falta de una enzima llamada fenilalanina hidroxilasa, necesaria para metabolizar el aminoácido fenilalanina. En los individuos afectados, la acumulación de fenilalanina en el cuerpo puede dañar el sistema nervioso. Esta enfermedad se hereda cuando ambos progenitores son portadores de una copia mutada del gen de la fenilalanina hidroxilasa, pero no muestran la enfermedad porque la otra copia no está mutada. Cuando dos portadores tienen un hijo, existe un 25 % de probabilidades de que herede ambos genes mutados y desarrolle la enfermedad. Este trastorno fue descubierto en la década de 1930 por el médico noruego Asbjørn Følling, quien observó que algunos pacientes tenían un olor peculiar en la orina. Al analizar las muestras, encontró niveles elevados de fenilalanina, lo que lo llevó a investigar la causa. Su descubrimiento de que la acumulación de fenilalanina en la sangre era la causa subyacente de los síntomas neurológicos llevó al desarrollo de pruebas de detección neonatal para la fenilcetonuria, que permiten identificar a los recién nacidos afectados y comenzar el tratamiento temprano para prevenir las complicaciones.

Pero en biología no todo es blanco y negro; a veces, dos copias de un gen pueden verse reflejadas en el fenotipo, en lo que conocemos como codominancia. En este caso, ninguna de las copias es dominante ni recesiva sobre la otra y ambas contribuyen por igual al fenotipo. Esto significa que ambos rasgos se muestran de manera simultánea y son claramente distinguibles. Un ejemplo común de codominancia se encuentra en el sistema sanguíneo. En humanos, los genes A y B son codominantes. Si un individuo hereda una variante A de un progenitor

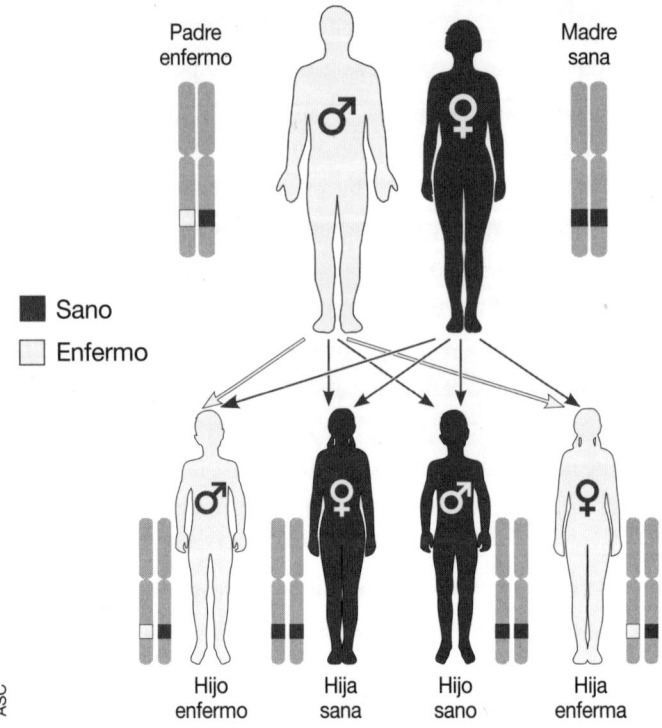

Autosómico dominante

Padre enfermo

Madre sana

■ Sano
□ Enfermo

Hijo enfermo

Hija sana

Hijo sano

Hija enferma

ASC

Ejemplo de herencia autosómica dominante.

y B del otro, tendrá el fenotipo de grupo sanguíneo AB, donde tanto los antígenos A como B están presentes en la superficie de los glóbulos rojos. Esta codominancia contrasta con la situación en la que un individuo heterocigoto para las variantes A y O tendría el fenotipo de grupo sanguíneo A, ya que A es dominante sobre O.

Cuando hablamos de herencia genética, a menudo nos referimos a la influencia de los loci genéticos. Un locus (plural: loci) es una ubicación específica de un gen en un cromosoma particular. El segundo factor que afecta a la herencia genética depende del número de loci implicados. En la herencia monogénica, un solo gen, situado en un locus específico, determina un rasgo particular. Por ejemplo, enfermedades como la fibrosis quística y la hemofilia son casos de herencia monogénica, donde la presencia de una versión alterada de un único gen resulta en la manifestación del rasgo asociado. Otro ejemplo es la acondroplasia,

54

un trastorno del crecimiento óseo que resulta en enanismo de extremidades cortas. Se caracteriza por la desproporción entre el tronco y las extremidades, así como por tener manos y pies cortos, y una cabeza grande en relación con el cuerpo. También puede provocar problemas de salud, como la compresión de la médula espinal. Esta condición está causada por una mutación en el gen *FGFR3*, que codifica un receptor de un factor de crecimiento.

En contraste, en la herencia oligogénica, varios genes interactúan para determinar un rasgo. Aquí, múltiples loci genéticos contribuyen a la expresión del rasgo en cuestión. Esta interacción compleja entre diferentes loci puede conducir a una amplia gama de fenotipos observados. Por ejemplo, la pigmentación de la piel está influenciada por varios genes que controlan la producción de melanina. Los principales genes implicados en la determinación del color de la piel son el gen *MC1R* (receptor de melanocortina 1), el gen *TYR* (tirosinasa) y el gen *OCA2* (transportador de cisteína). Estos genes controlan la producción, distribución y tipos de pigmentos de melanina en la epidermis. Las variantes específicas de estos genes pueden llevar a una mayor o menor producción de melanina y afectar a la tonalidad de la piel. Sin embargo, la interacción entre estos genes y otros factores genéticos y ambientales también contribuye al color de la piel. Esto hace que la herencia del color de la piel sea un proceso complejo, con muchos genes interactuando para determinar la variación en el fenotipo observado.

Sin embargo, existen muchos caracteres que no dependen ni de uno ni de varios genes, sino de muchísimos. En la herencia poligénica, numerosos loci genéticos contribuyen de manera acumulativa a la expresión de un rasgo. Cada locus individual puede tener un efecto pequeño, pero cuando se combinan, su influencia se suma para determinar el fenotipo observado. Un ejemplo común de herencia poligénica es la estatura en los humanos, donde múltiples loci genéticos contribuyen a la variación en la altura, que además también se ve modelada por factores ambientales. Entre los genes que contribuyen a la determinación de la estatura, se encuentran aquellos relacionados con la vía de la hormona del crecimiento, como el gen del receptor de la hormona del crecimiento (*GHR*), y los implicados en la regulación del factor de crecimiento similar a la insulina 1 (*IGF-1*). Además, los genes asociados con la mineralización ósea y la densidad mineral, como *BMP2* y *RUNX2*, tienen un impacto significativo. Otros genes, como *SOX9*, que regulan la diferenciación y proliferación de los condrocitos, células esenciales en el crecimiento del cartílago, también influyen en la estatura. Estos genes, junto con factores ambientales como la nutrición, interactúan de manera compleja para determinar la estatura final de un individuo.

La cantidad de genes que afecta a una característica es importante, como también lo es en qué tipo de cromosoma se encuentran esos genes. El tercer factor que hay que tener en cuenta en la herencia genética es la localización de los genes en los cromosomas. Así contamos con herencia autosómica, ligada al sexo y mitocondrial.

En la herencia autosómica, los genes responsables de un rasgo o enfermedad se encuentran en los cromosomas no sexuales (pares del 1 al 22 en humanos). Puede ser dominante, en cuyo caso un solo alelo mutado en uno de los cromosomas homólogos es suficiente para manifestar el fenotipo, o recesiva, donde se requieren dos copias del alelo mutado. Recapitulemos el sistema ABO del grupo sanguíneo, que ya vimos hace pocas páginas. Este sistema clasifica la sangre en cuatro tipos principales: A, B, AB y O. Cada tipo de sangre se determina por la presencia o ausencia de ciertos antígenos en la superficie de los glóbulos rojos.

Los genes responsables del sistema ABO están localizados en el cromosoma 9 y codifican enzimas que añaden azúcares a los glóbulos rojos. Existen tres variantes genéticas principales en este sistema: A, B y O. Los alelos A y B codifican proteínas específicas presentes en la superficie de los glóbulos rojos, mientras que el alelo O no produce ninguna proteína, lo que resulta en la ausencia de antígenos. Como ya vimos, el sistema ABO sigue un patrón de codominancia. Esto significa que, en el caso de tener alelos A y B presentes, ambos se expresarán, dando lugar al tipo AB. Pero si un individuo tiene alelos A y O, se expresará el tipo A, y lo mismo sucede con los alelos B y O. Sin embargo, el alelo O es recesivo con respecto a los alelos A y B; por lo tanto, un individuo homocigoto para el alelo O tendrá como grupo sanguíneo el O. Este sistema de herencia autosómica del grupo sanguíneo ABO tiene importantes implicaciones en la medicina transfusional y en la determinación de la compatibilidad entre donantes y receptores de sangre.

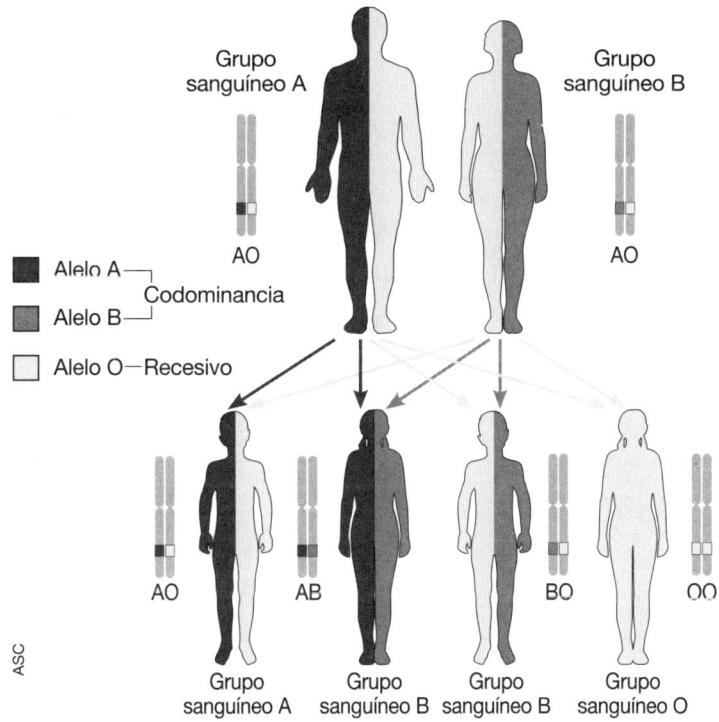

Alelo A ⌐
Alelo B ⌐ Codominancia

Alelo O—Recesivo

Grupo sanguíneo A — AO

Grupo sanguíneo B — AO

AO — Grupo sanguíneo A

AB — Grupo sanguíneo B

BO — Grupo sanguíneo B

OO — Grupo sanguíneo O

ASC

Ejemplo de codominancia.

Por otro lado, la herencia ligada al sexo implica que los genes se encuentran en los cromosomas sexuales (X o Y). Afecta más a los hombres (XY) que a las mujeres (XX), ya que un gen ligado al sexo presente en el cromosoma X puede ser transmitido por mujeres portadoras sin síntomas, mientras que los hombres mostrarán el fenotipo. La calvicie de patrón masculino es una condición común caracterizada por la pérdida progresiva de cabello en la parte frontal y superior de la cabeza en hombres adultos. Esta condición está influenciada por la genética y se hereda principalmente a través de un patrón ligado al sexo. Se encuentra ligada al cromosoma X, lo que significa que los genes responsables de la predisposición a la calvicie se encuentran en este cromosoma. Como resultado, la condición es más común en hombres que en mujeres. Los hombres heredan un cromosoma X únicamente de sus madres, mientras que las mujeres heredan un cromosoma X de su madre y otro de su padre. Si un hombre hereda una

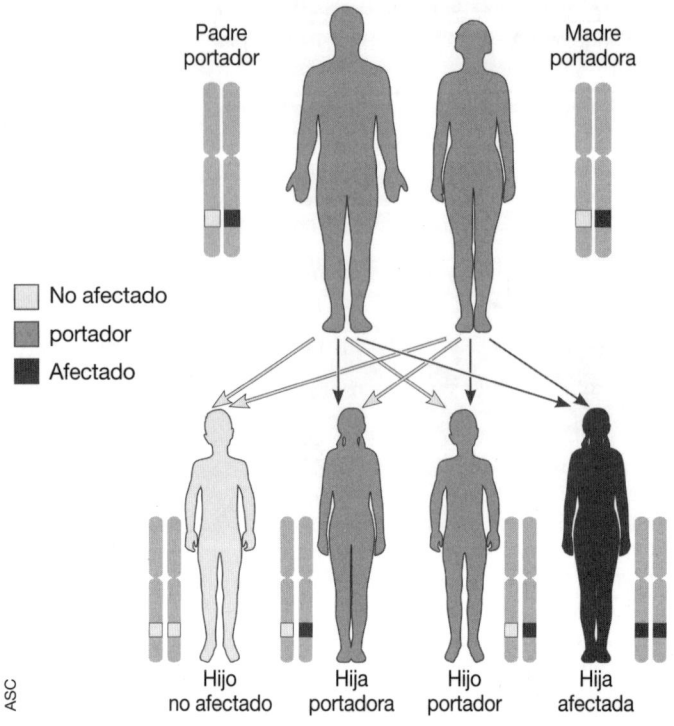

Autosoma recesivo

Padre portador

Madre portadora

No afectado
portador
Afectado

ASC

Hijo no afectado

Hija portadora

Hijo portador

Hija afectada

Ejemplo de herencia autosómica recesiva.

copia recesiva para la calvicie de patrón masculino de su madre, es más probable que desarrolle la condición, ya que solo tiene un cromosoma X. Por el contrario, las mujeres necesitan heredar dos variantes recesivas, una de cada progenitor, para expresar la condición, lo que es menos común.

Por último, contamos con la herencia mitocondrial, los genes que están en el ADN de esta organela, transmitidos exclusivamente por la madre. Esto se debe a que los espermatozoides solo contribuyen con el material genético contenido en el núcleo, no en las mitocondrias. Un ejemplo es la enfermedad de Leber, una neuropatía óptica hereditaria que afecta sobre todo a la visión central, generalmente en hombres jóvenes. Es causada por mutaciones en el ADN mitocondrial y se hereda exclusivamente de la madre. Debido a esta herencia materna, los hijos de una madre afectada tienen un alto riesgo de desarrollar la

58

enfermedad, mientras que las hijas pueden ser portadoras y transmitir la mutación a su descendencia.

UN GEN ES UN GEN Y SUS CIRCUNSTANCIAS

A lo largo del capítulo, nos hemos encontrado con algunas características que, aunque dependen de la información genética, se encuentran muy influidas por el ambiente. Un factor que moldea la expresión de los genes y que depende de características que no son implícitas es la penetrancia. Este concepto describe la probabilidad de que un individuo portador de un gen mutado exhiba los rasgos fenotípicos asociados con ese gen. La penetrancia puede ser completa o incompleta, dependiendo de la expresión del fenotipo en los portadores del gen mutado. Sin embargo, hay casos en los que puede variar con la edad o estar relacionada con el género. La penetrancia dependiente de la edad se refiere a la aparición de signos clínicos asociados a un genotipo específico con mayor o menor frecuencia a medida que aumenta la edad. Algunas enfermedades pueden ser no penetrantes hasta cierta edad, y luego la penetrancia aumenta drásticamente, mientras que otras exhiben una penetrancia baja a una edad temprana y continúan aumentando con el tiempo.

Un ejemplo de penetrancia dependiente de la edad es una variante del gen *C9orf72,* asociada a la esclerosis lateral amiotrófica (ELA) y la demencia frontotemporal. Se dice que este genotipo no penetra hasta los treinta y cinco años, tiene una penetrancia del 50 % a los sesenta años y es casi completa a los ochenta años. La penetrancia relacionada con el género se refiere a la frecuencia con la que se presenta el fenotipo en un sexo en particular. Esto puede deberse a trastornos en los cuales la aparición de la enfermedad se limita a órganos que solo se encuentran en un sexo o a genes sensibles a las hormonas sexuales. Un ejemplo es el cáncer de mama causado por la mutación del gen *BRCA2,* que tiene una penetrancia mucho mayor en mujeres que en hombres. A los setenta años, se estima que alrededor del 86 % de las mujeres, en contraste con el 6 % de los hombres con la misma mutación, desarrollan cáncer de mama.

Otro caso interesante en el que la expresión de los genes depende de factores más allá del ADN es el *imprinting* o impronta genética.

59

Se trata de un fenómeno en el cual ciertos genes se expresan de manera diferente según su origen parental. Esto significa que la expresión génica de una copia específica depende de si proviene del padre o de la madre. Este proceso se lleva a cabo mediante marcas epigenéticas de los cromosomas, que pueden incluir la metilación del ADN u otras modificaciones que regulan la accesibilidad de los genes para la transcripción.

Por ejemplo, algunos genes están marcados para silenciar su acción cuando se heredan del padre y se activan cuando se heredan de la madre, o viceversa. Un ejemplo clásico de impronta genómica es el gen *IGF2* en mamíferos. Este gen, que promueve el crecimiento fetal, está activo cuando se hereda del padre y silenciado cuando se hereda de la madre. Por otro lado, el gen *H19*, ubicado cerca del *IGF2* en el cromosoma 11 humano, se expresa únicamente cuando se hereda de la madre. Este patrón de impronta genómica asegura que haya un equilibrio adecuado en la expresión de estos genes y un crecimiento fetal normal. Otro ejemplo de impronta se encuentra relacionado con el síndrome de Prader-Willi y el síndrome de Angelman, que resultan de la supresión de la misma región en el cromosoma 15. Sin embargo, dependiendo de si la deleción ocurre en el cromosoma paterno o materno, los síntomas difieren. En el síndrome de Prader-Willi, donde la deleción ocurre en el cromosoma paterno, los individuos presentan retraso en el desarrollo, hipotonía muscular y apetito insaciable. Mientras tanto, en el síndrome de Angelman, donde la deleción ocurre en el cromosoma materno, los individuos experimentan retraso en el desarrollo.

Por último, ¿podría afectar la expresión de un gen a la de otros genes? Por supuesto, se trata de la epistasis, un fenómeno genético que se manifiesta también en los humanos, donde un gen puede influir en la expresión de otro gen en la determinación de ciertos rasgos fenotípicos. Un ejemplo prominente de epistasis en humanos se encuentra en la pigmentación del cabello y la piel.

En la determinación del color del cabello humano, contamos con el gen llamado *MC1R*, que hemos visto al principio del capítulo. Este gen codifica un receptor de melanocitos involucrado en la producción de melanina, el pigmento responsable del color del cabello, la piel y los ojos. Sin embargo, otro gen, *TYRP1*, también participa en la producción de melanina y, por lo tanto, influye en el color del cabello. Así, el alelo recesivo del gen *TYRP1* puede enmascarar la expresión del gen *MC1R*, independientemente de su alelo. Si un individuo hereda dos alelos recesivos del gen *TYRP1*, el color del cabello será determinado por el gen *TYRP1* y será independiente del genotipo del gen *MC1R*. En este caso, el gen *TYRP1* es epistático respecto al gen *MC1R*.

Así, nuestro fenotipo son los genes más el ambiente, o como dice el científico Elliott Joslin: los genes cargan la pistola, pero el ambiente dispara el gatillo. Sin embargo, ¿podríamos pensar que los genes no son la única materia que se hereda de padres a hijos?

¿Y SI TUS EXPERIENCIAS SE GRABARAN EN EL ADN?

La epigenética es el estudio de los cambios heredables en la actividad génica que ocurren sin alterar la secuencia de ADN. En lugar de cambiar la secuencia en sí misma, la epigenética se centra en los cambios en la estructura y la función de los genes que pueden afectar la forma en que actúan, siendo activados o silenciados. Estos cambios epigenéticos incluyen modificaciones químicas en el ADN, como la metilación del ADN, que consiste en la adición o eliminación de grupos metilo en ciertas regiones del genoma, y modificaciones de las histonas, que son proteínas que ayudan a compactar y organizar el ADN en la célula. Estas modificaciones de las histonas pueden alterar la accesibilidad de los genes, regulando su expresión.

La epigenética también incluye otros mecanismos, como los ARN de interferencia (RNAi), que pueden regular la expresión génica mediante la degradación selectiva del ARN mensajero (mRNA). Estos cambios epigenéticos pueden ser influenciados por una variedad de factores ambientales, como la dieta, el ejercicio, el estrés y la exposición a toxinas ambientales. Lo que hace que la epigenética sea especialmente interesante es su capacidad para afectar la expresión génica y, por lo tanto, los rasgos fenotípicos, sin cambiar la secuencia de ADN. Esto significa que los cambios epigenéticos podrían ser heredados y transmitidos a las generaciones futuras, con posibles implicaciones importantes para la salud y la enfermedad. De esta manera, llamamos herencia epigenética transgeneracional a la transmisión de marcadores y modificaciones

61

epigenéticas de una generación a múltiples generaciones subsiguientes, sin alterar la estructura primaria del ADN.

La herencia epigenética inmediata en la siguiente generación se conoce como herencia intergeneracional. En experimentos con ratones macho, se han observado marcas epigenéticas que se mantienen hasta la generación siguiente (hijos), mientras que en las hembras se mantienen hasta la generación de después (nietos). Más allá de la segunda y tercera generación, muchos de estos marcadores se pierden debido a la falta de exposición al mismo entorno que las generaciones parentales, aunque algunos persisten, lo que se conoce como herencia epigenética transgeneracional. Las exposiciones ambientales pueden inducir estos marcadores epigenéticos y variar en su efecto según la dosis y los niveles de exposición. Los factores ambientales incluyen cambios de temperatura, disponibilidad de recursos, exposición a contaminantes, productos químicos y disruptores endocrinos. Estos marcadores pueden tener efectos que van desde cambios fenotípicos menores hasta enfermedades complejas.

Es difícil rastrear la herencia epigenética transgeneracional en animales debido a la reprogramación epigenética que ocurre durante la meiosis y la embriogénesis, especialmente en poblaciones silvestres que no se crían en un entorno de laboratorio. Se necesitan estudios adicionales para fortalecer la documentación de este tipo de herencia en animales. Sin embargo, existen algunos ejemplos. Se ha demostrado la herencia epigenética transgeneracional inducida en animales, como en el caso de *Daphnia cucullata*. Estos diminutos crustáceos desarrollan caparazones protectores durante su etapa juvenil si están expuestos en el útero a kairomonas, un tipo de hormona secretada por depredadores. El caparazón actúa como un método de defensa al disminuir la capacidad de los depredadores para capturarlos, por lo que su presencia reduce las tasas de mortalidad. Por otro lado, desarrollarán una especie de caparazón pequeño si no hay kairomonas presentes. Sin embargo, dependiendo del nivel de kairomonas de los depredadores, la longitud del caparazón podría duplicarse. La siguiente generación de *Daphnia* parece mostrar un tamaño de caparazón similar. Si los niveles de kairomonas disminuyen o desaparecen, entonces la tercera generación volverá al tamaño de caparazón original. Estos organismos muestran fenotipos adaptativos que afectan al fenotipo en las generaciones posteriores.

Un ejemplo de cómo el ambiente intrauterino puede afectar a la salud de los descendientes fue la hambruna holandesa de 1944 y su efecto causal en enfermedades hereditarias epigenéticas. Durante esta época, los descendientes expuestos a condiciones de hambruna durante el tercer trimestre del desarrollo fueron más pequeños que aquellos nacidos el año anterior a la hambruna. Además, se descubrió que los descendientes nacidos durante la hambruna, así como sus posteriores generaciones, presentaban un mayor riesgo de enfermedades metabólicas, enfermedades cardiovasculares, intolerancia a la glucosa, diabetes y obesidad en la edad adulta. Los efectos de esta hambruna en el desarrollo duraron hasta dos generaciones.

Anteriormente, se pensaba que el epigenoma de un embrión recién formado se borraba por completo y se reconstruía desde cero. Sin embargo, investigaciones recientes han revelado que algunos marcadores epigenéticos permanecen intactos a medida que la información genética se pasa de generación en generación, un proceso conocido como herencia epigenética. Este descubrimiento es extraordinario porque implica que las modificaciones de los padres, en forma de etiquetas epigenéticas, pueden transmitirse a las generaciones futuras. Aunque puede parecer poco convencional, todavía existen dudas sobre la realidad de la herencia epigenética. Aun así, explicaría patrones de herencia extraños que los genetistas han estado investigando durante décadas.

En la mayoría de los organismos complejos, el desarrollo comienza a partir de células reproductoras especializadas, como los óvulos y los espermatozoides en los animales. Estas células se encuentran, se fusionan, y luego crecen y se dividen para formar cada tipo de célula en el organismo adulto. Sin embargo, para que este proceso ocurra de manera adecuada, el epigenoma debe ser borrado a través de un proceso llamado «reprogramación». La reprogramación es crucial porque los óvulos y los espermatozoides se desarrollan a partir de células especializadas con perfiles de expresión génica estables, es decir, su información genética está marcada con etiquetas epigenéticas. Antes de que el nuevo organismo pueda convertirse en un embrión saludable, estas etiquetas epigenéticas deben ser eliminadas. Durante ciertos momentos

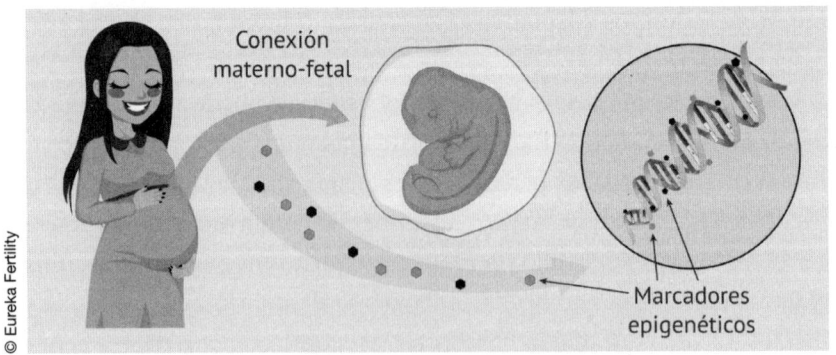

Conexión materno-fetal

Marcadores epigenéticos

Regulación epigenética entre madre y feto.

del desarrollo, la maquinaria celular recorre el genoma y elimina sus etiquetas epigenéticas para devolver las células a una «pizarra genética» en blanco. Sin embargo, para un pequeño número de genes, algunas etiquetas epigenéticas logran pasar a través de este proceso y se transmiten sin cambios de padres a descendientes. La evidencia de herencia epigenética es sólida en plantas y hongos, y también existen casos convincentes en invertebrados. Aunque muchos investigadores permanecen escépticos sobre la posibilidad de herencia epigenética en mamíferos, hay indicios de que podría estar ocurriendo.

Demostrar la herencia epigenética no siempre es sencillo. Los investigadores deben descartar la posibilidad de cambios genéticos y demostrar que el efecto epigenético puede transmitirse a través de suficientes generaciones para descartar la posibilidad de exposición directa. Además, los científicos enfrentan el desafío adicional de que los cambios epigenéticos son transitorios en la naturaleza. Es decir, el epigenoma cambia más rápidamente que el código genético, que es relativamente fijo. Un cambio epigenético desencadenado por condiciones ambientales podría revertirse cuando dichas condiciones cambien nuevamente.

La herencia epigenética es un campo apasionante que todavía no se ha demostrado firmemente en humanos, aunque cuenta con algunos indicios o evidencias que necesitan demostraciones sólidas. Si existe, estaríamos asistiendo a un momento histórico de la genética en particular y de la biología en general: habríamos descubierto una nueva forma de transmisión de información independiente de la genética. ¿Acaso no es una idea estimulante?

64

Repasando para el examen de biología

si terminamos pronto esta página
podremos parar a merendar
es fácil escucha
dentro del cuerpo hay algo
que viaja a través de los años
por eso eres morena por eso al enfadarte
se te arruga el mentón como a tu abuelo
es fácil verás no te rías
significa que tu cara es el resultado
de mucha gente que se quiso significa
que espero que te guste esta nariz
es de mi padre y no sé fingirla
como finjo no haber pensado
en unos hijos con los ojos de tu madre
y los labios de la mía

Elisa Fernández

4

LOS OJOS DE MAMÁ Y LA NARIZ DE PAPÁ

Cuando observamos a un recién nacido, lo primero que nos suele venir a la cabeza es que se parece a sus padres. En la diminuta cara del bebé, puede que veamos los ojos de la madre y la nariz del padre, o que la forma de las orejas sea de uno de los abuelos. Incluso, ciertos rasgos parece que se transmiten a través de las generaciones, dando lugar a características propias de la familia: orejas de soplillo, nariz aguileña, un mentón prominente o unos hoyuelos marcados. Estos rasgos que asociamos tan pronto a una parte de la familia o a la otra son, mayoritariamente, el resultado de la expresión de nuestro genoma, el libro que dicta las instrucciones para construir un cuerpo humano. Estos rasgos que llevaremos durante toda la vida parten de un baile fascinante de genes, cromosomas, y ADN; un proceso orquestado para dar lugar a lo que conocemos como ser humano.

Ahora bien, las coreografías pueden no ser perfectas. En ocasiones, algunos de los bailarines mueven un pie donde no deberían, olvidan los pasos, los repiten o se tropiezan, lo que da como resultado bailes ligeramente distintos a los que esperábamos en un principio. En biología, estos bailes ocurren a nivel molecular y son, en su mayoría, fruto del proceso de la evolución. Como la naturaleza dista mucho de ser perfecta, durante este baile también ocurren traspiés, tropiezos, repeticiones y olvidos, y muchos de estos «errores» pasan a formar parte de las siguientes generaciones. Sin embargo, una característica que al principio puede parecer una desventaja, resulta en lo extraordinario de cada uno de nuestros cuerpos: perfectamente únicos, gracias a nuestras imperfecciones, sean visibles o no.

LA GENÉTICA TRAS LA FECUNDACIÓN

A la naturaleza, más que los bailes tradicionales, le va el *rock 'n' roll*. La biología tiene normas, pero se las salta a cada momento. La naturaleza busca diversidad, libertad y creatividad. Es una artista incansable: pinta con colores vibrantes, esculpe obras majestuosas y compone sinfonías de vida cada vez que le dan la oportunidad. En la creación del cuerpo humano, esta obsesión por saltarse lo establecido la veíamos en el capítulo de la gametogénesis, en el inmenso abanico de posibilidades que se creaba a partir de únicamente dos progenitores. Por recordar los nombres científicos, el proceso se llama recombinación homóloga y ocurre durante la meiosis, la división celular especial que da lugar a la creación del óvulo y del espermatozoide.

Durante la recombinación homóloga, los 23 pares de cromosomas comparten pedazos entre cada una de sus copias y se mezclan y remezclan para dar lugar a revueltos de genes provenientes del cromosoma paterno y materno. Estos cromosomas, ahora distintos de los originales, se separan y cada copia acaba en uno de los dos gametos —el óvulo o el espermatozoide—. En estos vehículos, la información genética está protegida hasta que se une con su contraparte durante el proceso de fecundación, cuando los cromosomas se abrazan y dan lugar al germen de la vida.

De este modo, se explica que un recién nacido sea una mezcla del padre, de la madre, de los abuelos y de las familias, porque a nivel genético lo es. Tiene genes de su madre y de su padre, de sus cuatro abuelos y de sus ocho bisabuelos. Es el resultado de la mezcla continua de genes que se ha llevado a cabo desde el origen de la humanidad y que esconde los secretos del pasado si se sabe dónde mirar.

Empleando técnicas modernas como la secuenciación genética o tecnologías de recombinación, podemos revelar información oculta en

68

el ADN. Al leer cada una de sus letras es posible encontrar las diferencias entre las distintas poblaciones del planeta. Uniendo cambios y mutaciones, podemos remontar los sinuosos afluentes del árbol de la vida y echar una mirada al pasado. Así, podremos tratar de dar respuesta a preguntas tan trascendentales como: «¿De dónde venimos?» o «¿Cómo migraron nuestros antepasados desde la cuna de la humanidad?». Pero, para encontrar estas respuestas, primero tenemos que hablar más profundamente del ADN, de cómo se codifica, así como de los enigmas que esconden sus letras.

Como ya hemos comentado, en un humano promedio el genoma está formado por 23 pares de cromosomas: veintidós somáticos y dos sexuales, el X y el Y. Sin embargo, en la actualidad, se suele incluir en esta cuenta una pieza de ADN extra. Esta pieza de ADN no está en el núcleo de las células, acompañando al resto de cromosomas, sino que se encuentra en el interior de las mitocondrias, el orgánulo que produce la energía necesaria para el funcionamiento celular. Al igual que el cromosoma Y, que solo se transmite por el padre, el ADN mitocondrial proviene de la madre. Por tanto, al analizar los cambios y las variantes, podemos remontarnos a un Adán y una Eva genéticos: una pequeña población de homínidos a partir de la cual descienden los *Homo sapiens* actuales.

GUISANTES, LEYES Y UN CULEBRÓN GENÉTICO

Estudiar el genoma humano no es una tarea sencilla. Existen distintas técnicas que se han ido desarrollando durante décadas para averiguar cómo leerlo, descifrarlo y comprenderlo, y no ha sido hasta recientemente que hemos podido descifrar un genoma humano en su totalidad. Por ello, os propongo un brevísimo viaje por la historia de la genética humana en el que podremos descubrir cómo se pasó de entender qué era el ADN a los últimos hallazgos.

Quien más y quien menos ha oído hablar de la historia de Gregor Mendel y sus guisantes verdes, amarillos, arrugados y lisos. Cruzando plantas, este fraile de la orden de los agustinos sentó las bases de la heredabilidad de ciertos caracteres. Mendel estudió siete características de estas plantas: color y forma de los guisantes, color y forma de la

69

vaina de los guisantes, color y posición de la flor, y tamaño del tallo. Según observó, estos caracteres se transmitían a la descendencia de forma independiente y al realizar los cruces pertinentes, pudo formular las tres leyes de la genética mendeliana clásica.

Durante sus experimentos, realizados entre 1856 y 1865, distinguió que había ciertos rasgos dominantes y recesivos, es decir, que algunas de las características eran dominantes sobre otras. En las plantas, si mezclaba una planta de flores blancas con otra de flores moradas, los descendientes tenían todas las flores moradas. Ahora bien, si luego autofecundaba esas plantas, en la segunda descendencia, una de cada cuatro plantas presentaba flores blancas. De ahí dedujo que los caracteres se transmitían de forma independiente. Finalmente, al intentar los experimentos con las siete características distintas, observó que estos se transmitían de forma independiente unos de otros, por lo que dedujo que estas características estaban, de algún modo, separadas unas de otras.

De estos experimentos se formulan las leyes mendelianas clásicas que, lamentablemente, en su momento tuvieron muy poco impacto en el mundo científico. No fue porque Mendel no lo intentara, ya que el fraile contactó con botánicos de la época. Además, repitió el experimento con hasta veinte especies distintas, pero hubo una que lo desconcertó completamente. En la correspondencia entre Mendel y los botánicos (entre los que destaca Karl Wilhelm von Nägeli, una de las grandes autoridades de la botánica de la época), se puede leer que le instan a repetir los experimentos con el género *Hieracium,* que contiene más de 4500 especies. Entre ellas destaca una planta conocida como vellosilla, cerrillejo o hierba de la salud, una pequeña planta con una flor amarilla ampliamente empleada en las herboristerías. Al experimentar con esta especie, observó que no cumplía ninguna de las reglas anteriores, por lo que Mendel infirió que en la naturaleza debían existir dos tipos de herencia: la de los guisantes (y otras plantas) y la de la vellosilla. Tras publicar sus resultados en 1870, estos, de nuevo, apenas tuvieron repercusión, lo que empujó a Mendel a dejar de lado la botánica y centrarse en sus labores en el convento. Aunque probablemente no todo fuese cosa de la decepción, también influyó en este cambio que fuese ascendido a prior, ya que tendría más responsabilidades y menos tiempo para experimentar.

Sea como fuere, treinta y cinco años después de la publicación de sus estudios con guisantes, y con Mendel ya enterrado desde hacía quince años, en 1900 tres científicos europeos redescubrieron sus trabajos de forma independiente: Hugo de Vries, Carl Correns y Erich von Tschermak. El primero en escribir sobre el tema fue de Vries, que quería mejorar la teoría de la pangénesis, formulada por el mismísimo Charles Darwin, que proponía que cada parte del cuerpo emitía sus propias partículas de información, denominadas gamétulos, a los gametos.

Y, en este momento, empieza el «culebrón». De Vries inició sus experimentos en 1890 hibridando y mezclando plantas. Ahora bien, los experimentos eran sospechosamente similares a los que había realizado Mendel unos años atrás y había publicado en una revista que casi nadie había leído. Al contrario que Mendel, de Vries consiguió publicar sus resultados en la revista *Comptes rendus de l'Académie des Sciences*, una de las más importantes de Francia en la época. Sus trabajos llamaron mucho la atención del mundo científico. Unos meses después de la publicación, Carl Correns, discípulo de Karl Wilhelm von Nägeli (aquel importante botánico que se enviaba cartas con Mendel), saltó a la escena para preguntarle a de Vries por qué no había incluido en la bibliografía el trabajo de Mendel. Este se hizo el sueco, aseguró que no conocía los trabajos del fraile, incluyó la referencia y, como se suele decir, aquí paz y después gloria.

Y aquí se podría haber terminado todo. Pero solo han aparecido dos de los tres nombres de científicos: de Vries y Correns. La historia del otro científico, von Tschermak, merece un pequeño párrafo aparte. Según su biografía, parece ser que él, mientras realizaba su tesis doctoral entre 1898 y 1899, y de forma independiente, también había obtenido resultados similares a los de Mendel. Como cuenta él mismo, en 1900, mientras redactaba su trabajo y, tras acabar los experimentos, halló los resultados de Mendel y leyó que el fraile ya había realizado los mismos experimentos con la misma planta y con muchos más ejemplares que él. Además, tras este varapalo, le llegó el artículo de de Vries que trataba exactamente sobre el mismo tema de su tesis y con el que también llegó a las mismas conclusiones. Por tanto, trató de ir lo más rápido posible para publicar sus resultados en alguna revista.

71

Ahora bien, algunos autores sugieren que von Tschermak en realidad no había llegado a los mismos resultados, sino que la «inspiración» para realizar su tesis le vino tras leer el trabajo de Mendel y saber que casi nadie lo había leído. Por tanto, aunque en muchas ocasiones se nombra tanto a Correns como a von Tschermak como los redescubridores de las leyes de Mendel, ciertos autores no están del todo convencidos del papel de este último. En todo caso, y como dato curioso que sirve de giro final, el abuelo de von Tschermak fue el profesor de botánica de Mendel cuando estudió en Viena antes de meterse en el convento.

En conclusión, recién empezado el siglo XX, tenemos a tres científicos que decían haber redescubierto lo mismo que un fraile de hacía treinta y cinco años y que supondría un cambio radical en la comprensión humana de la genética. Las leyes de herencia mendeliana quedarían de la siguiente forma:

- La primera ley de Mendel: la ley de la uniformidad de los caracteres. Cuando se cruzan dos líneas puras que tienen un rasgo distinto, la descendencia únicamente muestra uno de los dos rasgos, el dominante.

- La segunda ley de Mendel: la ley de segregación. Cuando se forman los gametos, los rasgos se separan de forma que un gameto solo lleva un rasgo de cada tipo.

- La tercera ley de Mendel: la ley de transmisión independiente. Cada rasgo se transmite de forma independiente a los otros rasgos.

MUCHO MÁS TRAS LAS LEYES

Ahora bien, observar las leyes de la genética mendeliana es una cosa, pero entender por qué suceden es algo muy distinto. Aunque se sabía que había «algo» que se transmitía de los parientes a la descendencia, no se conocía exactamente qué. Charles Darwin había propuesto los gamétulos, pero nadie sabía exactamente qué tipo de información contenían ni nadie los había observado. ¿O sí?

En 1869, el químico Johan Friedrich Miescher aisló unas moléculas ricas en fosfatos a partir de glóbulos blancos de la sangre. Como

72

observó, la molécula no aparecía únicamente en este tipo de células, sino que se encontraba presente en los núcleos de todas las células. Por ello, la denominó nucleína. Miescher había descubierto el ADN, donde se codifican las instrucciones para crear un ser vivo, pero la tecnología de la época le impedía profundizar más.

Más o menos cuando Mendel decidió dejar de cruzar plantas, otro científico alemán llamado Walther Flemming estaba tratando de mejorar la calidad de las imágenes que se obtenían al microscopio. Para ello, empleó tintes diversos, hasta que uno de ellos consiguió teñir una molécula muy especial. En 1878 presentó su trabajo *Zur Kenntnis der Zelle und ihrer Teilung-Erscheinungen,* que podría traducirse como «El conocimiento de la célula y sus fenómenos de división». En él, describía una especie de red o maraña de hilos que se encontraba en el núcleo celular. Es decir, Flemming estaba observando la cromatina, una forma ordenada de la molécula de ADN que había sido aislada apenas unos años antes. Posteriormente, el Premio Nobel de Medicina de 1910, Albrecht Kossel, demostró que esa molécula, el ADN, estaba formada por cuatro moléculas distintas: adenina, citosina, timina y guanina, así como un azúcar. Lamentablemente, ninguno de estos científicos conocía en aquel momento el trabajo de Mendel, y no se conoció la función de esa molécula hasta varios años después.

Aunque ya había sospechas de que el ADN tenía que ver con la herencia de caracteres, la falta de experimentos que lo comprobaran impedía establecer un vínculo sólido entre ambos conceptos. Para ello, entró en escena la brillante científica Nettie Stevens, una genetista pionera en el campo, que en septiembre de 1905 publicó el que sería su trabajo más revolucionario. *Studies in Spermatogenesis with Special Reference to the «Accessory Chromosome»* culminaba años de investigación sobre los testículos y el esperma de distintos insectos y presentaba una propuesta completamente radical sobre la función del ADN. En dos artículos que suman más de 75 páginas, Stevens demostró que la información genética se encontraba en los cromosomas, que estos se encontraban en parejas y que el sexo estaba determinado por dos cromosomas en concreto: X (uno grande) e Y (uno pequeño). Paralelamente, el investigador Edmund Beecher Wilson publicó otro trabajo en el que llegó a los mismos resultados que la investigadora, lo que acabó con el debate sobre si era el ambiente o la herencia lo que determinaba el sexo de la descendencia. A partir de entonces, se supo con certeza que, para que se crease un macho, este debía tener el cromosoma Y; y si tenía dos copias del cromosoma X, sería una hembra.

Ahora bien, para averiguar el resto de los caracteres que no tenían que ver con el sexo, todavía quedaban varios años en los que cinco investigadores distintos demostraron de forma independiente que la información genética estaba codificada en el ADN.

VIENDO LA ESENCIA HUMANA

Una vez que se demostró que el ADN portaba la información de lo que es cada especie, así como las variaciones de cada individuo, muchas de las miradas de los grupos de investigación viraron hacia el ADN humano. Las nuevas técnicas de imagen y la mayor calidad de los microscopios permitían observar los cromosomas y el ADN con un nivel de detalle nunca visto. Gracias a una de estas técnicas, denominada cristalografía de rayos X, Maurice Wilkins, bajo la tutela de Rosalind Franklin, realizó en 1951 la famosa fotografía 51, en la que se puede observar la estructura en forma de doble hélice del ADN. Esto le llevó, junto a Watson y Crick, a ganar el Premio Nobel de Fisiología o Medicina en 1962, cuatro años después de la muerte de Franklin. Ahora bien, aunque en 1951 se descubrió la estructura del ADN, hasta 1956 no se supo exactamente cuántos

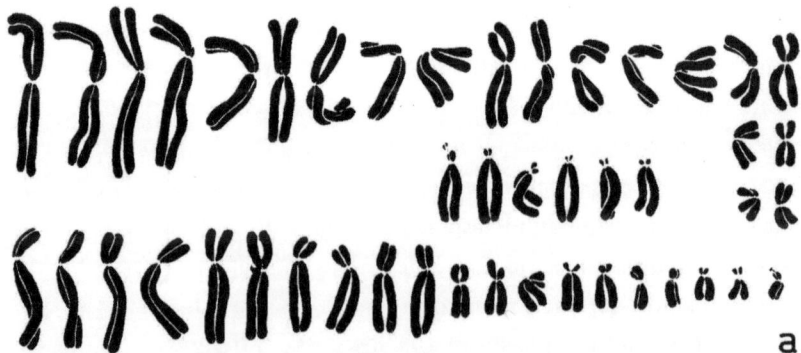

Uno de los primeros cariogramas de células pulmonares de un embrión durante la división celular. Los 46 cromosomas están ordenados de mayor a menor tamaño. Fuente: Joe Hin Tjio and Albert Levan,«The Chromosome Number of Man». *Hereditas* 42 (1956).

74

cromosomas tenían los humanos, y los investigadores todavía tardarían más de cincuenta años en poder leer su información.

Esta imagen que podemos observar es un cariograma, es decir, todos los cromosomas humanos ordenados y agrupados en una sola imagen. Estos cromosomas tienen un cariotipo característico, esto es, un número concreto y un tamaño y forma iguales para todos los miembros de la especie. En el caso de los humanos, como ya hemos comentado, tenemos veintidós pares de cromosomas somáticos y uno sexual, que determina el sexo. De esta manera, se condensan más de 2 metros de ADN en unas estructuras de pocos nanómetros.

Las parejas de cromosomas tienen formas muy características, con cuatro brazos unidos de distinto tamaño por una estructura central llamada centrosoma. Para evitar confusiones, los brazos más cortos se colocan siempre mirando hacia arriba y se denominan brazos «p», mientras que los largos se representan con la letra «q». Gracias a las tinciones que se emplean, los cromosomas también están bandeados, es decir, tienen sutiles diferencias de color entre unas partes y otras y aparecen rayados o a bandas. Con el refinamiento de las técnicas, dentro de estas bandas encontramos subbandas, más pequeñas, que permiten afinar con mayor precisión la región que queremos señalar o marcar. De este modo, al conocer cómo es un cariotipo normal, se pueden detectar cambios tanto en el número de cromosomas como en algunas de sus partes.

Así hemos descubierto cómo, en la variedad de la raza humana, hay pacientes que presentan tres copias de algunos cromosomas o que tienen una sola copia de alguno. También existen personas con duplicaciones de ciertas regiones, con algunas bandas que se han perdido o que incluso no presentan uno de los dos cromosomas de la pareja, especialmente de los sexuales. Estas variaciones generalmente dan lugar a síndromes muy característicos, como la trisomía del cromosoma 21 (síndrome de Down) o el síndrome de deleción 22q11.2. Gracias a los cariogramas, sabemos por qué suceden y podemos localizar dónde se encuentra el cambio en los cromosomas.

Para nombrar una región específica de un cromosoma en un cariograma, se menciona primero el cromosoma, luego el brazo del cromosoma donde se encuentra y, finalmente, la banda y la subbanda.

75

Siguiendo el ejemplo anterior, en el caso de una anomalía como la que produce el síndrome de deleción 22q11.2, la región afectada se encuentra en el brazo largo del cromosoma 22, la banda 11 y la subbanda 2. Al tratarse de una deleción, esto significa que toda esa información genética ha desaparecido durante la copia de los cromosomas. En concreto, esta subbanda contiene unos 100 genes, algunos de ellos relacionados con el desarrollo. Por ello, los pacientes con 22q11.2 presentan síntomas muy característicos que incluyen malformaciones cardíacas, neuronales y en el paladar.

Descubrir estos cambios ha permitido comprender muchos aspectos de la genética humana, y eso todavía sin «leer» las instrucciones encerradas en el ADN, sino simplemente observando las estructuras donde se encuentran los genes. Tuvieron que pasar más de cincuenta años para que el Proyecto Genoma Humano leyese un porcentaje significativo de las letras del ADN, y no ha sido hasta 2023 que se ha podido leer uno completo, dándonos acceso a todo un mundo de información que antes estaba oculto.

El libro más importante de la historia de la humanidad

Para que nos hagamos una idea de la inmensidad de bases nitrogenadas o «letras» que conforman un genoma humano, es interesante compararlo con otros objetos de nuestra vida cotidiana. Al tratarse, metafóricamente, de un libro de instrucciones, ¿qué mejor que compararlo con eso mismo? Un libro. El ADN se ha estimado en tres mil doscientos millones de letras, o, para los que lo vean mejor en números, 3 200 000 000. Se trata de una cantidad abismal de letras, mucho más de lo que nos entra en la cabeza. Pero ¿cómo se compara esto con otros libros famosos? Veámoslo en un pequeño ejercicio matemático.

El ADN no tiene huecos, por lo que, para ser justos, hay que contar los caracteres de un libro sin espacios. Tomando como ejemplo el *Quijote*, el famoso relato escrito por Miguel de Cervantes, que tiene la cantidad nada desdeñable de 1 687 570 caracteres. Sin embargo, recordemos que el genoma tiene unos cuantos ceros más. Dividiendo la cantidad de letras del genoma por las del *Quijote*, obtenemos como

76

resultado que nuestro genoma contiene las letras equivalentes a más de 1850 *Quijotes*. Con tal cantidad de letras, podemos hacernos una idea de la titánica tarea que completaron en 2003 los investigadores del Proyecto Genoma Humano.

Un detalle que hay que tener en cuenta es que un genoma no se lee como un libro. Personalmente, el ejemplo que me parece más visual es el de una cadena con cuatro tipos distintos de eslabones. Imaginemos que los eslabones pueden ser cuadrados, redondos, ovalados o triangulares, y dependiendo del orden en el que estén, la cadena tiene un mensaje oculto u otro. Si tomamos la cadena y la examinamos, podemos ir anotando uno a uno los eslabones en un papel y conseguir descifrar su contenido. Al anotar el tipo de eslabón con sus iniciales: C, R, O, T, poco a poco nos va apareciendo un mensaje, por ejemplo: ROTO-COCO. Pues lo mismo sucede con el ADN y las cuatro bases nitrogenadas que descubrió Albrecht Kossel. La adenina, citosina, timina y guanina se enlazan entre ellas en un orden determinado para codificar un mensaje.

Ahora bien, ver los eslabones de una cadena es sencillo, pero leer el ADN no lo es tanto. Lo primero que se necesita es una gran cantidad de ADN y, para ello, hay que emplear una técnica con la que el mundo se familiarizó desde 2020: la PCR. La PCR permite amplificar secciones de varios cientos de nucleótidos y, a partir de una sola hebra de ADN, obtener millones de copias idénticas. Una vez se tiene suficiente ADN para trabajar, se realiza una reacción similar, pero esta vez se coloca un nucleótido modificado que parará la reacción y, a su vez, estará marcado con un elemento radiactivo o fluorescente. De este modo, la reacción parará cuando se encuentre con el nucleótido y, mirando el tamaño de los fragmentos y sabiendo exactamente dónde ha parado la reacción, es posible averiguar el orden de las letras.

Aunque se inventaron herramientas específicas para realizar este tipo de reacciones de forma automática, leer las 3 200 000 000 letras del genoma llevó a un equipo internacional de investigadores un total de trece años. Pero por fin, gracias al esfuerzo de cientos de científicos, el primer genoma humano estaba listo para ser presentado ante el mundo. A partir de ese momento, se tenía un acceso casi total al libro de instrucciones del ser humano. Y solo había costado tres mil millones de dólares americanos, un precio más que razonable para tener una base sólida sobre la que estudiar la genética humana.

Generalmente, se considera al Proyecto Genoma Humano como uno de los grandes hitos de la humanidad. Aunque si bien su tarea fue importantísima, sí que es cierto que su nombre puede dar lugar a error. Como comentaba en el párrafo anterior, «se tenía un acceso casi total al libro de instrucciones» y en ese «casi» está la clave. No ha sido hasta recientemente, en 2023, que se ha logrado leer un genoma completo desde el principio hasta el final. En 2003, tuvieron que descartarse algunas zonas porque los instrumentos de la época presentaban errores, especialmente si se trataba de zonas con una gran repetición de letras. Pero ahora, con el desarrollo de nuevas técnicas, leer un genoma completo cuesta unos pocos miles de euros, y soy consciente de que esta cifra que escribo va a envejecer muy mal con el tiempo.

Tener un genoma completo que actúa como base también permite comprender las pequeñas diferencias que hay entre los humanos. En nuestro afán por reducir tiempo, costes y materiales, cuando se quiere realizar un análisis genético de una persona, muchas veces únicamente se miran ciertas regiones que, tras haberlas estudiado en una población, se sabe que son de interés. Estos son los que se conocen como «marcadores» del genoma. Existen marcadores para una gran cantidad de enfermedades, de rasgos interesantes e incluso de otras características como la ascendencia, que permiten determinar, con cierto grado de precisión, de dónde provienen los linajes familiares. Por ello, viendo el filón y la curiosidad de la gente, muchas empresas se ofrecen a «analizar tu genoma» por un módico precio.

Este libro no es el lugar más adecuado para debatir si una empresa privada debería ser la guardiana de tu información genética, pero lo que sí se puede analizar es qué tipo de información se ha descubierto gracias a la democratización de este tipo de técnicas.

Por ejemplo, como vimos en la gametogénesis, los cromosomas se suelen repartir de forma equitativa. Pero, en ciertas ocasiones, alguno de los cromosomas puede proceder totalmente de uno de los dos progenitores. Este fenómeno, que se conoce como disomía uniparental, puede darse en cualquier cromosoma, ya sea somático o sexual. Anteriormente, estaba relacionado con graves malformaciones y trastornos

78

neurológicos, ya que las personas que se realizaban un test genético solían ser pacientes con algún tipo de dolencia. Sin embargo, en 2023, empleando casi 5 millones de muestras genéticas de una de las empresas que ofrece este servicio a personas sanas, se descubrió que la disomía uniparental es más común de lo que puede parecer. Entre los clientes se encontraron un total de 675 casos, y ninguno de ellos presentaba otros rasgos o malformaciones; todos eran personas totalmente sanas. Por ello, con el análisis masivo de datos se puede contextualizar el efecto que tiene el genoma sobre nosotros, lo que sugiere que, en ciertos aspectos, puede que estemos totalmente equivocados.

¿Cuánto del papá y cuánto de la mamá?

Como hemos visto, en los últimos 150 años hemos pasado de no conocer absolutamente nada del genoma a poder leer sus letras y comprender qué significan. Con esta información en mano, por fin podemos hacer avances en la pregunta inicial ¿Realmente son los ojos de la mamá y la nariz del papá? La respuesta es tanto sí como no. En general, si no se producen otros trastornos, todas las células contienen una mezcla de ambos genomas, por lo que cada ser humano es único. Aunque hay una curiosidad en el cromosoma X que es necesario puntualizar.

Como hemos comentado anteriormente (y aunque lo veremos a fondo más adelante), los cromosomas X e Y determinan el sexo en el nacimiento. En el caso de los humanos, las hembras son, por lo general, XX y los machos XY. Sin embargo, el cromosoma X está diseñado para funcionar por sí mismo; de lo contrario, los machos tendrían un problema. Para mantener la coherencia genética, ocurre un proceso conocido como lionización.

En 1961, Mary F. Lyon, una genetista británica, descubrió un fenómeno que la dejó perpleja. Al observar el desarrollo embrionario de los ratones, notó que en las hembras sucedía algo muy extraño. En torno al día 16 tras la fecundación, uno de los cromosomas X se encogía y, en vez de seguir el mismo proceso que los otros cromosomas, se enrollaba en una pequeña bolita. Esa bolita, denominada corpúsculo de Barr, había sido descubierta en 1949 y se sabía que estaba relacionada con el sexo de las células. Los investigadores Murray Barr —de ahí el nombre— y

79

Ewart George Bertram observaron que podían determinar el sexo de las células de mamíferos únicamente detectando la presencia del corpúsculo en los núcleos. En el caso de que sí se encontrase, se trataba de una hembra; si no se observaba, las células procedían de un macho.

En la actualidad, sabemos que la presencia del corpúsculo de Barr no tiene por qué determinar el sexo. Existen ciertos síndromes que presentan corpúsculo pero tienen rasgos masculinos y viceversa, sin corpúsculo y con rasgos femeninos. Sin embargo, esto se ha descubierto tras analizar cientos de miles de células, algo que habría resultado imposible para los dos investigadores en su época.

Sea como fuere, Lyon había encontrado el origen del corpúsculo. La pequeña bolita que se creía que determinaba el sexo en realidad era uno de los dos cromosomas X plegado sobre sí mismo. Pero esta explicación planteaba más preguntas, como: ¿por qué sucedía este fenómeno? La respuesta, como se averiguó en los años siguientes, es que sucede para compensar la carga genética.

Las hembras, al tener dos cromosomas X, podrían expresar el doble de los genes codificados por este gen en comparación con los machos, lo que, a nivel biológico, no es eficiente y podría resultar en problemas graves. Por ello, dos genes denominados *Xist* (*X-inactivation specific transcript*) y *Tsix* se encargan de inactivar una de las dos copias de este cromosoma. Concretamente, *Xist* produce una cadena de nucleótidos que actúa como señal para plegar el cromosoma y *Tsix* tiene, como su nombre indica, el efecto contrario e impide que el otro cromosoma se pliegue. De este modo, únicamente se inactiva uno de los dos cromosomas.

Según se ha observado, la expresión de estos dos genes ocurre durante las primeras etapas del desarrollo del embrión de forma aleatoria en cada una de las células. Es decir, en algunas de las células se inactivará el cromosoma paterno y en otras el materno. Según se vayan dividiendo, estas células irán conformando el cuerpo del futuro bebé y, por tanto, algunas de ellas expresarán los genes del cromosoma X paterno y otras del materno, dando lugar a un precioso mosaico genético. En los varones, solo hay un cromosoma X presente, el de la madre, por lo que todo este proceso no ocurre, sino que siempre se expresa el mismo cromosoma X.

Tras toda esta explicación sobre genética humana, si una cosa queda clara es que la genética es magníficamente compleja, por lo que ni nariz de papá ni ojos de mamá. Al igual que observó Mendel con sus guisantes, algunos de los rasgos serán dominantes sobre otros, por lo que se expresarán esos caracteres, pero en el interior, seguirá existiendo esa mezcla genética que puede manifestarse en la siguiente generación. Es decir, nuestro bebé puede tener los ojos de mamá, pero, ocultos tras esa mirada, también estarán los de papá.

Multiplicaos

«Fructificad y multiplicaos; llenad la tierra,
y sojuzgadla».

(Génesis 1:28)

¿Cómo, Señor?
Si el fruto de su vientre
está marchito.
Si los linfocitos del varón
devoran desde dentro su estirpe.
Traer vida a este desdichado mundo
depende hoy del tiempo y la precariedad,
de la disminución de reserva ovárica
y de posibles alteraciones cromosómicas.
Ya no basta con la fe
en Dios o en la palabra.
(Yerma lo supo cuando tiñó de muerte sus manos).
Ahora: ensayos clínicos y concepción artificial.
FIV, FIV, FIV.
Latido concebido en una probeta,
latido sin cuerpo.
Una última esperanza ciega en la Ciencia.
Líbranos, Señor,
de una ausencia más
que cargar en nuestro pecho.

Laura Lozano Marín

5

EL TALLER DE LA FERTILIDAD

El 25 de julio de 2023, la inglesa Louise Brown celebró su cuadragésimo quinto cumpleaños. La celebración hubiese sido de lo más normal para una mujer inglesa nacida a finales de los setenta, si no fuera por el halo mediático y la avalancha de clics que desencadenó. La cumpleañera era ni más ni menos que la primera bebé probeta nacida en el mundo. Aunque hoy esto pueda parecer de lo más normal y no le demos importancia alguna, el 25 de julio de 1978, la percepción era muy distinta. Vamos a remontarnos cuarenta y cinco años atrás para entenderlo mejor.

Viajamos hasta Oldham, una pequeña ciudad al norte de Mánchester (Reino Unido), para conocer la historia de John y Leslie Brown, una pareja con incapacidad para concebir hijos de forma natural. Tras intentarlo durante más de nueve años, los médicos descubrieron que Leslie padecía una atrofia en las trompas de Falopio. Esta estructura anatómica conecta los ovarios, donde se forman los óvulos, con el útero, que es donde posteriormente se implantará el futuro embrión. En consecuencia, los espermatozoides de John nunca llegaron a su destino para fecundar el óvulo. Sin embargo, los óvulos de Leslie eran completamente normales y susceptibles de ser fecundados; tan solo existía una barrera anatómica que impedía la fecundación. Imagina que dos enamorados quedan cada viernes por la noche en el mismo local

83

para bailar juntos. En un momento dado, cuando planean dar un paso más allá y confesar su amor, se encuentran con que ese local ha cerrado y no podrán verse. ¿Significa eso que su amor no va a progresar? Sería muy estúpido pensar que solo se querían por coincidir en un espacio determinado. Lo fácil sería encontrar un local alternativo —a ser posible parecido al primero— para continuar allí con sus encuentros. De una forma parecida lo plantearon los científicos que se encargaron de la concepción de la primera hija de los Brown. Si el óvulo y el espermatozoide no pueden encontrarse en las trompas, tal vez haya un lugar alternativo para que esa fecundación tenga lugar.

Esta fue la primera vez que se realizó la fecundación *in vitro* (FIV) con células humanas. Se obtuvieron óvulos y esperma de Leslie y John, y se mezclaron en una placa de cultivo en el laboratorio (aunque los periódicos sigan llamando a Louise «bebé probeta», en realidad nunca se utilizó este recipiente) y uno de los embriones resultantes se transfirió al útero de la madre. Como el problema se encontraba en las trompas de Falopio, por donde discurre el embrión en los primeros días, este se maduró en el laboratorio durante unos días antes de transferirse directamente al útero. De esta manera, el desarrollo embrionario *in vitro* se sincronizó con el que debía suceder a lo largo de las trompas y una vez se transfirió al útero, este fue implantado sin problema alguno.

Los artífices de esta técnica fueron tres: Robert Edwards, Patrick Steptoe y Jean Purdy. En 2010, se entregó el Premio Nobel de Medicina al primero, siendo el único de los tres que todavía vivía. Jean Purdy fue la primera persona en ver las células del cigoto fecundado dividirse en el laboratorio, aunque la prensa de la época la presentó como comadrona y no como científica. Si la FIV ya era una técnica que le venía grande al poder mediático de aquel entonces, que una mujer participara en tareas científicas de vanguardia era igual de rompedor.

Lo que sucedió a continuación ya es historia. Una cesárea dio nacimiento a Louise Brown, la primera bebé probeta en llegar a nuestro mundo. Leslie y John buscarían su segundo retoño poco después, siendo Natalie Brown su segunda hija, cuyo embrión fue obtenido de la misma manera, por FIV. En el transcurso que hubo entre Louise y Natalie, otros cuarenta bebés nacieron por esta técnica en todo el mundo. A Natalie se le reconoce otro mérito biológico nada desdeñable. Aunque

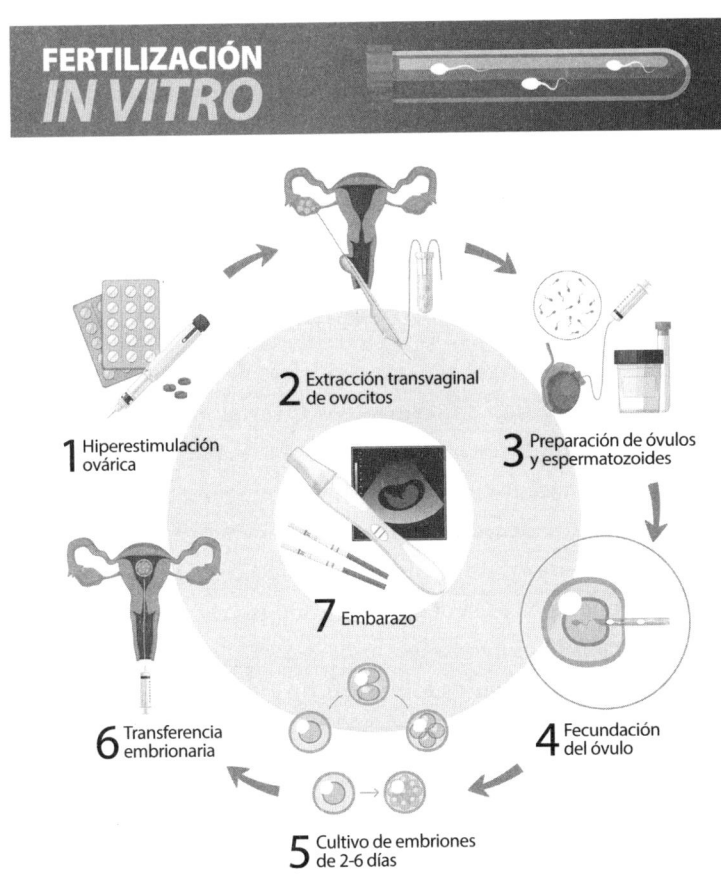

FERTILIZACIÓN IN VITRO

1 Hiperestimulación ovárica

2 Extracción transvaginal de ovocitos

3 Preparación de óvulos y espermatozoides

4 Fecundación del óvulo

5 Cultivo de embriones de 2-6 días

6 Transferencia embrionaria

7 Embarazo

Freepik

Esquema de la FIV.

no fue la primera bebé probeta en nacer, sí que fue la primera en tener hijos —y lo hizo de forma natural—. Como cabe imaginar, el procedimiento no estuvo exento de polémica y algunos advirtieron que la FIV podía desembocar en una fábrica de bebés. Sin embargo, nada de eso ha sucedido y, actualmente, la FIV es una de las muchas técnicas de reproducción asistida con las que contamos.

Esta historia pone la primera piedra del edificio de las técnicas de reproducción asistida que se ha construido a lo largo del último medio siglo, pero no hay que perder de vista el problema de fondo. Aunque muchas autoridades morales mostraron sus preocupaciones al respecto, algunas, como el que sería el futuro papa Juan Pablo I, se negaron a condenar a los padres. Al fin y al cabo, aunque esta tecnología —al igual que

85

muchas otras— podría llegar a utilizarse con fines cuestionables, los padres únicamente pretendían tener un hijo. Si hoy en día miles de parejas se siguen sometiendo a tratamientos similares, es porque nuestra sociedad tiene problemas para conseguir embarazos de forma natural.

CUANDO SE PERDIÓ LA CIGÜEÑA: EL LABERINTO DE LA FERTILIDAD

Que algunas parejas no puedan reproducirse no es nada nuevo. De hecho, históricamente han sido numerosos los episodios que han quedado para la posteridad y que han derivado de este problema. Uno de los más antiguos que podemos recordar es el episodio bíblico de Sara, esposa de Abraham, que, según el Génesis, fue estéril toda su vida hasta que logró un embarazo a los ochenta y nueve años. Otra historia mucho más reciente y famosa es la del matrimonio entre Napoleón y Josefina. La desesperación del emperador francés por «darle hijos» a su patria gala lo llevaría a la desgarradora decisión de desterrar a su «amada» Josefina para casarse con la jovencísima María Luisa de Austria.

Ha quedado patente que la infertilidad ha estado presente a lo largo de nuestra historia. Conocemos por este nombre a la enfermedad que afecta a dos individuos e impide concebir un embrión. Esta incapacidad debe demostrarse tras un año de relaciones sexuales constantes, lo que se considera tres veces por semana. No hay que confundirla con la esterilidad, que es la enfermedad que imposibilita el desarrollo del embarazo. Mientras que en la infertilidad no se produce un embrión porque la unión del óvulo y el espermatozoide se ve afectada, como era el caso de John y Leslie Brown, en los casos de esterilidad puede formarse un embrión que no llega a completar el embarazo.

Volviendo a la infertilidad, podemos clasificarla en dos tipos mayoritarios: primaria y secundaria. La primaria hace referencia a aquellas parejas que nunca han podido fecundar un embrión de forma natural, mientras que la secundaria incluye a aquellas que no pueden hacerlo después de haber conseguido al menos una fecundación exitosa (haya habido o no nacimiento). Este dato nos muestra lo dinámica que es la fertilidad humana, puesto que el hecho de haberse reproducido una vez no asegura en ningún caso el éxito para hacerlo posteriormente.

86

Además, es una enfermedad que se diagnostica a una pareja. Normalmente, estamos acostumbrados a hablar de enfermedades que afectan únicamente al individuo, como pueden ser el asma o la hipertensión. Sin embargo, la infertilidad se diagnostica a parejas porque las causas pueden deberse a la combinación de factores que atañen específicamente a dos individuos, como veremos en este capítulo.

También es importante destacar que tanto la infertilidad como la esterilidad se consideran enfermedades. No todas las afecciones que implican a la salud se diagnostican como tal. Cada vez que aparece una señal que indica una irregularidad en el estado de salud de una persona, lo clasificamos como síntoma. A un conjunto de síntomas determinados se le considera síndrome, y estos síntomas podrían cambiar con el tiempo o mantenerse estables. Llamamos enfermedad a cualquier alteración del estado de nuestra salud cuyas causas conocemos, como es el caso de la infertilidad, por lo que podemos establecer directamente una relación entre la causa y la alteración. Por otro lado, pueden darse alteraciones en la salud al mismo tiempo que ocurren otras condiciones, entonces se engloba bajo la clasificación de trastorno. Un ejemplo muy claro es el trastorno depresivo, que puede suceder junto a otras condiciones, como las socioeconómicas, que, aunque influyen notablemente, no se consideran su causa.

Los efectos de la infertilidad los conocemos de sobra. Ante la imposibilidad de tener hijos, pueden existir aspectos psicológicos como la ansiedad o la depresión, que condicionan la vida de los individuos y de la pareja. De hecho, hay numerosos estudios que han abordado cómo las condiciones de infertilidad pueden traspasar la barrera psicológica y llegar al ámbito fisiológico, afectando a la sexualidad de ambos. Pero no son menos importantes los efectos sociales. Por suerte, muchos de los lectores de estas líneas vivimos en países occidentales en los que la infertilidad no es un tabú social. Muchas parejas deciden no tener hijos y, afortunadamente, cada vez se escucha menos aquella frase de: «Oye, ¿el bebé para cuándo?». Pero esto no ha sido siempre así, ni lo es en muchas otras culturas. Hace unas páginas mencionamos cómo Napoleón se vio legitimado por la infertilidad para divorciarse de Josefina y casarse con una pretendienta mucho menor que él. La Iglesia ha sido condescendiente durante muchos siglos con las casas reales europeas

87

que necesitaban asegurar sus vástagos para perpetuar el apellido en el trono, firmando divorcios y autorizando nuevos matrimonios.

La relevancia de la fertilidad en nuestra época también va más allá de querer tener un hijo. En regiones africanas y asiáticas, bajo influencias religiosas y culturales, se establecen modelos familiares que chocan con nuestra concepción monógama del amor. Modelos en los que un varón se casa o mantiene relaciones sexoafectivas con varias mujeres para asegurar su descendencia biológica. En algunos países de Asia, los hijos constituyen el patrimonio social de la familia, asegurando mediante el trabajo su sustento económico. Y si rizamos más el rizo, la voluntad de tener hijos en nuestra cultura también ha dado un giro radical. Hay muchas personas que se plantean la copaternidad, una nueva vía de reproducción que prescinde del concepto de pareja que tenemos en mente. ¿Alguna vez te has planteado cumplir tu deseo de ser padre o madre, pero te falla tu compañero biológico? Algunas personas quieren perseguir este deseo a expensas de su pareja y deciden reproducirse con otra persona con la que no mantendrán relaciones sexoafectivas. En España, la copaternidad puede alcanzarse a través de varias agencias que ponen en contacto a personas con intereses en común y a las que se les permite alcanzar la paternidad biológica mediante una clínica de reproducción asistida.

Independientemente de los efectos que causa la infertilidad, con los números en la mano, damos cuenta de un problema de salud alarmante. La OMS (Organización Mundial de la Salud) estima que alrededor de 100 millones de parejas en todo el mundo pueden presentar problemas para concebir hijos, lo que supone el 15 % de las parejas de sexo opuesto en edad reproductiva. En países como Estados Unidos, la cifra puede alcanzar cotas aún superiores. Aunque históricamente se ha asociado la infertilidad a problemas reproductivos exclusivos del sexo femenino, no hay nada más lejos de la realidad. De hecho, los epidemiólogos han bautizado nuestra era como la gran crisis de la fertilidad masculina. Desde 1970, se ha detectado no solo un aumento de la infertilidad debido a causas masculinas, sino también un descenso de la fertilidad en hombres sanos. Se estima que el número total de espermatozoides, así como su movilidad, se ha visto reducido casi a la mitad en tan solo cincuenta años. Además, la crisis de la fertilidad masculina

88

afecta a hombres de todas las etnias y continentes, por lo que se trata de un fenómeno biológico generalizado con alcance a nivel mundial. Las causas son fuente de una gran controversia y han generado un intenso debate en torno a ello. ¿Qué está sucediendo con la capacidad reproductiva de nuestra especie?

UNA MALA JUGADA REPRODUCTIVA

Ya hemos visto que la historia tiende a señalar que la infertilidad tiene componentes mayoritariamente femeninos. ¿Por qué señalábamos a Sara en la Biblia y no a su marido Abraham? Esta idea podría verse promovida por el hecho de que la edad fértil o reproductiva de la mujer se ve más restringida que la del hombre, pero tampoco es cierto que el hombre sea igual de fértil a lo largo de su vida.

La movilidad de los espermatozoides disminuye considerablemente a partir de los treinta y cinco años, y no solo eso, sino que su número también decrece. Para hacernos una idea, entre los veinte y treinta años el 90 % de los túbulos seminíferos (ese compartimento donde se hallan las células que inician la espermatogénesis) contiene espermátidas. Esto significa que casi todos los túbulos tienen la capacidad de producir espermatozoides. A los cincuenta años, tan solo la mitad de los túbulos contienen espermátidas y, hacia los ochenta, tan solo queda en el 10 %. Esto no significa que no pueda haber hombres, como Robert De Niro, Al Pacino o Papuchi, que sean padres a una edad avanzada, pero las posibilidades de serlo por vía natural, desde luego, son muy reducidas.

Se puede prevenir o incluso retrasar esta pérdida de fertilidad, pero no detenerla del todo. Los hábitos que se proponen para ello son los mismos que conocemos para muchas otras enfermedades: eliminar el alcohol y las drogas, mantener una dieta equilibrada, practicar deporte con regularidad y evitar el calor en la zona testicular. Sin embargo, esta pérdida de fertilidad no es patológica. De la misma manera que no llamamos infértil a una mujer que ha superado la fase de menopausia, tampoco lo hacemos con un hombre de avanzada edad. Es un fenómeno natural que cursa con la fisiología del envejecimiento, es decir, podríamos considerarlo un «achaque» de la edad. No obstante, sí existen causas que pueden conducir a una infertilidad patológica, cuando un hombre se encuentra por debajo de los cincuenta años y tiene problemas para conseguir la fecundación de un embrión.

Entre las muchas causas de esta enfermedad, la más desconocida es la inmunitaria. A veces, nuestro sistema inmunitario o el de nuestra pareja se equivoca, no solo ataca a los patógenos que tratan de infectarnos, sino que también actúa contra nuestras propias células. La causa inmunitaria se debe a la producción de anticuerpos contra los espermatozoides, también conocidos como anticuerpos anti-esperma. Estos anticuerpos son moléculas producidas por los linfocitos del sistema inmunitario que atacan a las proteínas que recubren al espermatozoide, de manera que le impiden moverse con normalidad e incluso llegar al óvulo. Estos autoanticuerpos pueden ser producidos por el hombre cuando se rompe la conocida barrera hemato-testicular, un conjunto de células y moléculas que impiden que las células del sistema inmunitario accedan a los genitales masculinos. Cuando esto sucede, es común que los linfocitos ataquen a los espermatozoides. Sin embargo, estos autoanticuerpos también pueden producirse en el tracto reproductivo femenino y anular la actividad del esperma.

Otra causa, aunque ya más conocida, es la genética. Sabemos que algunas alteraciones cromosómicas impiden la formación o el funcionamiento correcto de los espermatozoides. Los pacientes afectados por el síndrome de Klinefelter tienen un cromosoma extra, 47 en vez de 46. Esa unidad sobrante es otro cromosoma X, de manera que los hombres que padecen Klinefelter poseen los cromosomas sexuales XXY. Como hemos visto anteriormente, la presencia del cromosoma Y hace que estos individuos se desarrollen sexualmente como hombres. No obstante, la presencia de otro cromosoma X reduce considerablemente la producción de testosterona, lo que afecta al número de espermatozoides producidos. Aunque llamarlo síndrome pueda hacernos pensar que se trata de algo minoritario, 1 de cada 700 niños nace con esta alteración.

También existen otras afectaciones al cromosoma Y, conocidas como deleciones o pérdidas de algunas partes de este cromosoma, que afectan a la espermatogénesis. Esta condición genética no tiene ningún tipo de implicación en el día a día de las personas afectadas; de hecho, pueden pasar toda su vida sin llegar a saberlo. Sin embargo, sí provoca una reducción de su fertilidad, dependiendo del grado de deleciones que contenga su cromosoma Y. Por si fuera poco, las regiones que se pierden no se transmiten a la herencia, por lo que cada vez se transmite un cromosoma Y más pequeño a la siguiente generación.

Si ampliamos la lupa genética y en vez de cromosomas miramos genes, también sabemos de mutaciones que afectan a la fertilidad masculina, aunque muchas de ellas recaen sobre genes cuya función todavía no está del todo clara. Hay un aspecto interesante en la fertilidad masculina que se conoce como efecto paternal. Con la edad, cada uno de nosotros, hombres y mujeres, acumulamos mutaciones que se producen de forma aleatoria e inducida (cuando nos exponemos al sol, a una radiografía o a algunas sustancias). Sabemos que, conforme avanza el tiempo, también tenemos más posibilidades de transmitir estas mutaciones a nuestra descendencia y se ha observado que la descendencia de padres de mayor edad es más propensa a algunos problemas de salud.

La última causa de esta larga lista no podía ser otra que las alteraciones anatómicas. Algunas de ellas pueden solucionarse con cirugía, como veremos en este mismo capítulo. Las lesiones testiculares son la causa más frecuente; un trauma (golpe), cirugía o infección puede dañar los tejidos que producen los espermatozoides. Si con Leslie Brown, madre de la primera bebé probeta, hablábamos de obstrucción en las trompas de Falopio, algo similar puede ocurrir en hombres. Afectaciones en los conductos deferentes, que conducen los espermatozoides desde los testículos hacia el pene, son la contrapartida masculina. Y aún se puede rizar más el rizo: algunos hombres nacen sin los conductos deferentes, lo que impide que los espermatozoides salgan del cuerpo. A nivel funcional, la condición más famosa es la eyaculación retrógrada. En esta situación, el semen fluye hacia la vejiga en lugar de salir del pene durante la eyaculación, lo que reduce la cantidad de espermatozoides disponibles.

Si la edad fértil del hombre empieza en la adolescencia y decae progresivamente con el paso de los años, para las mujeres ese final es algo más abrupto. Ya vimos en el capítulo sobre gametogénesis que, en el momento del nacimiento, las mujeres tienen la reserva ovárica al 100 % (todas las ovogonias tienen la capacidad de producir un óvulo en el futuro). No obstante, esta reserva ovárica va decayendo con el paso del tiempo y un año después de la menarquia —primera menstruación— la reserva ovárica cae al 60 %. Esto se debe a que no todos los folículos acabarán convirtiéndose en un óvulo maduro y, además, hay que sumar que, con la edad, muchos de ellos adquieren mutaciones que los convierten en inviables. A los veinticinco años, la reserva ovárica ya se encuentra al 20 %, a los treinta años al 10 % y a partir de los treinta y cinco ya se encuentra por debajo del 5 %. Normalmente, se considera que la edad óptima de reproducción para la mujer es entre los dieciocho y los treinta y cinco años, cuando tanto la calidad del óvulo como la reserva ovárica están en su mejor momento. En contra de lo que pueda parecer, los primeros óvulos no son los más fértiles. ¿Por qué se pone la fecha de partida en los dieciocho años y no antes, si la primera menstruación aparece hacia los doce o trece años? Durante el primer año, el 75 % de los ciclos menstruales son anovulatorios, es decir, no comportan la generación de un óvulo viable. Esta cifra va disminuyendo con el tiempo y, al quinto año de la menarquia, tan solo el 10 % de los ciclos son anovulatorios. Por este motivo, se considera que a partir de los dieciocho años, y no antes, la calidad del óvulo es idónea para la reproducción.

Sin embargo, estos factores pueden verse alterados en condiciones de infertilidad, que pueden darse por motivos de edad, genéticos o anatómicos. Por supuesto, también existen factores adquiridos, al igual que en hombres. La exposición a agentes como el tabaco, el alcohol, la quimioterapia y otros tipos de radiación, provoca mutaciones que afectan al desarrollo normal de la meiosis y reducen el número de óvulos viables.

Los factores de infertilidad relacionados con el ADN se clasifican en cromosómicos y genéticos. En cuanto a los primeros, cabe destacar el síndrome de Turner, en el que las mujeres tan solo poseen un cromosoma X (X0). Como consecuencia, durante el apareamiento de cromosomas para dar inicio a la meiosis, el único cromosoma X no encuentra su homólogo y el proceso se ve interrumpido. A nivel genético, conocemos mutaciones en varias localizaciones del genoma. Las que afectan al gen *LHB* producen caracteres intersexuales, resultando en individuos con gónadas femeninas (ovarios) pero que carecen de genitales femeninos. Las mutaciones en genes que corresponden a hormonas y factores de crecimiento (*GNRH, FGF8*) o en los receptores de estas (*GNRHR, FSHR*) conducen a situaciones en las que la producción de óvulos es deficiente o directamente nula.

92

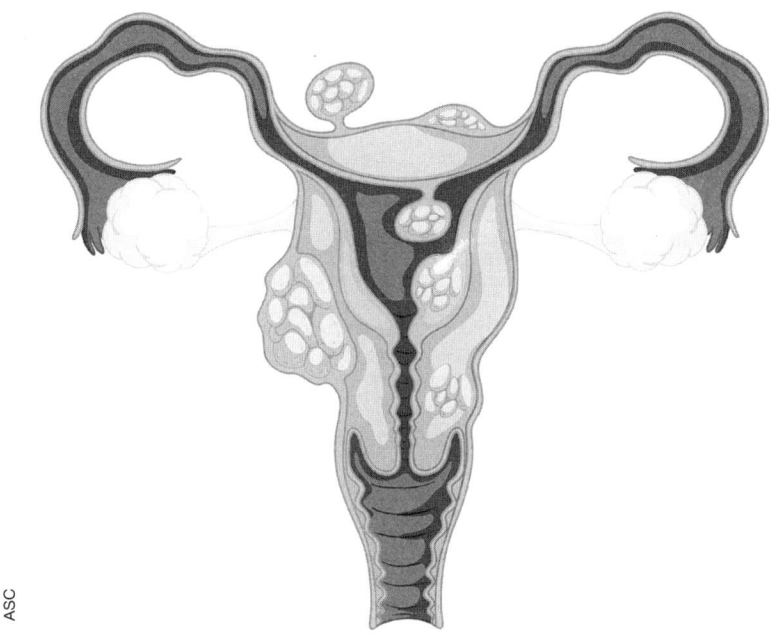

ASC

Esquema de anatomía uterina de una paciente con endometriosis.

Por último, los factores anatómicos no podían faltar, ya que se encuentran alteraciones en cada una de las estructuras anatómicas del sistema reproductivo femenino. Desde el vaginismo, que consiste en la contracción involuntaria de las capas musculares de la vagina e impide la penetración, hasta el síndrome de ovario poliquístico, que altera la fisiología de los ciclos menstruales en el ovario. Por el camino, nos encontramos con la estenosis cervical, que produce una estrechez en el cuello del útero y alteraciones que afectan a la implantación ya en el útero, como son el síndrome de Asherman y, para terminar, obstrucciones en las trompas de Falopio.

Al inicio del capítulo, hablamos de los factores combinados de la infertilidad. O, dicho de otra manera, de por qué algunos hombres y mujeres son individualmente fértiles pero infértiles a nivel de pareja. Para entenderlo, vamos a considerar la fertilidad como una escala de grises, en la que existen muchos matices. Lejos de pensar en la fertilidad e infertilidad como blanco y negro, hay que tener en cuenta que se trata de un estado que cambia a lo largo de nuestra vida. En algunos episodios somos más fértiles que en otros y esto se debe a muchos factores.

93

Algunos de ellos están íntimamente relacionados con el estilo de vida, como es el caso de la nutrición o la actividad física, que se suelen compartir por ambos miembros de una pareja. Así, dos individuos pueden disminuir su estado de fertilidad y convertirse en subfértiles durante un periodo de convivencia determinado debido a estos factores. Sin embargo, nada impide que, al cambiar esos factores o incluso al cambiar de pareja, puedan reproducirse de forma natural.

CONCEBIDOS CON AMOR Y UN POCO DE AYUDA

Ya sabemos que la infertilidad se diagnostica a una pareja que no ha conseguido concebir embriones de forma natural en el transcurso de un año. Ahora bien, para poder acceder a un tratamiento, hay que hilar más fino y determinar, al menos, a qué se debe la infertilidad. De ello se encarga el diagnóstico, que es distinto para hombres y para mujeres.

En el primer caso, las pruebas para determinar alteraciones masculinas son menos complejas que en las mujeres. Para determinar la fertilidad en hombres, basta con un seminograma. Para ello, se requiere una muestra de esperma obtenida entre tres y cinco días de abstinencia. Con la ayuda de un microscopio y otros instrumentos básicos de laboratorio, es posible determinar el número y la calidad de los espermatozoides presentes en esa muestra. Los valores normales de un seminograma se resumen en al menos 1,5 ml de eyaculado y un total de 39 millones de espermatozoides. De entre todos ellos, se considera normal que alrededor del 55 % estén vivos, que el 40 % presenten movilidad y que al menos más del 5 % tengan una morfología adecuada (que presenten una única cabeza y cola). Si miramos estos números que nos propone la OMS, nos daremos cuenta de que el proceso es muy ineficiente. La espermatogénesis masculina se basa en generar una cantidad enorme de espermatozoides, aunque muchos de ellos mueran tempranamente, presenten malformaciones o falta de movilidad, para asegurar que al menos uno llegue a fecundar el óvulo. Tan solo necesitamos que la mitad de ellos estén vivos para asegurar una reproducción exitosa. Sin embargo, estos números pueden verse alterados y dar lugar a condiciones de infertilidad. Así, cuando el volumen de la

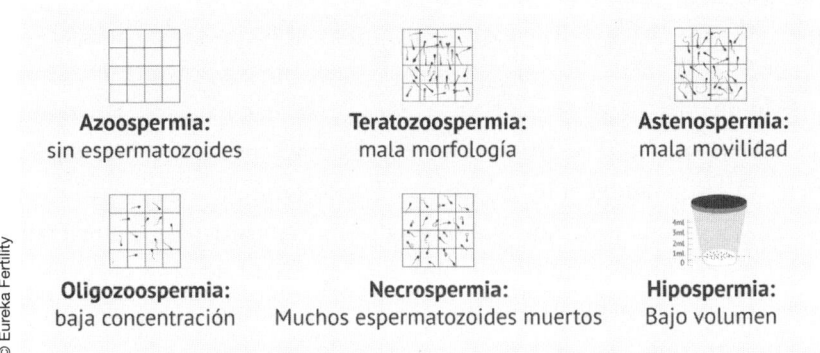

Azoospermia: sin espermatozoides

Teratozoospermia: mala morfología

Astenospermia: mala movilidad

Oligozoospermia: baja concentración

Necrospermia: Muchos espermatozoides muertos

Hipospermia: Bajo volumen

Clasificación de diferentes patologías espermáticas.

eyaculación es reducido o nulo, lo llamamos hipospermia o aspermia, respectivamente.

También existen alteraciones que afectan al número y a la movilidad de los espermatozoides. Hablamos de azoospermia u oligozoospermia cuando el recuento de estas células es nulo o menor a los 39 millones de espermatozoides que se observan en condiciones normales. Cuando la movilidad es reducida, hablamos de astenozoospermia. En este caso, los espermatozoides pierden su movimiento rectilíneo y adoptan una trayectoria errática, lo que les impide dirigirse de forma correcta a través del tracto reproductivo femenino. Otra condición es la teratozoospermia, que se debe a alteraciones en la forma del espermatozoide. La célula sexual masculina se compone, como todos sabemos, de una cabeza, donde se encuentra el material genético, y una cola que permite el movimiento. Durante la fecundación, tan solo la cabeza penetra la membrana del óvulo, mientras que la cola se degrada en el exterior. No obstante, algunos espermatozoides arrastran malformaciones que se deben a errores durante la gametogénesis. No es extraño encontrar espermatozoides con dos cabezas o múltiples colas en un seminograma normal, pero cuando este número es elevado, influye en la fertilidad del individuo.

El diagnóstico de la infertilidad femenina es más complicado, ya que no podemos acceder a las células sexuales tan fácilmente como en el caso de los hombres. Para ello, existen diferentes niveles de exploración. Por un lado, uno de los menos invasivos consiste en la determinación de los niveles hormonales. Una de las hormonas clásicas es la FSH, que induce la ovulación. Sabemos que, a niveles mayores de FSH, existe también una ovulación mayor, lo que disminuye la reserva ovárica, puesto que se activan más folículos. Por otro lado, tenemos la hormona antimulleriana, que se produce en los folículos primarios cuando se reactiva la gametogénesis masculina. Por lo tanto, a menores niveles de esta hormona sabemos que se producen menos óvulos. La reserva ovárica —es decir, cuántos folículos con capacidad de originar óvulos quedan en el sistema reproductivo— puede estimarse también mediante ultrasonidos o ecografía, con el fin de determinar el tamaño del ovario. Por último, si la causa se debe a una cuestión anatómica como una obstrucción de trompas o a problemas de implantación embrionaria en el útero, es necesario recurrir a métodos más invasivos, como una biopsia de tejido o incluso una laparoscopia. La primera consiste en la obtención de una pequeña muestra de tejido para su estudio en el laboratorio, mientras que la segunda requiere introducir una cámara a través de una incisión de pocos centímetros en el tracto reproductivo de la mujer.

El tratamiento de la infertilidad depende de sus causas. En algunos casos de infertilidad femenina debido a alteraciones hormonales, es posible recurrir únicamente a medicamentos. Es lo que conocemos como estimulación ovárica, que consiste en inducir la ovulación de forma artificial con la administración de hormonas como la FSH o los antiestrógenos. De forma resumida, se trataría de una ayuda externa para inducir la ovulación cuando esta no puede suceder de forma natural. De forma similar, algunos problemas hormonales también afectan a la gametogénesis masculina. Desafortunadamente, no existe ningún medicamento aprobado por las grandes agencias reguladoras de medicamentos para el tratamiento de la oligospermia, aunque se están realizando avances con terapias celulares que podrían llegar a ensayos clínicos en los próximos años. Otra causa relacionada con la infertilidad masculina es la anatómica. Hemos mencionado brevemente la laparoscopia, una técnica muy invasiva que consiste en introducir una cámara en las trompas u otras partes del sistema reproductivo para determinar alteraciones anatómicas. La laparoscopia, que requiere de anestesia general, también puede utilizarse no solo para introducir una cámara, sino para utilizar instrumentos de cirugía para tratar algunas

96

anomalías. Sin embargo, se trata de casos muy puntuales y que afectan a un porcentaje reducido del grueso de la infertilidad.

Para el resto de los casos, es común recurrir a técnicas de reproducción asistida, entre las que destacan la inseminación artificial y la fecundación *in vitro* o FIV. La primera se utiliza para casos de infertilidad en los que un espermatozoide es capaz de fecundar el óvulo por sí solo, pero existen factores que lo impiden o reducen las posibilidades de que esto suceda. A lo largo del capítulo, hemos mencionado algunos de ellos, tanto del lado femenino como del masculino. El vaginismo o la estenosis cervical, por un lado, y la oligospermia o teratozoospermia, por otro, son condiciones en las que el óvulo y el espermatozoide tienen pocas probabilidades de encontrarse. También hay algunas condiciones que afectan a la ovulación. Por ello, la inseminación artificial puede ser una opción útil para solucionar estos casos.

La inseminación artificial implica la introducción deliberada de espermatozoides en el tracto reproductor de una mujer sin intervención sexual. La idea es optimizar las posibilidades de que un óvulo sea fertilizado y, por lo tanto, se desarrolle un embarazo. El proceso generalmente comienza con la estimulación controlada de los ovarios de la mujer para inducir la maduración de varios óvulos mediante el uso de las hormonas FSH y LH, que regulan el ciclo menstrual. Esta estimulación ayuda al crecimiento de los folículos, que se monitorizan mediante ecografía. Una vez estos han crecido lo suficiente, se desencadena la ovulación con el uso de otra hormona, la gonadotropina coriónica (GC). Mientras que en un ciclo natural se produce un óvulo a la vez, con la estimulación se pueden conseguir varios. Tras un día y medio (treinta y seis horas), se procede a la inseminación con una muestra de esperma obtenida en ese mismo momento a través de instrumentos que permiten depositar los espermatozoides mediante una cánula en el interior del útero. Esta intervención no requiere ni sedación ni ingreso hospitalario. Se calcula que casi la mitad de las parejas que se someten a uno o varios ciclos de inseminación artificial consiguen un embarazo.

Para aquellas parejas que no puedan conseguir un embarazo tras inseminación artificial o que acumulen otros problemas de fertilidad relacionados con la ovulación, la FIV se plantea como una alternativa

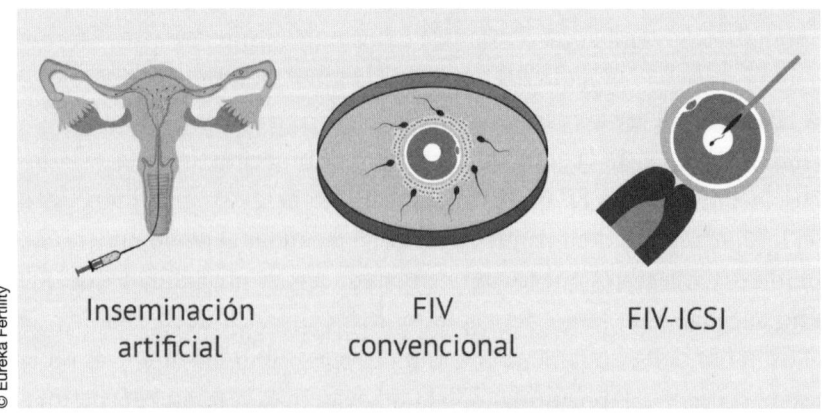

Inseminación artificial   FIV convencional   FIV-ICSI

Distintas técnicas de reproducción asistida.

prometedora. Esta técnica es la que emplearon los padres de Louise Brown para dar a luz a la primera bebé probeta. En resumidas cuentas, se obtienen óvulos y espermatozoides que se fecundan en el laboratorio hasta que forman el embrión. A continuación, el embrión se transfiere al útero de la mujer, quien lleva a cabo el resto del embarazo.

La FIV empieza con la estimulación ovárica sincronizada con el ciclo menstrual de la mujer, de forma parecida a la inseminación artificial. De la misma manera, este periodo, que dura aproximadamente de diez a doce días, busca incrementar las posibilidades de éxito al asegurar el desarrollo de más de un folículo. Luego, en la etapa de preparación y control folicular, los especialistas monitorean de cerca la estimulación mediante ecografías para asegurarse de que el número y tamaño de los folículos sean los adecuados. Hasta aquí, la estimulación es idéntica a la que se realizaba en el procedimiento anterior, pero ahora necesitamos obtener esos óvulos.

El siguiente paso consiste en la aspiración de los folículos bajo sedación profunda para extraer los óvulos maduros. Este procedimiento breve, de unos quince a veinte minutos, se realiza en el quirófano para evitar molestias a la paciente. La FIV se lleva a cabo en el laboratorio, donde los óvulos se ponen en contacto con muestras de semen procesadas de la pareja o de un donante. Se emplean dos métodos: la FIV convencional, que simula la fecundación natural, y la ICSI, donde un espermatozoide seleccionado se introduce directamente en el óvulo. Tras la fecundación, los embriones entran en una fase de cultivo que dura entre cinco y seis días. Por último, se prepara el útero para recibir al embrión y facilitar el embarazo. La transferencia, una intervención sencilla por vía vaginal y sin anestesia, coloca al mejor embrión en su nuevo hogar. Veinte días después, se realiza una ecografía de control para confirmar el saco embrionario. A partir de aquí, el seguimiento del embarazo continúa con el ginecólogo habitual. La tasa de embarazo al primer intento es del 65 %, que puede aumentar hasta un 90 % tras otros dos intentos.

En este capítulo, hemos descubierto cómo el conocimiento profundo de aspectos básicos de la biología de la reproducción puede cambiar vidas. Y no solo eso, sino también dar lugar a otras nuevas. Quizá lo más interesante de la reproducción asistida sea que, a diferencia de otras terapias, esta no solo cambia vidas, sino que también puede alterar las que se van a vivir. Técnicas como la fecundación *in vitro* no solo afectan al tratamiento de la fertilidad de los progenitores, sino que, además, tienen consecuencias para las futuras personas que resulten de esos embriones. Uno puede pensar, muy acertadamente, que aquellos bebés que nazcan por fecundación *in vitro* no serán diferentes de aquellos que lo harían de forma natural. Al fin y al cabo, ese óvulo y espermatozoide iban a acabar encontrándose, ya sea en el útero o en una placa de laboratorio. Sin embargo, la reproducción asistida se encuentra en un punto de inflexión en el que se pueden generar varios embriones y seleccionar aquellos que se van a implantar. Ahora sí, el destino de esas futuras personas puede alterarse desde el momento de su concepción. La narrativa de lo que hace años parecía ciencia ficción se ha descafeinado en solo ciencia.

Señalaste brevemente la carne

señalaste brevemente la carne
me reflejé entonces en aquel espejo
volví a escuchar el ruido
que hace un hueco al chocar
y muslos y naranjas y arcilla
ahora soy copa llena
puedo hundir la mano en el agua
no me pregunto qué animal he sido
solo toco tu cara despacio
y pienso que este milagro
llamado por otros progreso
hoy para nosotras es
una casa blanca
o una canción sencilla

Laura Rodríguez Díaz

6

ROMPIENDO LAS BARRERAS DEL AMOR

Vamos a viajar en el tiempo hasta el otoño de 2008. Por aquel entonces, Andrés contaba con tan solo siete años. Era natural de Sevilla y venía de recibir una transfusión de sangre, una de las muchas a las que se había sometido a lo largo de su corta vida. Y todavía le quedarían muchas más si nada lo remediaba. El joven Andrés padecía una enfermedad de las llamadas «raras», conocida como beta-talasemia. La incidencia es de 1 por cada 100 000 nacimientos, exactamente la misma probabilidad que la de ganar el primer premio de la lotería de Navidad. Sin embargo, este Gordo es el que nadie quiere que le toque.

La beta-talasemia está causada por una disminución o ausencia de las cadenas beta que forman la hemoglobina, una macromolécula que se encuentra en los glóbulos rojos de la sangre y que se encarga de transportar oxígeno. El gen que codifica las cadenas beta de la hemoglobina se encuentra en el cromosoma 11 y se han registrado casi doscientas mutaciones diferentes que causan la enfermedad. Como la hemoglobina utiliza átomos de hierro para transportar mejor el oxígeno, los defectos en la producción de esta proteína causan acumulación de dicho metal. El excedente resulta tóxico cuando se acumula en algunos órganos, sobre todo en el corazón. Pero, además, el déficit parcial o total de hemoglobina es perjudicial por la propia ausencia de esta

101

molécula. Es por este motivo que los pacientes necesitan transfusiones de sangre regulares.

En el año 2023 se aprobó la primera terapia para tratar esta enfermedad en el Reino Unido y en Estados Unidos. Se basa en las herramientas CRISPR de edición genética y permite reconstruir la molécula de hemoglobina a partir de unas cadenas parecidas a las beta que tan solo se encuentran activas durante nuestra vida embrionaria. Pero recordemos que estamos en el año 2008 y la edición genética ni siquiera existía cuando el joven Andrés necesitaba una terapia urgente. Fue entonces, el 12 de octubre del mismo año, cuando nació su hermano Javier. Él es el primer bebé salvador que nacería en España y que permitiría un trasplante de médula compatible con Andrés. El paciente fue injertado con médula ósea de su hermano, que no padecía la enfermedad y cuyos genes producían copias correctas de las cadenas beta de hemoglobina, generando, por primera vez, glóbulos rojos funcionales. Recibió el alta cinco años después, momento en el que la mayoría de las células que corrían por sus venas contenían una copia correcta y funcional del gen. En 2023, Andrés y Javier cumplieron veintidós y quince años, respectivamente.

Una decisión difícil

La llegada al mundo de Javier fue un milagro para Andrés, pero ni de lejos lo fue por casualidad. Este milagro médico se orquestó después de muchas consultas y del trabajo laborioso de los profesionales sanitarios del Hospital Virgen del Rocío, que consiguieron el nacimiento de un bebé compatible con Andrés y que no portaba ninguna mutación en el gen de la hemoglobina. Los hermanos salvadores, a veces apelados como «bebés medicamento» en términos despectivos, son aquellos que nacen para permitir un trasplante de médula ósea compatible con un hermano genéticamente compatible. Aunque Andrés padecía beta-talasemia, muchas otras enfermedades son candidatas a tratarse con un trasplante de médula, como la anemia de Fanconi o algunas leucemias. Hasta setenta enfermedades distintas pueden beneficiarse de estas terapias, la mayoría de ellas de carácter monogénico, que, si lo recordamos del tercer capítulo sobre herencia, son las causadas por mutaciones en

102

un único gen. Por ejemplo, la anemia de Fanconi se debe a mutaciones en genes de la familia FANC, que se encargan de reparar el ADN tras un daño celular. Cuando estos genes no funcionan, desencadenan un cáncer en las células de la sangre, provocando leucemia. Esta enfermedad podría tratarse con un donante de médula ósea sano, que no contenga ninguna mutación en estos genes. Sin embargo, las probabilidades de que un donante aleatorio sea compatible con el paciente en cuestión son muy reducidas, de ahí el éxito de contar con un hermano salvador.

¿Cómo supieron los padres de Andrés que Javier nacería sin la enfermedad y, además, sería 100 % compatible con su hermano? Podrían haber tentado a la suerte teniendo un segundo hijo de forma natural, pero el resultado, en términos de salud, podría haber sido perjudicial para el nuevo miembro de su familia. Clásicamente, la herencia de nuestros genes la dejamos al azar. Cada descendiente que tiene una pareja es fruto de la lotería genética de ambos progenitores. Es cierto que podemos tener algunos datos sobre el futuro bebé a lo largo del embarazo, como el sexo o si presenta algunas enfermedades cromosómicas, pero todo lo demás es una caja de sorpresas que vamos descubriendo desde el nacimiento y a lo largo del crecimiento.

Esta ha sido la hoja de ruta hasta la última década, cuando las tecnologías genéticas han permitido conocer el ADN de los futuros bebés incluso antes de implantarse en el útero materno. La reproducción tiene lugar en un escenario con el telón bajado, en el interior del útero materno, testigo silencioso de la fusión del óvulo y el espermatozoide, la implantación del blastocisto y el crecimiento del feto a lo largo de cuarenta y dos semanas. Los intentos por arrojar algo de luz al útero humano durante este periodo no han resultado en demasiado éxito. Las ecografías en 3D pueden decirnos si la nariz es del padre o de la madre o si en ese momento se está chupando el dedo, pero en cuanto a aspectos genéticos, la resolución es nula. Esto se debe a que acceder al feto para tomar muestras de ADN es una labor invasiva tanto para la madre como para el futuro hijo, por eso se reserva para casos de verdadera urgencia. Todo esto cambia con la FIV (fecundación *in vitro*). Ahora, el abrazo entre óvulo y espermatozoide se coreografía en una placa de laboratorio, donde crecen los embriones hasta el quinto día para su implantación en el útero materno. La FIV permitía generar e

103

implantar varios embriones, en España hasta un máximo de tres. De esta manera, con los embriones expuestos en la placa de Petri, como si se tratara de un escaparate, somos capaces de tomar algunas de sus células y analizar su ADN para decidir cuál de ellos será implantado. Esta técnica se conoce como diagnóstico genético preimplantacional, abreviado como DGP.

La técnica del DGP permite obtener varios embriones de una pareja con un hijo afectado por una patología monogénica de la sangre mediante FIV, analizar su ADN e implantar aquellos embriones compatibles y no portadores de la mutación. Cuando nazcan, serán donantes de médula ósea para sus hermanos, de los que se espera que no rechacen el injerto y que produzcan células sanguíneas libres de la mutación causante de la enfermedad. Desde 2006, la ley lo permite en España, al igual que en otros países europeos como el Reino Unido, para casos que se evalúan individualmente por un comité ético y clínico. El DGP va más allá del hermano salvador; también se puede emplear en parejas portadoras de algunas mutaciones conocidas como causantes de enfermedades graves, para seleccionar e implantar aquellos embriones que no las contengan. Es el caso de la distrofia muscular de Duchenne, causada por mutaciones en el gen *DMD*, que produce una atrofia muscular severa.

El diagnóstico genético preimplantacional corresponde al estudio genético de los embriones previo a su implantación. Para ello, es fundamental que la fusión del óvulo y el espermatozoide ocurra fuera del cuerpo humano, tal y como sucede en algunas técnicas de reproducción asistida. Así, tanto la FIV como el ICSI sirven para generar varios embriones *in vitro* y proceder al diagnóstico genético preimplantacional. Una vez que se han producido los embriones, pueden analizarse en dos momentos distintos: cuando el embrión se encuentra en estado de 8 células o ya en la fase de blastocisto. La primera corresponde al tercer día tras la fecundación. El embrión se compone únicamente de ocho células, a las que llamamos blastómeros, y puede aislarse una única célula para su análisis. Más adelante, en el siguiente capítulo, veremos los primeros pasos del desarrollo embrionario. Los inconvenientes de trabajar en una fase tan temprana son el riesgo de perjudicar al embrión con una manipulación tan agresiva y la ínfima cantidad de material

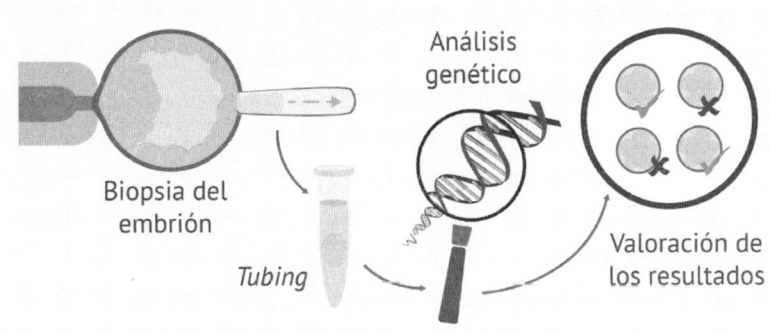

Análisis genético

Biopsia del embrión

Tubing

Valoración de los resultados

Esquema del proceso de DGP.

genético del que se dispone. Sin embargo, si la biopsia se realiza en la fase de blastocisto, ya en el día cinco, se puede obtener mucho más tejido para analizar. Además, para afectar lo más mínimo al futuro embrión, las células se obtienen del trofoectodermo, una capa que envuelve la masa celular interna y que posteriormente se convertirá únicamente en tejido extraembrionario como la placenta.

El hecho de utilizar una o algunas células del embrión y no su totalidad plantea un problema para detectar variantes genéticas que ocurren en el mosaicismo. El mosaicismo genético se refiere a la presencia de diferentes líneas celulares con material genético ligeramente distinto dentro del mismo individuo. Puede suceder durante el desarrollo del embrión o después del nacimiento. Cuando un error en la división celular ocurre en las primeras etapas del desarrollo, algunas células pueden tener una copia alterada del ADN, mientras que otras conservan la versión original. Esto da lugar a la coexistencia de células con diferentes composiciones genéticas en un solo individuo. El mosaicismo genético puede manifestarse de diversas formas, desde cambios sutiles en el color del cabello hasta condiciones más notables, como manchas en la piel de diferentes tonalidades. Cada célula del cuerpo tiene un mapa genético único, y cuando este mapa varía entre células, se crea un mosaico genético. Si la célula del único blastómero (o las células del trofoectodermo) que se obtiene para llevar a cabo el DGP contiene una variante genética distinta al resto de células, esta no puede detectarse, por lo que es importante tener en cuenta esta limitación a la hora de interpretar los resultados genéticos.

105

El diagnóstico genético preimplantacional permite detectar anomalías cromosómicas y genéticas. Las del primer tipo hacen referencia a las alteraciones en el número o en la composición de los cromosomas que hereda un embrión. Como ya hemos visto, cada uno de nosotros contiene 23 pares de cromosomas, 46 en total. A cada par de cromosomas se le asigna un número, que va del 1 al 22 para los cromosomas no sexuales, y el par número 23 corresponde a los cromosomas sexuales, que son el X o el Y. Esto significa que, cuando hablamos del cromosoma 1, en realidad hablamos de dos copias del cromosoma 1: la heredada de nuestro padre y la heredada de nuestra madre. Para que heredemos una y no dos copias de cada progenitor, es fundamental que sus células recorran un camino cromosómico determinado para reducir a la mitad el número de cromosomas en óvulos y espermatozoides. Este proceso se conoce como meiosis y ya lo vimos a fondo en el primer capítulo. En él, comentábamos que los errores durante alguna de las fases de la meiosis conducen a una segregación incorrecta de los cromosomas, originando óvulos o espermatozoides con más de 23 cromosomas. Si alguno de ellos es fecundado, dará lugar a un embrión aneuploide, es decir, con un número alterado de cromosomas que no serán los 46 habituales. En el capítulo de herencia, repasamos cuáles son las alteraciones típicas y sus consecuencias.

Con el fin de detectar estas anomalías cromosómicas mediante DGP, se emplea la técnica FISH, que consiste en utilizar moléculas fluorescentes que se unen al ADN. Así, existen diferentes sondas con fluorescencia de distintos colores que permiten visualizar los cromosomas que contiene un embrión, así como su estructura. A veces, los cromosomas pierden su forma y se mezclan entre ellos; por ejemplo, el brazo del cromosoma 21 puede engancharse en el cromosoma 5 y dar lugar a un cromosoma híbrido. Estos mecanismos también pueden detectarse mediante la técnica FISH. Gracias a ella, podemos detectar si existe trisomía del cromosoma 21, tres copias en lugar de dos, lo que causa el síndrome de Down, por ejemplo. Sin embargo, no permite detectar detalles más finos, como la presencia de una mutación de unos pocos nucleótidos, como la que afectaba a Javier, el paciente de beta-talasemia del inicio de este capítulo. Para ello, se recurre a la famosa PCR, una técnica que permite amplificar y leer unas regiones concretas del genoma. Es como hacer *zoom* en la doble hélice del ADN hasta que podamos leer uno a uno sus componentes. Esta técnica permite detectar la presencia de mutaciones de las que se puede sospechar según la historia familiar, como el gen de la hemoglobina en el caso de Andrés, hermano de Javier. También se utiliza para identificar si un embrión es compatible con su hermano, en este caso ampliando la región HLA, que nos indica la histocompatibilidad entre dos individuos. En el caso de Andrés, se determinó que no existía la mutación en el gen indicado y se amplificó también la región HLA para confirmar que este embrión sería compatible con su hermano para un posterior trasplante de médula.

Aun así, no es necesario que exista una patología previa para que un embrión adquiera por azar una mutación causante de una enfermedad grave. Para evitar ir amplificando las distintas regiones del genoma humano, gracias a las últimas técnicas de secuenciación masiva se puede leer todo el genoma de un embrión y analizar si existe alguna mutación peligrosa. Con esta información y asesorados por un consejero genético, la pareja puede decidir qué embriones implantar. El DGP es una herramienta que facilita la selección de ciertos embriones, que pueden servir para buscar un donante específico, como en el caso del hermano salvador, o para evitar la implantación de embriones con unas mutaciones determinadas.

En España, el uso del diagnóstico genético preimplantacional restringe el tipo de información genética disponible. Así, no se puede conocer de antemano el sexo cromosómico de los embriones producidos *in vitro*. Tan solo se puede acceder a la información que concierne a enfermedades que cumplan los siguientes requisitos:

1. Enfermedades que aparecen de forma temprana. Mutaciones relacionadas con la aparición de patologías que aparecen durante la edad adulta o el envejecimiento quedan descartadas.

2. Enfermedades incurables.

3. Enfermedades que, además, comprometen severamente la salud del individuo. Este punto es el más polémico, puesto que es difícil trazar una línea entre enfermedades graves. Podemos decir que una patología puede ser peor que otra, pero ¿hasta qué punto?

Estas son las oportunidades que abre la reproducción asistida cuando se encuentra de la mano de la revolución genética del siglo XXI. Sin embargo, todavía existen otras posibilidades que no se han explorado en nuestra sociedad. Las implicaciones éticas y nuestra relación con las futuras generaciones son aspectos fundamentales a la hora de legislar las técnicas de reproducción asistida. Mientras los científicos debemos mantenernos fieles a nuestra tarea de generar nuevo conocimiento, la decisión acerca del empleo de estos procedimientos corresponde a la totalidad de la sociedad. Entre todos debemos ser capaces de ponernos de acuerdo acerca de qué nos resulta éticamente aceptable o inaceptable. Por este motivo, varios filósofos y pensadores han construido su opinión con base en una reflexión profunda alrededor de los aspectos científicos que hemos tratado en lo que llevamos de capítulo.

La bioeticista Elizabeth Hildt, del Instituto de Tecnología de Illinois, ha encauzado la opinión aceptada por la mayor parte de la sociedad occidental. Esta filósofa se muestra a favor del DGP únicamente con finalidad terapéutica, puesto que otorga libertad a las parejas respecto a la genética que van a transmitir a su descendencia. Sin embargo, cree que la elección debe ser dirigida hacia la selección de embriones no portadores de mutaciones. La libertad que promulga Elizabeth no puede utilizarse para satisfacer un deseo injustificado. No obstante, esta visión choca con el principio de libertad que se aplica en este tipo de diagnóstico. El papel de consejero genético se reserva a aquellos profesionales que únicamente están para informar a la pareja e interpretar los resultados de la prueba de diagnóstico. Algunos grupos religiosos han acusado a esta prueba de ser eugenésica, asumiendo que se promueve un tipo de descendencia determinada, como propone Elizabeth. Pero la libertad de decisión recae en el individuo. En Estados Unidos, algunas parejas de sordomudos han seleccionado embriones portadores de sus mutaciones con el fin de perpetuar esta condición fisiológica gracias al DGP. Por supuesto, esta práctica está permitida por ley, ya que el diagnóstico genético se propone como una prueba de selección, pero no establece cuál es el criterio que deben seguir los padres; de hacerlo, sería adoctrinamiento. Elizabeth Hildt se muestra a favor del DGP, pero solo cuando se utiliza para seleccionar embriones libres de mutaciones patológicas. El filósofo Ronald Dworkin choca con esta postura. Él cree que los padres deben ser libres de seleccionar aquellos embriones que prefieran, aunque reconoce que lo lógico es evitar que sus hijos padezcan enfermedades graves.

Ante este planteamiento, todo el mundo podría estar de acuerdo con lo propuesto por Hildt y Dworkin, pero la filósofa australiana Helen Watt le dio la vuelta a la tortilla. Para ella, el embrión humano tiene el mismo estatus moral que un individuo recién nacido o un joven de veinte años. Si compramos su narrativa, entonces la selección de un embrión por encima de otro sí que constituye un motivo de discriminación. La Iglesia católica y otras organizaciones religiosas apuestan por esta visión. Sin embargo, las leyes de los países occidentales se basan en un principio gradual en la adquisición del estatus moral humano. Para ilustrarlo, vamos a echar un vistazo al experimento mental del incendio. Supongamos que nos encontramos en una clínica de reproducción asistida donde hay mujeres ingresadas para someterse a un tratamiento de reproducción, embriones humanos cultivándose en los laboratorios de la clínica y, por último, todo el instrumental y mobiliario propio de este tipo de instalaciones. Si ocurriera un incendio que nos obligara a participar en el rescate, lo más intuitivo para muchos de nosotros sería salvar, en primer lugar, a las mujeres que se encuentran ingresadas. Posteriormente, haríamos lo mismo con los embriones cultivados y, por último, si hubiera tiempo, trataríamos de salvar los muebles. Esta priorización, muy intuitiva, nos revela que el embrión humano es difícilmente comparable a un individuo nacido; pero, por otro lado, es mucho más que una no-vida y no podemos equipararlo a un objeto como si fuese un mueble.

Aparte de la concepción moral que Helen Watt confiere al embrión humano, otros filósofos creen que, aun asumiendo su tesis principal, no todas las vidas merecen ser vividas de la misma manera. Esto lo argumenta de una forma muy razonada Malcolm Parker, quien cree que, aun considerando a los embriones como humanos, ante la necesidad de seleccionar un embrión por encima de otro debido a que se generan demasiados en técnicas como la fecundación *in vitro*, lo correcto sería abogar por aquellos que van a tener una mejor vida.

Estas son las principales posturas que se han propuesto en el debate clásico a favor o en contra de la legalización del diagnóstico genético preimplantacional para mutaciones severas. Sin embargo, como comentábamos anteriormente, existen técnicas de secuenciación masiva que permiten echar un vistazo no solo a los caracteres patológicos, sino también a muchos otros, como el sexo cromosómico del futuro individuo. Julian Savulescu es un filósofo que propone analizar esta información como parte de la rutina clínica del diagnóstico genético preimplantacional. Ya no es necesario conocer únicamente cuántos cromosomas ni qué mutaciones graves contiene un embrión para seleccionarlo o descartarlo; también podríamos utilizar otra información, como la que concierne al físico, para tomar este tipo de decisiones. Savulescu va todavía más allá y propone un principio de beneficencia procreativa, según el cual las parejas tienen el imperativo moral de seleccionar aquellos embriones que tendrán la mejor vida posible, según la información genética disponible. A ello se opone frontalmente la filósofa Rebecca Bennett, quien cree que este principio choca con la autonomía reproductiva y el consejo no directivo, según el cual los consejeros genéticos no pueden implicarse en cuestiones de elección que solo conciernen a la pareja. Para Rebecca Bennett, la existencia siempre es mejor que la no existencia, por lo que defender las ideas de Savulescu no tendría sentido alguno.

Hasta este momento, hemos mencionado la técnica del DGP, que permite seleccionar, ya sea a hijos portadores o libres de una mutación determinada, o incluso originar hermanos salvadores, como lo fue en su día el pequeño Andrés. Sin embargo, existen otras técnicas informativas acerca de la genética de un bebé que no requieren de reproducción asistida. La más conocida es el test prenatal no invasivo (NIPT), el cual se basa en analizar la salud de un feto a partir de la información hallada en la circulación sanguínea de su madre gestante. Algunos fragmentos del genoma del bebé pueden liberarse hacia el torrente sanguíneo de la madre y ser detectados gracias a las últimas técnicas de secuenciación, ofreciendo una precisión hasta ahora inaudita. Si el DGP necesitaba que la fecundación tuviese lugar en el laboratorio para acceder al ADN del embrión, con el NIPT esto no es necesario. Lo único requerido es que el embarazo se encuentre en torno a la décima semana de gestación, momento a partir del cual la cantidad de ADN fetal libre ya es detectable en la sangre materna. Con una simple extracción de sangre,

110

es posible utilizar las herramientas de secuenciación masiva para detectar algunas alteraciones causantes de enfermedades. La técnica del NIPT cambia el plano de responsabilidad respecto al feto. Si en el DGP hablamos de selección para referirnos a los embriones que se implantan o descartan, con el NIPT se pone sobre la mesa la opción de terminación del embarazo.

El test prenatal no invasivo permite detectar cualquiera de las tres anomalías cromosómicas que pueden afectar al ser humano: síndrome de Down (trisomía del 21), de Edwards (trisomía del 18) y de Patau (trisomía del 13). Esta técnica se realiza bajo prescripción médica, y los requisitos para llevarla a cabo son: i) que la madre sea mayor de treinta y cinco años, ya que aumenta el riesgo de que el feto padezca estas anomalías, ii) que la pareja haya tenido otro bebé con algún trastorno similar, o iii) que la ecografía fetal muestre alguna alteración. Los resultados del NIPT no son concluyentes; se trata de una prueba moderna que necesita confirmar sus resultados mediante una muestra de ADN directa del feto. Sabemos que parte de este ADN que pasa libremente a la circulación puede estar dañado o degradado, lo que podría dar lugar a falsos positivos de enfermedad. Por ello, si el NIPT arroja una de estas posibles anomalías, se recurre a la amniocentesis como prueba confirmatoria.

Durante el embarazo, el feto se desarrolla en el útero, rodeado por el líquido amniótico. Este líquido contiene células del feto, y la amniocentesis implica la extracción de una pequeña cantidad de este líquido para analizar estas células. A diferencia del NIPT, se trata de una prueba invasiva que requiere una aguja delgada y larga para penetrar en el útero a través de la pared abdominal y extraer una pequeña cantidad de líquido amniótico. Esta muestra contiene células del feto que luego se analizan para evaluar la presencia de anomalías cromosómicas, defectos de nacimiento u otros problemas genéticos.

Por el momento, el NIPT se limita a las tres patologías cromosómicas mencionadas anteriormente, pero ¿dónde se encuentra el límite de las enfermedades? Existe una trisomía de cromosomas sexuales conocida como síndrome de triple XXX, en la que disminuye el coeficiente intelectual en 20 unidades, algo que no es considerado patológico. Además, el 90 % de las mujeres que lo padecen no se encuentran diagnosticadas.

¿Debería extenderse el NIPT para incluir el síndrome de triple XXX en su cribado?

Dado que el NIPT plantea cuestiones de terminación y no de selección, muchos de los opositores de esta técnica esgrimen que somos mucho más que nuestros genes. Sin ir más lejos, la educación también afecta al desarrollo y la situación socioeconómica afecta casi tanto como la genética al futuro individuo. Otros opositores apuntan a las desigualdades que produciría en las generaciones futuras el acceso a estos test diagnósticos. Sin tener en cuenta la fatiga en la decisión, por ahora el NIPT cubre tres posibles condiciones genéticas, pero cabe esperar que la técnica mejore hasta cubrir un rango genético con mucha más resolución, lo que permitiría la detección de muchas otras condiciones patológicas. Por otro lado, los partidarios del NIPT para cuestiones no relacionadas con la salud argumentan a favor de la libertad reproductiva. El test prenatal no invasivo no ha hecho más que llegar a las clínicas y cabe esperar que, en el futuro, la información genética de nuestro bebé sea mucho más completa. Podría suceder que, dentro de no muchos años, el «retrato» de nuestro bebé se encuentre ya disponible desde el primer trimestre del embarazo.

FERTILIDAD SIN FRONTERAS

Desde el inicio de este capítulo, hemos ido explorando las complejidades de la reproducción, aprovechando cada uno de los flecos que dejaba la reproducción asistida y que no permite la natural. El DGP aprovecha una ventaja sobre un aspecto clave de la reproducción asistida: el embrión progresa durante los primeros días fuera del útero. Esta es la única diferencia respecto a la reproducción natural, ya que se trata de imitar en el laboratorio el proceso que sucede en el tracto reproductivo femenino. ¿Podría aprovecharse también este proceso para facilitar la reproducción a parejas homosexuales? Tradicionalmente, las mujeres lesbianas podían someterse a una fecundación *in vitro* con un donante (anónimo o no), mientras que los hombres gais necesitaban contar con un vientre amigo de una madre que participara por gestación subrogada. En este punto, no está de más recordar que, aunque algunos países permiten los vientres de alquiler —pagar a una mujer

112

por la gestación de un bebé—, también existen formas de gestación subrogada altruistas, en las que una familiar o amiga decide gestar al bebé de forma voluntaria. Ahora, las parejas homosexuales cuentan con otras herramientas para conseguir descendencia biológica, y sobre el horizonte ya se otea la siguiente generación de terapias asistidas, que promete revolucionar el mundo de la reproducción.

El archiconocido cantante británico Elton John decidió tener un hijo con su marido, el director de cine David Furnish, con quien mantenía una relación sentimental desde 1993. Fue en 2010 cuando nació el pequeño de la pareja en California. Lo más práctico para ellos habría sido utilizar esperma de uno u otro cónyuge para llevar a cabo la reproducción asistida de la madre que, mediante gestación subrogada, llevó a término el embarazo. Sin embargo, la pareja recurrió a una técnica conocida como *sperm pooling* para desconocer quién era el padre biológico. Así, se mezclaron los espermatozoides de Elton y David en el momento de la fecundación, de manera que ninguno de ellos supo quién era el donante del espermatozoide que activó el óvulo. La pareja siempre se ha mostrado abierta a explicar en qué consiste el *sperm pooling* en la prensa rosa. Durante los primeros años de vida, ambos aseguraban que era imposible adivinar quién de ellos era el padre biológico, ateniéndose únicamente a los rasgos físicos. Sin embargo, con el paso del tiempo parece claro que Elton sería el padre genético, según la pareja. A nivel biológico, bastaría con una PCR para determinar la paternidad del niño. Un aspecto polémico y que a veces se pasa por alto para las parejas de hombres gais es la necesidad de gestación subrogada. Aunque existen opciones altruistas, la gestación subrogada por vientre de alquiler está prohibida en el Reino Unido, por ese motivo Elton y su marido llevaron a cabo el proceso en California.

Para parejas de mujeres lesbianas también existen opciones parecidas, siendo el método ROPA el más popular. Como comentamos hace unas páginas, la opción tradicional para estas parejas consistía en fecundar el óvulo de un miembro con el esperma de un donante mediante inseminación artificial. Así, el mismo miembro de la pareja proporcionaba el material genético del futuro embrión mientras lo gestaba. Sin embargo, con ROPA podemos disociar estos dos conceptos. Una mujer de la pareja puede proporcionar el óvulo que se fecundará *in vitro* (ya

113

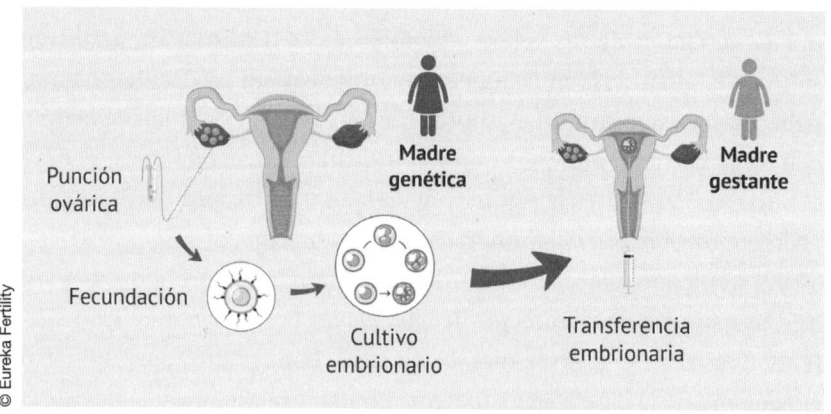

© Eureka Fertility

Punción ovárica

Madre genética

Madre gestante

Fecundación

Cultivo embrionario

Transferencia embrionaria

Esquema del método ROPA.

sea mediante fecundación *in vitro* o inyección intracitoplasmática) con el esperma de un donante. Sin embargo, en este punto, el futuro embrión se transfiere a la otra miembro de la pareja, de manera que la persona que proporciona el óvulo y la que lleva a cabo el embarazo es distinta. De esta manera, desdoblamos el concepto de madre biológica: existe la madre genética, que proporciona el óvulo, y la madre gestante, quien lleva a término el embarazo.

La técnica ROPA permite compartir la maternidad biológica, de una forma u otra, entre los dos miembros de la pareja. Aun así, el futuro organismo se desarrollará con los genes únicamente de la mujer que proporcionó el óvulo. La reproducción asistida se ha propuesto ir más allá para intentar incorporar el material genético de ambas mujeres en un solo embrión. Para ello, se ha propuesto exprimir las leyes de la herencia genética aprovechando un pequeño truco que proporciona la naturaleza. Si echamos la vista atrás, hacia el capítulo de herencia, recordaremos que las mitocondrias (las organelas encargadas de producir energía) se heredan únicamente por vía materna. Debido a que existen algunas mutaciones que afectan al ADN mitocondrial, a veces se propone una técnica conocida como reemplazo mitocondrial para evitar que los hijos de una mujer afectada también hereden la mutación. A menudo, en los medios de comunicación se llama a estos bebés «hijos de tres padres». La técnica consiste en realizar una fecundación normal entre un óvulo de una mujer A y el esperma de un donante (que puede ser su pareja o un individuo anónimo). Posteriormente, se obtiene un

114

óvulo de una mujer B que contiene mitocondrias sanas (libres de la mutación) y se elimina el núcleo que contiene el genoma de ese óvulo. Ahora contamos con un óvulo «vacío» de la mujer B, que contiene tan solo mitocondrias sanas, al que se puede trasplantar el genoma del embrión resultante de la fusión del espermatozoide y el óvulo de la mujer A. Esta técnica es legal en el Reino Unido desde el año 2016 para evitar que nazcan bebés portadores de mutaciones mitocondriales. Sin embargo, algunos científicos y bioeticistas proponen estas técnicas como una alternativa para que las parejas lesbianas puedan tener descendencia biológica (siendo las mujeres A y B miembros de una misma pareja).

Pero no hace falta poner el ojo en el componente genético para que nazcan hijos de dos madres. En el año 2023, nació en España el primer bebé gestado por dos mujeres. El pequeño Derek, gestado por Azahara (veintisiete) y Estefanía (treinta años), nació en la maternidad del Hospital Juaneda Miramar de Mallorca. ¿Cómo es posible que un embrión haya sido concebido por dos mujeres diferentes? En los próximos capítulos hablaremos sobre el desarrollo temprano, que se divide en dos fases: preimplantacional y postimplantacional. La fase preimplantacional abarca los primeros días después de la concepción, durante los cuales el embrión flota libremente por las trompas de Falopio en su camino hacia el útero. Es en este órgano donde se adhiere al endometrio, formando la placenta e iniciando la fase postimplantacional, que es donde se completa la gestación. Gracias a un dispositivo llamado INVOcell, la madre A ha logrado gestar al embrión durante la fase preimplantacional en su propio útero, en lugar de permitir su crecimiento *in vitro,* como es comúnmente practicado. Llegado el momento de la implantación, el embrión se transfiere a la madre B para que continúe el proceso gestacional.

En un plano teórico y todavía lejano, se abre una posibilidad «intrigante»: la de producir células sexuales en un laboratorio. Todavía no poseemos la capacidad de convertir células madre en gametos artificiales a partir de células humanas. Sin embargo, se han alcanzado avances asombrosos en este campo durante la última década, especialmente en estudios realizados con ratones. Imaginemos una célula de la piel de un ratón; esta puede ser reprogramada para convertirse en una célula madre y, posteriormente, diferenciarse en una célula sexual, ya sea un

115

óvulo o un espermatozoide. Este proceso ayudaría a aquellas personas cuyos órganos sexuales no se han desarrollado adecuadamente, permitiéndoles así tener descendencia viable.

Un equipo japonés, liderado por el Dr. Hayashi, ha sido pionero en la producción de óvulos y espermatozoides artificiales a partir de células de la piel de ratones. En este proceso, las células se reprograman en células madre pluripotentes inducidas (iPS) y luego se diferencian en gametos o células sexuales, siguiendo el camino de la meiosis. Cuando estos gametos artificiales fertilizan otras células sexuales, logran desarrollarse en embriones que, una vez implantados en las madres, dan lugar a ratones completamente formados. Estos animales no solo alcanzaron la madurez sexual, sino que también lograron reproducirse de manera autónoma, prescindiendo de la necesidad de generar gametos artificiales nuevamente. Normalmente, lo logrado con células de ratón se acaba replicando con células humanas, aunque este proceso requiere más tiempo, esfuerzo y recursos. Por lo tanto, no resulta sorprendente anticipar que la proeza de generar gametos artificiales se alcance en humanos en un futuro no muy lejano.

Este avance podría establecer nuevas posibilidades que trascienden los límites naturales de la reproducción. Por ejemplo, la generación de óvulos artificiales podría ser una realidad para mujeres que han superado su edad fértil, es decir, aquellas que se encuentran en una etapa postmenstrual. Asimismo, se podría obtener material genético de niñas y niños en edad prepuberal, quienes aún no producen estos elementos de manera fisiológica debido a la falta de madurez de sus órganos sexuales. Incluso se contempla la posibilidad de obtener células sexuales a partir de embriones preimplantacionales, compuestos por células madre pluripotentes.

En el año 2023, el equipo de Hayashi llevó estos desarrollos un paso más allá al lograr generar óvulos a partir de células de ratones machos (XY), los cuales se fecundaron con espermatozoides de otros ratones machos (XY), dando lugar a descendencia con dos padres XY. Este hito en la manipulación de gametos artificiales con fines terapéuticos, para permitir a parejas infértiles de sexo opuesto tener descendencia biológica, abre la puerta a la exploración de nuevas vías de reproducción no convencional. La posibilidad de que casos similares ocurran con células humanas lleva a algunos bioeticistas a considerar la opción de permitir la reproducción biológica entre parejas del mismo sexo. Una perspectiva que, aunque pueda parecer futurista, sigue alimentando el debate ético en el campo de la reproducción asistida.

La posibilidad de generar gametos cruzados, con óvulos en hombres XY y espermatozoides en mujeres XX, revolucionaría la reproducción al permitir la concepción con células provenientes del mismo individuo. La idea de la reproducción con uno mismo, o autorreproducción, aunque por ahora se encuentre en un plano teórico, sugiere un futuro donde la tecnología reproductiva podría ofrecer la posibilidad de que individuos creen descendencia sin necesidad de un compañero. Este escenario plantea importantes preguntas éticas y sociales, desafiando las normas tradicionales y abriendo un debate sobre los límites y las implicaciones de la manipulación genética en la formación de la familia. La búsqueda de nuevas formas de reproducción podría transformar la manera en que concebimos y comprendemos la paternidad en el siglo XXI.

En este capítulo hemos comprobado que conocer a fondo aspectos fundamentales de la reproducción humana nos conduce al desarrollo de nuevas terapias o incluso métodos diagnósticos. La ciencia ha evolucionado sorprendentemente durante los últimos siglos; ya no se trata de un científico retratando la naturaleza con un pincel, sino utilizándola como masa para dar nuevas formas a sus productos. Si antes la tarea del investigador consistía en reproducir fidedignamente la naturaleza sobre su lienzo, ahora se trata de utilizar esta información para obtener la materia prima de un mundo que tendremos que modelar entre todos los componentes de la humanidad.

Contra corriente

Tú no recordarás ese viaje,
yo no lo marcaré en el calendario,
pero ni tú ni yo seríamos lo que somos
si no hubieras culminado esa aventura
mucho antes de ser tú,
apenas un guisante,
apenas un pellizco lleno de posibilidades
ciegamente trepando hasta encontrar el nido
que no sabía que estaba destinado a acogerte,
a ser tu primer cobijo,
tu primera casa.

Ahora que acuno tu cuerpo perfumado de talco
y tu risa me reconcilia con el universo,
pienso en la fuerza y el valor que posees sin saberlo,
la fuerza que te hizo aferrarte a la vida,
el valor con que enfrentaste lo desconocido.

Para quererte, amor, no necesito
saber cuál fue el instante decisivo
ni cuál la fecha exacta,
el minuto preciso,
pero querría tanto que tú lo recordaras...

Porque entonces sabrías
que eres capaz de nadar contra corriente.

Teresa Broseta

118

7

LOS PRIMEROS PASOS CELULARES

En mayo de 2014, se celebró la final de la Champions, la competición de fútbol más prestigiosa de Europa. No se trataba de una final cualquiera; esta vez se enfrentaban los dos rivales acérrimos de la capital española: el Atlético de Madrid contra el Real Madrid. Una semana antes de disputar este partido, el futbolista estrella del Atlético sufrió una lesión muscular. Diego Costa se resentía de un problema en el músculo semitendinoso de la cara posterior del muslo derecho. Aunque no había rotura, el jugador tuvo que abandonar el terreno de juego y era duda seria para el partido del año. La cosa no podía quedarse así, necesitaban un remedio de hoy para ayer. Como sucede muchas veces en situaciones delicadas y de emergencia, el equipo decidió agarrarse a un clavo ardiendo. Sin validez científica alguna, parece ser que el Atlético de Madrid apostó por una pseudoterapia que involucra placenta de yegua para el tratamiento de este problema muscular. El resultado no pudo ser más predecible: Diego Costa tan solo jugó nueve minutos de la final de aquella Champions de 2014, antes de abandonar el terreno de juego lesionado. ¿Por qué algunas terapias recurren a la placenta? Sabemos que contiene numerosos factores de crecimiento, aunque no se ha demostrado que tengan algún efecto terapéutico. El uso de placentas va más allá de las pseudoterapias; numerosas culturas llevan a cabo entierros ceremoniales. Sin ir

119

más lejos, a mediados del siglo pasado era común enterrar la placenta de los recién nacidos en la España rural. Algunas comunidades llevan a cabo esta práctica para simbolizar una conexión entre el bebé y la tierra, pero en nuestro país se practicaba únicamente por superstición. En cualquier caso, la placenta se conoce como tejido extraembrionario: aunque no forma estrictamente parte del embrión ni del feto, acompañará a este a lo largo de todo el embarazo y será imprescindible para su desarrollo. Además, las células que formarán la placenta aparecen en el mismo momento que aquellas que se convertirán en el futuro bebé.

EL RELOJ EMPIEZA A CORRER

Como ya vimos hace unos cuantos capítulos, la fecundación sucede en las trompas de Falopio. Tras la liberación del óvulo maduro y su activación por parte del espermatozoide, esta unión conduce a la fusión de ambas células, formando el cigoto. Este contiene ahora la información genética completa para el desarrollo de un futuro individuo, de manera que inicia el proceso de división celular que da lugar a un estado que llamamos mórula y, posteriormente, blastocisto. En esta etapa es cuando sucede la implantación en el útero; el embrión y el tejido de su madre se adhieren y comienzan su andadura conjunta. A partir de entonces, se establece una estructura que llamamos disco embrionario bilaminar, que marca el comienzo de la diferenciación celular. Este evento es crucial y prepara el terreno para la gastrulación, una de las etapas más importantes del desarrollo, donde se forman las denominadas capas germinales que establecen las bases para el desarrollo de los tejidos y órganos. Así, la fertilización desencadena una secuencia de eventos críticos que definen las etapas iniciales del desarrollo embrionario humano. A continuación, vamos a diseccionar este viaje de pocos días en los que se suceden algunos de los momentos más críticos del desarrollo embrionario.

Durante las veintidós horas posteriores a la fecundación (lo que llamamos todavía día 1), el huso mitótico entra en acción. Esta estructura es una especie de andamiaje celular que permite separar los cromosomas recién alineados y dar lugar a la primera división celular. El resultado es un embrión compuesto por dos células genéticamente idénticas, cada una con la asombrosa capacidad de desarrollarse en un organismo completo. Hay que tener en cuenta que el cigoto es la unión genética del óvulo y el espermatozoide. Ambos gametos o células sexuales contienen su material genético en una estructura parecida al núcleo celular, llamada pronúcleo. Los pronúcleos del óvulo y del espermatozoide nunca llegan a fusionarse; hacen su vida separados, se replican y, posteriormente, se alinean en el huso mitótico para proceder a la primera división celular. Son estas dos células hijas las primeras que contienen un único núcleo con los cromosomas maternos (del pronúcleo femenino) y paternos (del pronúcleo masculino) fusionados. La segunda división celular no tendrá lugar hasta aproximadamente cuarenta y ocho horas después, lo que llamamos día 2. En este momento, el embrión contiene cuatro células y se han degradado los dos corpúsculos polares que viajaban enganchados al óvulo, como resultado de la meiosis. Estas divisiones celulares se conocen como segmentación y se debe a que el volumen total del embrión es el mismo. Cada vez hay un número mayor de células, que son más pequeñas que sus predecesoras,

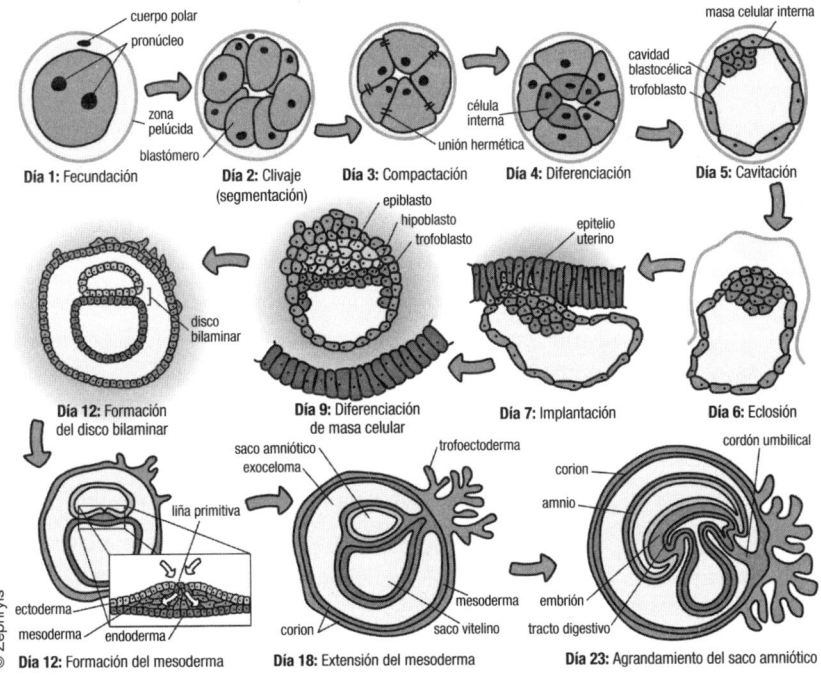

Desarrollo preimplantacional humano.

121

pero el volumen total del embrión es el mismo, por lo que aumenta la presión y las células se compactan progresivamente.

Ya en el día 3, podemos observar al embrión de ocho células, tras otra división celular del embrión de cuatro. En el día 4, la compactación es tal que consideramos al embrión en fase mórula. En esta etapa, el embrión activa su propio metabolismo mediante la activación de la transcripción, iniciando así la diferenciación de los primeros tejidos. La activación del genoma del cigoto marca un momento especial en el desarrollo embrionario, señalando la transición del control genético desde las señales maternas hacia las embrionarias. Hasta ahora, el embrión no había activado sus propios genes y utilizaba las moléculas que existían en el óvulo desde antes de la fecundación.

En las primeras etapas después de la fecundación, el embrión depende únicamente de las señales maternas para su regulación genética. Sin embargo, a medida que la segmentación progresa y comienza a formarse la mórula, se activa el genoma del cigoto. Esto implica la transición de la dependencia de las señales maternas a la expresión de los genes embrionarios propios. Este proceso inicia con la síntesis de ARN, que marca el inicio de la transcripción de los genes del embrión. Ahora, las células embrionarias comienzan a expresar sus propios genes. Este cambio en el control genético desencadena la diferenciación celular, dando lugar a la formación de los primeros tejidos y marcando la transición hacia células más especializadas. La activación del genoma del cigoto no solo impulsa la autonomía genética del embrión, sino que también es crucial para su viabilidad. A medida que se desarrolla, la expresión de genes específicos guiará la formación de estructuras más complejas.

A las ciento veinte horas tras la fecundación (día 5), la mórula progresa hacia el estado de blastocisto, una estructura que se compone de dos partes claramente diferenciadas: la masa celular interna, encargada de formar el feto, y el trofoectodermo, una capa externa de células destinada a convertirse en órganos extraembrionarios, como la placenta y las membranas amnióticas. En las etapas previas a la mórula, cualquier célula cuenta con la capacidad de originar el futuro feto o la placenta, mientras que ahora las células ya han limitado su capacidad para generar unos tipos de células específicas. Esta transición de mórula a blastocisto sucede gracias a un mecanismo conocido como cavitación, que implica la formación de una cavidad en el centro de la mórula, dando origen a una estructura más compleja. El hueco que queda en el interior de la mórula lo ocupa un líquido que se filtra hacia el embrión, proveniente del microambiente uterino, y al que llamamos blastocele. Su función es orquestar la estructura del blastocisto en formación, empujando las células interiores para que formen parte de la masa celular interna.

Recordamos que el óvulo se encontraba envuelto por un cinturón molecular, una especie de envoltorio que lo protegía de las agresiones externas del ambiente: la zona pelúcida. Durante la fecundación, el espermatozoide fue capaz de atravesarla para formar el cigoto, de modo que la zona pelúcida pasó a ser parte del embrión. No será hasta el día 6 cuando el blastocisto aumente tanto de tamaño que proceda a la eclosión, liberándose de la zona pelúcida. Este blastocisto eclosionado está ahora preparado para implantarse en el útero materno, un paso esencial para asegurar su desarrollo.

Pero antes de la implantación y de forma casi simultánea a la eclosión, la estructura del blastocisto da un paso más allá. Si hasta ahora contábamos con la masa celular interna y el trofoectodermo —ese cordón de células que envuelve la masa—, ahora la masa celular se divide en dos estructuras. Las células internas de la masa celular forman el epiblasto, mientras que la capa que está en contacto con el blastocele se denomina hipoblasto. El epiblasto desempeña un papel central en la formación de las tres capas embrionarias: el ectodermo, el mesodermo y el endodermo, que son fundamentales para la creación de tejidos y órganos durante el desarrollo embrionario. Por otro lado, aunque el hipoblasto no posee la misma versatilidad que el epiblasto en términos de diferenciación celular, su función es igualmente esencial. Las células del hipoblasto participan activamente en la formación de membranas extraembrionarias y en la creación del saco vitelino, que nutre al embrión durante las próximas fases del desarrollo.

La etapa que sigue a la formación del blastocisto es la implantación, que ocurre típicamente alrededor de la segunda semana tras la fertilización, y su éxito depende de una cuidadosa coordinación entre el embrión y la receptividad del endometrio uterino. Un actor fundamental en este proceso es el trofoectodermo, una capa que tiene roles cruciales en la interacción del embrión con el endometrio y en la creación de estructuras clave para el desarrollo del futuro feto. Este trofoectodermo se convertirá en las vellosidades coriónicas, estructuras ramificadas que se extienden desde el corion, la capa externa del embrión. Las vellosidades participan en la conexión entre el embrión y la madre al facilitar el intercambio de nutrientes y desechos a través de la placenta en desarrollo.

La primera fase de la implantación involucra la adherencia del blastocisto al epitelio del endometrio. El trofoectodermo, a través de sus vellosidades coriónicas, interactúa con las células del endometrio (la pared del útero). De este modo, se establecen conexiones específicas entre las células trofoblásticas y las células del epitelio uterino, facilitando la fijación del blastocisto a la pared del útero. A medida que progresa la implantación, el trofoectodermo forma una estructura conocida como sincitiotrofoblasto, que lo prepara para la invasión del endometrio. Este sincitiotrofoblasto, compuesto por células multinucleadas (con muchos núcleos celulares), digiere y atraviesa las capas del endometrio para permitir una conexión más profunda entre el embrión y el tejido materno. La segunda fase de la implantación involucra la penetración del sincitiotrofoblasto en el estroma del endometrio. A medida que progresa la implantación, las células del trofoectodermo también participan en la formación de las membranas embrionarias y en la creación de la cavidad amniótica, que proporciona un entorno protector y formará el futuro saco amniótico.

Para asegurar la implantación, es fundamental la receptividad endometrial, que se refiere a la capacidad del endometrio, el revestimiento interno del útero, para aceptar e interactuar con el blastocisto en desarrollo, lo que permite una implantación exitosa. Este fenómeno está estrechamente regulado por eventos moleculares y cambios en el endometrio que crean un entorno propicio para la conexión y el desarrollo embrionario. Durante la fase proliferativa del ciclo menstrual, las glándulas endometriales y el epitelio se preparan para la posible llegada de un embrión. En esta etapa, la acción de los estrógenos estimula la proliferación y crecimiento de las células endometriales. La fase secretora ocurre en respuesta a la progesterona, secretada por el cuerpo lúteo en el ovario después de la ovulación. La progesterona induce cambios moleculares en el endometrio que favorecen la receptividad. En esta fase, se producen modificaciones en las glándulas y el estroma endometrial, y las células adquieren una mayor capacidad de interacción con el embrión. Durante la fase secretora, las moléculas adhesivas en el endometrio experimentan cambios. La expresión de moléculas como las integrinas, necesarias para la adherencia entre el blastocisto y el endometrio, se modifica para ser receptiva al embrión. Las integrinas son proteínas de membrana celular que facilitan la unión entre las células y su entorno circundante. Las glicoproteínas en la superficie de las células endometriales también se modifican en respuesta a la progesterona. Estas glicoproteínas, como la mucina y las selectinas, desempeñan un papel importante en la interacción inicial entre el blastocisto y el endometrio, facilitando la adherencia. La progesterona regula la secreción de factores paracrinos, como el factor de crecimiento transformante beta ($TGF-\beta$), que modula la matriz extracelular y facilita la migración del embrión. Durante esta fase, se desarrolla un microambiente inmunotolerante en el endometrio, lo que implica la supresión de respuestas inmunitarias locales que podrían ser perjudiciales para el blastocisto. La tolerancia inmunológica es esencial para evitar el rechazo del embrión por parte del sistema inmunitario materno. Por último, no podemos olvidar que la receptividad endometrial también implica la preparación vascular para asegurar un suministro sanguíneo adecuado al embrión en desarrollo. Ahora sí, una vez que el embrión se ha implantado en el útero, la dupla embrión-tejido materno queda físicamente conectada hasta el final del embarazo.

ECHANDO RAÍCES

Una vez que el embrión ha sido implantado, se da el disparo de salida al desarrollo post-implantacional. Desde ahora y hasta el parto, tanto el embrión y futuro feto como el útero formarán parte de la misma estructura biológica. El siguiente paso en el desarrollo implica la epitelización del epiblasto y la consiguiente formación de la cavidad proamniótica. Tras la formación del blastocisto, el epiblasto es una capa celular que se encuentra en la parte interna del mismo y que inicialmente forma una lámina de células aplanadas. La epitelización es un proceso mediante el cual estas células se organizan de manera más ordenada y compacta, adoptando una disposición similar a la de un epitelio. Esto implica la adquisición de polaridad celular, donde las células del epiblasto establecen regiones apicales y basales distintas. Este cambio en la organización celular es esencial para el desarrollo posterior, ya que sienta las bases para la formación de tejidos y órganos.

Simultáneamente a la epitelización del epiblasto, se produce la formación de la cavidad proamniótica. Esta cavidad emerge en el epiblasto y juega un papel crucial en el establecimiento del saco amniótico, una estructura protectora que rodea y envuelve al embrión en desarrollo. La formación de la cavidad proamniótica comienza con la separación de las células del epiblasto en dos capas distintas: el epitelio amniótico y el hipoblasto. Esta separación crea un espacio entre estas capas, que eventualmente se amplía para formar la cavidad proamniótica. La cavidad proamniótica actúa como el precursor del saco amniótico, que desempeña un papel esencial en el desarrollo embrionario. Proporciona un entorno protector para el embrión en desarrollo, permitiendo la libertad de movimiento y asegurando protección contra posibles daños externos. Además, el saco amniótico está lleno de líquido amniótico, que proporciona un medio acuoso para el embrión.

Estas dos etapas sientan la base para la formación del eje antero-posterior, el proceso que establece la orientación y la identidad de las estructuras a lo largo del cuerpo del embrión. Este proceso comienza en las etapas tempranas del desarrollo embrionario, particularmente durante la gastrulación. En esta etapa, las células del embrión experimentan migración e ingresión, moviéndose desde la superficie hacia el interior. El movimiento celular contribuye a la formación de las tres capas germinales primarias de las que hemos hablado a lo largo de las páginas de este capítulo: el ectodermo, el mesodermo y el endodermo.

Uno de los eventos clave en la gastrulación es la formación de la línea primitiva, una estructura dorsal que actúa como un sitio fundamental para la migración celular y la diferenciación. La línea primitiva desempeña un papel crítico en la especificación del eje antero-posterior, ya que las células que migran a través de esta estructura contribuyen a la formación de los tejidos y órganos específicos a lo largo del

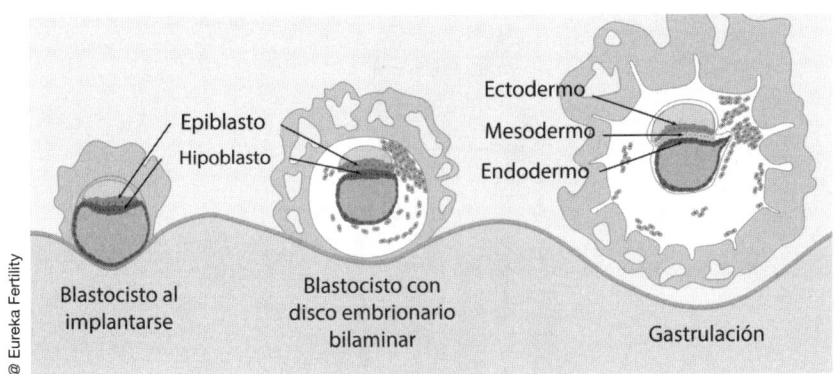

Epiblasto
Hipoblasto

Ectodermo
Mesodermo
Endodermo

Blastocisto al implantarse

Blastocisto con disco embrionario bilaminar

Gastrulación

@ Eureka Fertility

Gastrulación del embrión humano.

cuerpo. Para la formación de la línea primitiva y el establecimiento de este eje, se necesita la acción de múltiples moléculas señal, incluyendo factores de crecimiento óseo (FGFs) y las vías de señalización Wnt y Hedgehog. Estos genes están involucrados en la regulación de la diferenciación celular y la identidad de las estructuras a lo largo del eje, y proporcionan instrucciones precisas para que las células embrionarias adopten destinos específicos.

A medida que las células se organizan, se establecen patrones segmentarios en el cuerpo, como si fueran segmentos separados que forman parte del conjunto del embrión. Estos segmentos, llamados somitas, son precursores de estructuras esenciales como las vértebras y los músculos. Este proceso contribuye a la configuración del eje antero-posterior, determinando la ubicación y la identidad de las estructuras a lo largo del cuerpo embrionario. Es un proceso similar al que sigue un carpintero cuando construye una estantería: primero ensambla el conjunto del mueble y luego coloca uno a uno cada estante. Durante la formación de los somitas se establece también el tubo neural, precursor del sistema nervioso central, y su extremo anterior dará lugar al cerebro, mientras que el extremo posterior contribuirá a la médula espinal.

Para algunos, la gastrulación es uno de los momentos más importantes a lo largo de todo el desarrollo humano, marcada por una serie de eventos críticos que transforman el embrión desde una estructura simple hasta un organismo multicelular con una organización tridimensional definida. Durante esta fase, las células embrionarias experimentan migración y diferenciación, dando origen a las tres capas germinales

127

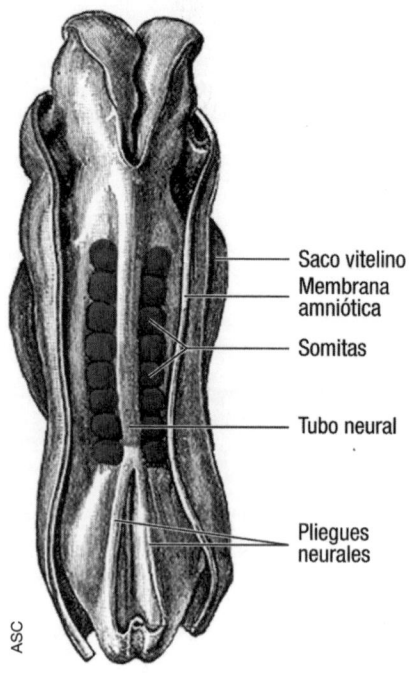

Saco vitelino
Membrana amniótica
Somitas
Tubo neural
Pliegues neurales

ASC

Somitogénesis humana.

principales que ya hemos mencionado: ectodermo, mesodermo y endodermo. Estas capas formarán los diversos tejidos y órganos del organismo en desarrollo.

Llegados a este punto, el embrión ya contiene todas las células en las posiciones adecuadas para formarse en el cuerpo que tendrá el futuro individuo. Sin embargo, la gastrulación es un rompecabezas molecular sobre el cual se formarán los miembros, extremidades, estructuras anatómicas y futuros órganos. Conocer esta etapa de desarrollo preimplantacional y postimplantacional es clave no solo para entendernos a nosotros mismos, sino también para desarrollar una de las armas más potentes que guarda la medicina: las células madre. En el siguiente capítulo, nos propondremos montar, una a una, cada una de las piezas del embrión para conseguir embriones a la carta. ¡Bienvenidas y bienvenidos a la época de los modelos embrionarios!

128

Fausto

Sonoro fluye el río de la montaña
la nieve se deshiela
y la vida florece en su seno
el agua canta a gritos
anunciando el origen.

Qué no daría Fausto por acercarse al límite
llegar más lejos   descubrir la cumbre
entrar en el misterio de lo desconocido.

Observa los primeros embriones sintéticos
capaces de llegar a dos semanas
sin óvulos sin espermatozoides ni útero
un milagro del hombre   un pórtico en penumbra.

Tal vez se eviten patologías congénitas
o se logren tejidos órganos
tal vez entre en la cueva del monstruo.

Alabada la Ciencia si nos trae la dicha
y cuida de nosotros   piensa.

En la cúspide del macizo
Fausto firma su pacto con el Diablo.

Ana Isabel Alvea Sánchez

8

ESPEJISMOS CELULARES
Y EMBRIONES SINTÉTICOS

El 14 de junio de 2023 ocurrió un terremoto que agitaba los cimientos de la investigación en biología del desarrollo. El famoso tabloide británico *The Guardian* anunciaba el desarrollo de los primeros embriones sintéticos humanos, capaces de crecer en el laboratorio hasta dos semanas. El titular rezaba lo siguiente: «Embriones sintéticos humanos creados en un avance rompedor». Sin embargo, a lo largo de los pocos párrafos que relatan la noticia, no hallamos ni un solo dato científico. Tan solo recoge unas declaraciones que la científica Magdalena Zernicka-Goetz ofreció a los periodistas durante la 2ª reunión de la ISSCR (Sociedad Internacional para la Investigación en Células Madre, en inglés) que tuvo lugar en Boston el mismo día. En ellas, se puede leer cómo la científica asegura haber creado los primeros embriones sintéticos sin óvulos, ni espermatozoides, y ni siquiera útero. Estos embriones sintéticos se desarrollarían hasta la segunda semana de gestación, iniciado la gastrulación de la misma forma en que lo hacen los embriones humanos.

En la comunidad científica, lo que acababa de ocurrir era impensable hasta ese momento. Cuando un científico hace declaraciones de tal calibre en un congreso, debe respaldarlas con datos científicos que presenta a los ponentes y que posteriormente pueden ser discutidos, ya sea de forma pública o privada. Normalmente, en los congresos se debaten los avances de dos maneras posibles: mediante una presentación oral o con un póster. En la primera modalidad, el científico en cuestión se sube a un estrado, presenta unas diapositivas con imágenes, gráficas y resume los hallazgos de su experimento. En la segunda, muestra sus resultados en un póster delante de una audiencia más modesta. En ambos casos, tras las presentaciones, hay un tiempo dedicado al turno de preguntas y sugerencias, si las hubiera. Además, durante el congreso es común que los asistentes se acerquen a los científicos que han presentado sus trabajos, ya sea por los pasillos, en las comidas o incluso en el baño, para comentar algún aspecto de las charlas. Si la comunicación además trasciende el ámbito personal, como una declaración ante un medio de comunicación, los hallazgos deben encontrarse disponibles para la totalidad de la comunidad científica. Esto puede hacerse en forma de artículo, ya sea revisado por pares (publicación) o no (prepublicación). No se dio ninguno de estos casos para la científica de Cambridge, Magdalena Zernicka-Goetz.

Las reacciones no tardaron en llegar y numerosos científicos alrededor del globo hicieron oír sus voces en reclamo de evidencia científica. ¿Cómo puede una científica hacer este tipo de afirmaciones sin aportar prueba alguna? Imagina que te llama tu pareja para decirte que ha ganado una cuantiosa suma de dinero, pero no puede darte más detalles. Tú sabes que algún día vendrá a casa con una millonada, pero desconoces su origen y cómo lo ha conseguido. Tampoco sabes cuándo te lloverán los billetes del cielo. Pues así nos sentimos los científicos que trabajamos en desarrollo embrionario durante las primeras semanas de junio de 2023. Por supuesto, Magdalena se negó a aportar evidencia alguna y hasta llegó a desmentir que hubiera hecho esas declaraciones personalmente, sugiriendo en redes sociales que una periodista recogió sus palabras a vuelapluma y las publicó tal cual.

Al día siguiente, el 15 de junio, Jacob Hanna publicó una prepublicación en *BioRxiv,* el repositorio más popular de la comunidad en biología. Una prepublicación es un artículo científico que todavía no ha sido revisado por pares; se publica en un repositorio público para que la comunidad pueda acceder a él de forma libre y abierta. Mientras tanto, esa prepublicación se somete a revisiones de forma independiente

132

durante los meses siguientes para ser publicada en una revista científica. El equipo del Dr. Hanna, en el Instituto Weizmann de Israel, es el primero en demostrar que se pueden obtener modelos embrionarios humanos en ausencia de óvulo, espermatozoide y útero. Lo hacen a partir de células madre y, además, sus experimentos no requieren de manipulación genética. Ese mismo día, Magdalena Zernicka-Goetz hace lo propio, envía a *BioRxiv* la prepublicación de la que se hablaba en el artículo de *The Guardian*. Ahora sí, por primera vez, tenemos datos acerca de las afirmaciones que la científica de origen polaco había hecho al tabloide británico. Esta prepublicación se trata de una versión original que este equipo había enviado a la revista *Nature,* una de las más prestigiosas, en noviembre de 2022. No será hasta dos semanas después, a finales de junio de 2023, cuando la revista *Nature* publique este mismo artículo revisado y corregido.

Aparentemente, la Dra. Zernicka-Goetz quería pasar a la historia como la primera en desarrollar modelos embrionarios humanos capaces de desarrollarse hasta el día 14. Sin embargo, el ansia de protagonismo y la falta de ética científica llevaron a que el equipo de Jacob Hanna la adelantara por la derecha. No solo eso: el artículo de Magdalena fue publicado en *Nature* de forma simultánea con otro artículo, de un tercer equipo independiente, que describía una hazaña similar. Esta historia ilustra muy bien cómo la visión inmaculada de la actividad científica —llevada a cabo por seres ajenos a las emociones humanas e incluso a los intereses propios— es un completo desacierto. No obstante, volvamos a lo fundamental: ¿qué son los embriones sintéticos o modelos embrionarios? En las siguientes páginas, desentrañaremos los secretos biológicos que se esconden en esta carrera por «producir vida» en el laboratorio.

UN JUGUETE PARA ENTENDER LA REALIDAD

Un modelo embrionario no es más que una réplica en el laboratorio de un embrión natural. Trabajar con embriones que provienen de la fusión del óvulo y el espermatozoide es problemático a nivel ético. En primer lugar, una parte importante de la sociedad considera que su estatus moral es similar al de un ser humano. Además, acceder a los embriones humanos no es fácil. A partir de la etapa de blastocisto, como recordarás del capítulo anterior, el embrión empieza a aproximarse a la pared uterina hasta que se adhiere a ella. Esto convierte cualquier fase relacionada con el inicio de la implantación en una caja negra para los científicos. A ello hay que sumarle la limitación legal que prohíbe cultivar embriones humanos en el laboratorio más allá del día 14. Teniendo en cuenta que los abortos espontáneos en las fases tempranas del embarazo, la mayoría de las veces, son indetectables y, por lo tanto, no se puede recuperar el embrión, ¿cómo podríamos acceder a este episodio oculto de nuestro pasado embrionario? Los científicos han ideado formas para reconstruir moldes de embriones, pero sin embriones.

Estos primeros modelos surgieron a raíz del estudio de los cuerpos embrioides. Los primeros científicos que trabajaron con células madre humanas, en la década de los 2000, observaron que estas se encontraban estrechamente unidas entre sí. Así, los blastómeros pluripotentes aislados de la masa celular interna no se encontraban simplemente apelotonados los unos sobre los otros; más bien, cada uno de ellos estaba recubierto por un «velcro molecular» que los mantenía enganchados a sus vecinos. Esta proteína, conocida como E-cadherina, actúa como un imán entre células cuando estas se disgregan y dispersan en una placa de cultivo. Las células madre pluripotentes, lejos de crecer separadas las unas de las otras, se atraen entre ellas en una placa de cultivo y se agregan gracias a la acción de esta proteína. Esto hace que crezcan formando agrupaciones, como si se aglomeraran entre sí, que de forma espontánea se diferencian en cada una de las tres capas germinales: ectodermo, mesodermo y endodermo. Esta herramienta ha sido extremadamente útil para desarrollar protocolos que imiten la diferenciación de células específicas en el laboratorio, como neuronas o células del corazón, imitando los procesos que ocurren en el embrión. La importancia de producir células *in vitro* es mayúscula, sobre todo como planteamiento para tratar enfermedades degenerativas, como veremos en el capítulo de diferenciación celular.

Lo curioso es que los cuerpos embrioides recapitulan algunos aspectos del desarrollo embrionario. Es decir, cuando las células madre se agrupan entre ellas en la placa de cultivo, se comportan como si estuvieran dentro del embrión. De esta manera, se ha observado que, si se

134

añaden algunas moléculas, como las de la vía de señalización Wnt, estas estructuras tridimensionales de células madre muestran polaridad axial. Esto significa que empiezan a organizarse entre ellas, orientando la estructura como si fuera un embrión, con un eje antero-posterior (cabeza-cola) y dorsoventral (vientre-espalda). Los cuerpos embrioides extienden las propiedades de las células madre pluripotentes cuando se encuentran en la masa celular interna, pero no son capaces de imitar lo que sucede cuando se encuentran dentro del embrión. Es como cuando uno se queda con la batería del móvil al 10 % y entra en modo de ahorro de energía. Aunque podamos emitir y recibir llamadas, muchas de las funciones del móvil quedan bloqueadas. Si un humano de hace veinte años recibiera un *smartphone* en modo de ahorro de energía (o en modo de ahorro extremo de energía, que limita todavía más las funciones), nunca descubriría que los teléfonos actuales pueden emitir vídeo en directo o ejecutar videojuegos con gráficos de alta calidad. Algo parecido les sucede a los científicos que trabajan con cuerpos embrioides. Por ese motivo, surgió la necesidad de ir un paso más allá.

Hace casi una década, un equipo de científicos de Cambridge, liderados por el español Alfonso Martínez Arias, desarrolló un modelo embrionario que bautizó como gastruloide. Se denominan así a los agregados de células madre pluripotentes que se cultivan en 3D y bajo unas condiciones determinadas, es decir, en presencia de unos factores químicos específicos que se encuentran en el medio de cultivo. Estos gastruloides muestran organización axial en tres ejes: dorso-ventral (barriga-espalda), antero-posterior (cabeza-cola) y lateral (izquierda-derecha). Esto significa que las células se colocan en el espacio de la misma manera que lo harían si se encontraran en un útero humano. Pero esta no es la única similitud que presentan con los embriones. También son capaces de desarrollarse en las tres capas germinales, ectodermo, mesodermo y endodermo. Estos eventos son clave en una fase que ya vimos en el capítulo anterior, la gastrulación. Decía un famoso embriólogo británico, Lewis Wolpert, que el momento más importante de nuestra vida es la gastrulación. Ahora, gracias a este modelo embrionario, somos capaces de conocer con un poco más de detalle un evento que sucede dentro del útero humano y al que no podemos acceder de ninguna manera. Sin embargo, la forma de los gastruloides no replica la del desarrollo post-implantacional. Se trata de una herramienta muy útil para estudiar cómo se forman los patrones corporales del embrión. Incluso muestra la expresión de los genes *Hox,* similar a la del embrión humano, que son determinantes en la formación de estructuras anatómicas.

Los gastruloides están constituidos únicamente por células madre pluripotentes, que formarán el cuerpo del futuro feto, pero el tejido extraembrionario también es importante. Todas esas células que darán lugar a la placenta y a otros órganos que participan en la comunicación entre la madre y el embrión también son fundamentales para su desarrollo. Cuando los científicos observaban embriones que habían completado la gastrulación, se daban cuenta de que eran muy diferentes a los gastruloides. Teniendo en cuenta que estos últimos tan solo contenían células madre, decidieron cultivarlas con células madre del trofoectodermo, aquella capa que envuelve la masa celular interna y luego se convierte en placenta. Los llamaron embriones ET, no por el extraterrestre, sino por la poco original abreviatura de ESC (células madre embrionarias, en inglés) y T (trofoectodermo). Las células del trofoectodermo también se consideran células madre, pero no son pluripotentes porque no pueden formar ningún tipo de tejido embrionario, solamente extraembrionario. Estos embriones ET, formados por células de ratón, desarrollaron una forma cilíndrica, similar a la que tiene el embrión de este roedor en el sexto día del embarazo.

El modelo ET no contiene células del hipoblasto, tan solo de la masa celular interna (las ESC) y del trofoectodermo. Sin embargo, los embriones ET muestran que se pueden formar células germinales primordiales *in vitro,* un mecanismo para el cual se creía que el hipoblasto era esencial. Gracias a estos modelos, ahora sabemos que la formación de estas células precursoras de óvulos y espermatozoides ocurre de forma autónoma, sin necesidad de esa estructura. Este es un ejemplo muy claro de la utilidad de estos modelos: descubrir nueva biología. Si algún científico se hubiese preguntado cuál era la función del hipoblasto para la aparición de estas células madre que darán lugar a los futuros gametos, habría necesitado acceder a un embrión humano, destruir el hipoblasto y luego cultivarlo hasta que se formaran o no estas células. Por supuesto, esto no es ético y, además, tampoco hay tantos embriones donados a la ciencia como para llevar a cabo todos los experimentos que se plantean. Así, gracias al desarrollo de estos modelos, podemos escribir los libros de biología del desarrollo embrionario que se leerán durante las próximas décadas. En un modelo similar, llamado EpiT, también formado por células del epiblasto y del trofoectodermo, se observó la formación de células precursoras de algunas partes del sistema nervioso. Concretamente, se detectaron progenitores del mesencéfalo y el rombencéfalo, pero no del prosencéfalo. Las células progenitoras del prosencéfalo se desarrollan en la mayor estructura del cerebro, incluyendo los hemisferios, y desempeñan un papel fundamental en la memoria, las acciones motoras voluntarias y el pensamiento.

Hasta ahora hemos visto que las células madre de la masa celular interna se comportan de una forma mucho más parecida a cómo lo hacen en un embrión si están acompañadas de células del trofoectodermo. Sin embargo, estas últimas no son la única fuente de tejido extraembrionario, ya que la masa celular interna se divide en epiblasto e hipoblasto. Las células madre pluripotentes que conocemos se encuentran apelotonadas en el interior de la masa celular interna, mientras que la capa más externa forma el hipoblasto, que origina el endodermo extraembrionario (que no tiene nada que ver con el endodermo del futuro feto, que este sí se deriva del epiblasto). Así, el siguiente paso en este recorrido lógico para diseñar embriones de laboratorio que se parezcan cada vez más a la realidad es añadir células de este endodermo extraembrionario. Ahora, los modelos ETX se componen de células madre del epiblasto (ESC), trofoectodermo (TSC) y endodermo extraembrionario (XEN). Estos modelos son capaces de mostrar estructuras que surgen al inicio de la gastrulación, como la línea o surco primitivo, a partir de la cual se organiza toda la geometría del embrión. Si se mezclan los tres ingredientes principales (células ESC, TSC y XEN) en distintas proporciones, el resultado y la forma del embrión varían considerablemente. Gracias a este modelo, se descubrió que las distintas células del embrión temprano utilizan un código particular de cadherinas, esas moléculas que actúan uniendo una célula a otra. Algo así como si cada tipo celular utilizara un velcro específico para unirse a unas células vecinas u otras.

Parece evidente que cuanto más azúcar, más dulce. Conforme seamos capaces de obtener células madre que se parezcan más a las que forman los embriones tempranos, los modelos resultantes también serán más parecidos a la realidad. No obstante, también existen etapas del desarrollo embrionario en las que la presencia de tejido extraembrionario es nula. Si recapitulamos hasta la fase de blastocisto, nos encontramos con un embrión de cientos de células que todavía no ha implantado mientras flota en el útero. El blastocisto se compone de una capa exterior de células del trofoectodermo y una masa celular interna de blastómeros pluripotentes que darán lugar al futuro organismo. Sin embargo, ese trofoectodermo, que se convertirá en la placenta, todavía no está ejerciendo sus funciones, convirtiéndose en el intermediario directo entre madre y embrión. El blastocisto flota en el útero materno como puede hacerlo en una placa de laboratorio si se realiza una fecundación *in vitro*. Es en las siguientes fases cuando empiezan los preparativos de la implantación y el trofoectodermo entra en escena como uno de los actores principales. Entonces, cabe preguntarse si esta etapa del desarrollo embrionario podría imitarse utilizando únicamente blastómeros de la masa celular interna. Esta pregunta la resolvió el equipo liderado por Nicolas Rivron, quienes en 2018 desarrollaron el primer blastoide a partir de células madre de ratón. Gracias a un método de agregación de células en 3D, exponiéndolas a un cóctel específico de moléculas, fueron capaces de conseguir este modelo embrionario que imita al blastoide de ratón. Esta etapa sucede alrededor del quinto día de embarazo en ratones y entre el quinto y sexto en humanos.

El blastoide se parece a su homólogo natural no solo en la forma, sino también en cuanto a la expresión de genes. Esto significa que las células del blastoide activan y desactivan casi los mismos genes que los blastómeros de los embriones de ratón. No solo eso, sino que, además, el blastoide puede desarrollar las tres capas que aparecen más adelante: trofoectodermo, epiblasto e hipoblasto. ¿Significa esto que la pelota de células madre podría dar lugar a un ratón recién nacido? El mismo año que se desarrollaron los blastoides, también se transfirieron a úteros de ratón. Ninguno de ellos llegó a implantarse y causar un embarazo, pero sí fueron capaces de alterar las células del útero para que iniciaran el proceso de receptividad que permite al embrión implantar. Este mismo experimento en primates tampoco funcionó, demostrando que los blastoides no son embriones reales ni tienen capacidad para

138

serlo. No fue hasta 2021 que se generaron los primeros blastoides humanos, imitando tanto en forma como en expresión de genes a los blastocistos humanos. Además, se unen a células del endometrio humano en cultivo si se encuentran activadas hormonalmente.

Esto permitió descubrir que el trofoectodermo es el encargado de inducir a estas células a que inicien el proceso de receptividad. Además, lo hacen gracias a la acción de unas moléculas muy específicas (WNT6 y WNT7). Esta información habría sido muy difícil de conseguir si los blastoides no existieran, porque trabajar con embriones en el laboratorio y tratar de implantarlos en células del endometrio fuera del útero es una tarea éticamente inaceptable según nuestros estándares actuales. Gracias a que el blastoide no es un embrión, pero en algunos aspectos se comporta como si lo fuera, se espera que sea útil para aportar información relevante que ayude al conjunto de la sociedad. Sabemos que la mayoría de los abortos espontáneos —casi tres cuartas partes de ellos— se deben a problemas en la implantación. Ese periodo que ocurre durante las primeras semanas del embarazo se encuentra en una caja negra a la que no podemos acceder, pero gracias al blastoide es posible estudiarlo *in vitro*. Así como los blastoides pueden utilizarse para desarrollar herramientas terapéuticas que eviten los abortos espontáneos, también pueden enfocarse de otra manera. Vamos a darle la vuelta a la tortilla. Si tenemos una forma de ver cómo el embrión y el endometrio se unen, también podemos intentar evitarlo. De esta manera, los blastoides se han erigido como un pilar para pensar y probar nuevos métodos anticonceptivos. En definitiva, la gran ventaja de este y de los modelos embrionarios anteriores es que tenemos un embrión que no lo es, pero se parece.

El maniquí perfecto no tiene que ser ideal

Dejamos los modelos embrionarios integrados, asumiendo que cuanto más se parecieran los componentes de partida (blastómeros y células del tejido extraembrionario), mayor sería la similitud con la realidad. Esto nos conduce a la historia con la que abrimos este capítulo. En el año 2022, dos laboratorios independientes demostraron que se pueden formar modelos embrionarios que se desarrollan hasta etapas que van más allá de la gastrulación, incluyendo la organogénesis de tejido cardíaco y neural.

Estos modelos se publicaron en las prestigiosas revistas *Cell* y *Nature*, siendo los grupos de Jacob Hanna y Magdalena Zernicka-Goetz los artífices. La estrategia de ambos grupos se basó en utilizar células madre embrionarias (las ESC que hemos visto a lo largo del capítulo), modificadas para que originen también tejido extraembrionario y no únicamente las células del futuro organismo, como sucede en el epiblasto. Sabemos que los blastómeros de la masa celular interna pueden originar células del trofoectodermo cuando expresan el gen *Cdx2* o del hipoblasto si expresan *Gata4*. Estos genes producen factores de transcripción, que son proteínas que activan y desactivan la expresión de unos genes concretos, alterando la identidad celular. Así, mezclaron ESC intactas junto a ESC modificadas para expresar *Cdx2* o *Gata4*, según la presencia de algunos compuestos químicos que añadían al cultivo. Además, utilizaron un dispositivo (desarrollado principalmente en el laboratorio de Hanna) que permite rotar los cultivos, como si mecer estas células las ayudase a organizarse de una forma similar a como lo hacen dentro del embrión.

Estos modelos no solo iniciaban y terminaban la gastrulación, sino que además desarrollaron estructuras que se encuentran en los fetos en el día 9 de gestación. Se trata de un avance considerable, teniendo en cuenta que la gestación del ratón dura diecinueve días. Es importante destacar dos puntos: la eficiencia de estos modelos es demasiado baja por el momento y estos modelos no son embriones reales. Para poner en perspectiva la primera cuestión: mientras los blastoides pueden replicarse con una eficiencia del 70 %, ni los modelos de Hanna ni de Zernicka-Goetz alcanzan el 1 % hasta ahora. Esto significa que cada vez que un investigador sigue la receta para producir blastoides, lo consigue en siete de cada diez ocasiones. Por lo tanto, si para un proyecto se necesitan diez blastoides, será necesario, como mínimo, llevar a cabo quince intentos, ya que asumimos que el 30 % de las veces no se conseguirá. Ahora bien, con una eficiencia de menos del 1 %, ¿puedes imaginarte cuántas repeticiones hay que ejecutar para conseguir quince modelos embrionarios? Este es el principal escollo de los trabajos que acabamos de mencionar. La segunda cuestión hace referencia al término «modelo». Si bien se observaron células parecidas a las del corazón o el sistema nervioso, en ningún caso se formó un corazón o un cerebro. Aun así, son realmente útiles para estudiar procesos en los que sí necesitaríamos embriones de verdad. Si la eficiencia mejorara y en unos años alcanzara una cifra parecida a la que tienen hoy en día los blastoides, podríamos tener entre las manos una alternativa al uso de muchos ratones de laboratorio, al menos durante su fase embrionaria. Podríamos conseguir estructuras parecidas a los embriones sin recurrir a óvulos, espermatozoides, ni ratones hembras que los implanten en su útero.

No podemos olvidar que el principal objetivo de crear modelos es aprender de ellos. Como estos se obtienen a partir de células madre cultivadas, pueden manipularse genéticamente para contener mutaciones determinadas. De esta manera, se podría explorar no solo el papel de algunos genes desconocidos durante el desarrollo embrionario, sino también conocer el alcance temprano de algunas patologías congénitas.

En investigación biomédica se espera que, con tiempo, recursos y una financiación adecuada, lo que se ha conseguido con células de ratón también ocurra con células humanas. Es algo que vimos con la obtención de células madre y que también hemos comprobado en este capítulo con los blastoides. Primero fueron los de ratón en 2018 y, tres años después, en 2021, les siguieron sus homólogos humanos. En el caso de los modelos de Hanna y Zernicka-Goetz, ni siquiera se hizo esperar tanto. Los modelos embrionarios vieron la luz en 2022, y la historia con la que empezamos este capítulo se remonta al verano posterior, junio de 2023.

El circo mediático ya lo conocemos, y la enjundia científica puede resumirse en que consiguieron desarrollar modelos que se parecen mucho a embriones humanos reales con alrededor de catorce días de desarrollo. ¿Por qué no se ha ido más allá del día 14 si en ratones se pudo avanzar hasta etapas equivalentes a la mitad de la gestación? La legislación al respecto es ambigua, y los científicos prefirieron no pillarse los dedos. Por una parte, encontramos el límite legal para cultivar embriones en el laboratorio más allá del día 14. Los embriones destinados a la investigación deben adherirse a varias regulaciones, las cuales abarcan la obtención del consentimiento escrito de la pareja.

Además, es necesario presentar una argumentación sólida acerca de los beneficios del proyecto científico y obtener la aprobación de las autoridades éticas y sanitarias competentes. Pero, en principio, los modelos embrionarios no son embriones reales, por lo que esta regulación no se les debería aplicar.

Si consideramos los modelos embrionarios como organoides, agrupaciones de tipos celulares en 3D, entonces sí podrían desarrollarse hasta más allá del día 14. Aunque para eso tenemos que tener muy claro que no van a poder desarrollarse en un futuro bebé. Tenemos indicios de que los blastoides y los modelos similares son incapaces de desarrollarse en fetos o recién nacidos; sin embargo, no sabemos si los futuros modelos serán tan parecidos a los embriones reales que acabarán implantándose y mostrando potencial de desarrollarse. No obstante, no hay manera ética de comprobar si un modelo puede implantarse en un útero humano y desarrollarse sin realizar el experimento. Por supuesto, hacerlo violaría todas las leyes y códigos éticos que podamos imaginar. En ese sentido, algunos bioeticistas han propuesto que las estructuras fetales que recrean estos modelos no lleguen a alcanzar el grado de desarrollo neurológico ni cardíaco que tienen los fetos de entre doce y catorce semanas, que es el límite legal para abortar voluntariamente en muchos países.

La cosa no acaba aquí, porque el entramado legal también complica el desarrollo de estos modelos más allá de las dos semanas. La mayoría de los países de Europa considera legalmente como embrión a una célula o grupo de células con capacidad de desarrollarse en un feto. No obstante, el feto no tiene la misma protección legal que un individuo recién nacido. A ello hay que sumarle que las células madre no tienen la capacidad inherente de convertirse en estructuras fetales si no es mediante las sucesivas manipulaciones que proponen los protocolos desarrollados por los grupos de Hanna y Zernicka-Goetz. Si tenemos esto en cuenta, tal vez sea interesante repensar la definición de embrión a la luz de los avances en modelos embrionarios humanos.

Es fundamental que pensemos acerca de la identidad de los modelos embrionarios, sobre todo si tienen la capacidad de desarrollarse durante etapas más avanzadas. Esta anticipación es necesaria para evitar vacíos legales en los que el progreso experimental se anteponga a

142

nuestra capacidad de reacción como sociedad. Los modelos embrionarios necesitan desencadenar un debate entre distintas partes sociales, y es imperativo que este diálogo no se circunscriba únicamente al ámbito científico. La participación de eticistas, juristas y diversos miembros de la sociedad será esencial para lograr una clara distinción entre nuestra concepción de los embriones naturales y estos modelos sintéticos, los cuales cada vez se asemejan más a la realidad.

No hay que perder de vista la empresa fundada por Jacob Hanna, Renewal Bio, que tiene como objetivo el desarrollo de modelos embrionarios humanos como fuente de órganos y tejidos para medicina regenerativa. Antes de llevar a cabo este tipo de proyectos, es necesario preguntarse qué tipo de protección legal merecen estas entidades y si las consideramos algo más que simples células madre en cultivos y menos que embriones fecundados a partir de óvulos y espermatozoides. Desde el verano de 2023, ya han aparecido siete modelos embrionarios humanos que son capaces de progresar hacia etapas del desarrollo nunca antes modeladas, aunque es cierto que solo los dos que hemos mencionado a lo largo de estas páginas son capaces de imitar estructuras del embrión de catorce días. Aun así, todavía lo hacen con una eficiencia muy baja, y los científicos que los han ideado creen que esto se debe al poco conocimiento que tenemos sobre el embrión humano durante estas fases. Se produce, de esta manera, una retroalimentación positiva: conforme más sabemos sobre el desarrollo embrionario, mejores modelos podemos generar *in vitro;* y, conforme mejoramos nuestros modelos de laboratorio, más podemos aprender sobre el embrión humano.

Este capítulo es un ejemplo interesante —y hasta bonito— sobre cómo la ciencia no se ha limitado a describir la naturaleza (el embrión), sino también a proponer objetos biológicos que no se encuentran en la misma (los modelos embrionarios), pero que nacen de obedecer estas leyes naturales. Cómo los consideremos, denominemos y las prácticas que nos resulten aceptables es un capítulo todavía por escribir, que ya no emana de la naturaleza, sino de las decisiones que tomemos como sociedad.

Espiral de oro

SIMÉTRICAS. Ondeando las velas en las aguas del espejo.

Cada ojo brincando en cada
cuenca, contemplando el
destino tridimensional.

Cada pierna, cada pie percutiendo a
izquierda y a derecha, blandiendo el
movimiento, batiendo la gravedad.

Cada oído desdoblando, leyendo
sonidos en melodía envolvente.

Cada brazo, cada mano
duplicando al aire las raíces,
escarbando el barro del mundo.

Cada cerebro, cada nariz, cada boca
buscándose el ombligo
en dos mitades exactas.

SIMÉTRICAS. Desenfundando la cremallera del cuero cabelludo a los pies.
Desenvainándose.

ASIMÉTRICAS.   Atravesando,
endoscópicas, la boca de su alcoba.

ASIMÉTRICAS.   Atravesando,
endoscópicas, la boca de su alcoba.

Corazón oleando a la izquierda.
A la izquierda oleando el bazo.

A la derecha remando la vesícula.
El hígado remando a la derecha.

ASIMÉTRICAS.   Avanzando,
auscultadas, por los órganos a la
sombra.

ASIMÉTRICAS.   Avanzando,
auscultadas, por los órganos
a la sombra.

Miradla en decúbito, en espiral de oro.
Empecinada en el interior
de su concha centrífuga,
polinizando la proporción áurea.
Dánae untándose el vientre
en remolinos de luz cremosa.
El afuera y el adentro.
La simetría y la asimetría
trenzando en espiga.
El negro tiznando en ceniza tímida el blanco.
El blanco lavando en brizna arenosa el negro.
Tan armoniosamente duplicadas.
Tan armoniosa, duplicándose.

Mónica Alía

9

AL FONDO A LA DERECHA

Los seres humanos somos, sin duda, muy curiosos. Este adjetivo, un tanto ambiguo, nos permite hablar tanto de la curiosidad innata que nos lleva a explorar el mundo, como de lo fascinante que puede llegar a ser el propio cuerpo humano. Gracias a nuestra curiosidad, hemos podido describir algunas de las relaciones más intrincadas de la naturaleza, entre ellas, para cerrar el círculo, las características que hacen que seamos seres curiosos. Por ello, le pido al lector que nos paremos un momento y disfrutemos de uno de nuestros rasgos más visibles y a la vez más ocultos del cuerpo humano. Pensemos un momento en nosotros, en cómo es nuestro organismo y en cómo están dispuestos sus órganos.

Por empezar por un órgano al azar, centrémonos en los ojos. Situados en la cabeza, una de las zonas más privilegiadas del cuerpo, los ojos son unos órganos cautivadores. En su interior, unos receptores especializados reaccionan a los fotones de la luz, y el cerebro se encarga de, en una fracción de segundo, dotar de sentido a estas señales y traducirlas en nuestra visión del mundo. Ahora bien, podemos cerrar o tapar el ojo izquierdo y seguir viendo con el derecho. Por el contrario, podemos repetir este mismo proceso con el ojo derecho y seguir viendo con el izquierdo. Cada ojo nos ofrece una visión del mundo desplazada entre

145

5 y 7 centímetros del otro, lo que permite al cerebro recrear la tridimensionalidad del mundo a partir de dos imágenes planas.

La anatomía y la función del ojo son tan intrincadas que han dado para escribir volúmenes enteros, por lo que parece injusto resumirlo en un único párrafo. Sin embargo, para lamento de los oculistas y oftalmólogos, lo que nos importa realmente en este capítulo no es ni su anatomía ni su función, sino su posición. En nuestro cuerpo, un ojo se encuentra a la izquierda y otro a la derecha de nuestro eje central.

Si seguimos observando nuestros otros órganos y extremidades, veremos que esta división entre izquierda y derecha se repite con frecuencia. Una oreja derecha y otra izquierda, un brazo izquierdo y otro derecho, una pierna derecha y una izquierda... Casi se podría decir que, si trazamos una línea que divida nuestro cuerpo en dos, somos seres simétricos.

Y esto es cierto no solo para los seres humanos. Prácticamente cualquier animal que observemos tiene, a simple vista, un lado izquierdo y uno derecho que son casi una imagen especular uno del otro. Los perros, los gatos, los pájaros, los peces e incluso los insectos... Casi todos los animales tienen esta característica común, la bilateralidad, oculta a simple vista, que se estima que apareció durante la explosión cámbrica, hace unos 550 millones de años. Pero nuestro viaje comienza un poco antes, apenas un poco después de que la sopa primigenia favoreciese la aparición de las primeras células.

UNA ESTRUCTURA ESPECIAL

Antes de la aparición de la vida pluricelular, las células individuales flotaban en los océanos o colonizaban las rocas que tenían a su alcance. Pero que nadie se deje engañar por la aparente tranquilidad del mundo microscópico: en todo ecosistema hay depredadores, y en este caso no iba a ser diferente. Algunas células se especializaron en obtener su energía del sol, otras, de reacciones químicas, pero también existían células especializadas en alimentarse de las que obtenían su alimento mediante otros métodos para poder llevar a cabo su ciclo vital.

Tanto para buscar comida como para no ser plato de células más grandes, algunos organismos de vida libre desarrollaron unas pequeñas

146

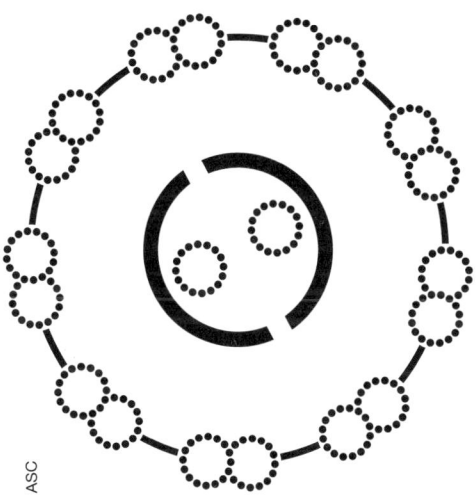

ASC

Representación de un corte transversal de un cilio donde se puede observar su estructura 9+2. (Fuente: DataBase Center for Life Science).

estructuras subcelulares llamadas cilios. Estas estructuras, que todavía se ven en muchos microorganismos de la actualidad, se asemejan a pequeños pelitos que las células mueven a voluntad. Los cilios actúan como minúsculos remos con los que el organismo se puede orientar y desplazar, lo que les permite tanto cazar como huir.

Estructuralmente, los cilios son una filigrana formada por cientos de proteínas distintas que se encogen y se estiran varias veces por segundo para transmitir un movimiento desde su base hasta la punta, como si se tratase de un pequeño látigo. En los cilios de los animales modernos, los científicos han podido observar cómo se forman los cilios y los mecanismos tras la ordenación y coordinación de los filamentos de su interior, denominados microtúbulos.

Los microtúbulos son, como su nombre indica, unas pequeñas estructuras en forma de tubo que recorren el cilio desde su base hasta la punta, como si se tratase de pilares. Se organizan de dos en dos, con un microtúbulo A y un microtúbulo B unidos entre sí. En los cilios móviles tienen, normalmente, una estructura 9+2: esto quiere decir que hay nueve pares de microtúbulos que forman un anillo y un par de microtúbulos individuales que descansan en el medio del cilio.

Para comenzar el movimiento, los microtúbulos deben deslizarse unos sobre otros, lo que genera tensión en el cilio y, por tanto, produce

147

la curvatura de la superestructura ciliar. Este deslizamiento es resultado de la acción de las dineínas, unas proteínas que consumen energía para cambiar su forma y así «mover» el resto de la estructura. Los dos microtúbulos centrales fijan el movimiento en un solo eje y, por ello, crean el movimiento de batido, o de «latigazo» característico.

Puedo imaginar que ahora mismo estarás preguntándote qué tienen que ver tanto los cilios como el inicio de la vida con que tengamos un ojo a cada lado del cuerpo. Pero no te preocupes: estos mecanismos ciliares cobrarán sentido en un momento. Por lo pronto, vamos a seguir explicando este fascinante momento de la evolución.

DOS LADOS Y UNA ORIENTACIÓN

Tuvieron que pasar varios cientos de millones de años para que los organismos comenzasen a ordenarse de nuevas y variadas formas. De esta forma surgió la vida pluricelular: una asociación de células que ayudaba a protegerse ante las amenazas. Primero fueron decenas, luego cientos, y finalmente miles de células que comenzaron a especializarse para cumplir funciones concretas en beneficio del variopinto grupo que se estaba creando. Pero claro, sin unos planes para crear un organismo, la única forma de seguir evolucionando era mediante ensayo y error. Así, las células se organizaban como buenamente les vino en gana.

El Cámbrico fue un ejemplo maravilloso de lo que sucede cuando se le dan alas a la evolución y se deja que la vida se abra camino. Organismos en forma de helecho, de esponja o con formas medusoides comenzaron a poblar los océanos y a llenar de vida las aguas poco profundas de nuestro planeta. Aunque evolutivamente se parecen poco a los animales de la actualidad, es posible que reconociésemos algunas de sus formas y pudiésemos realizar alguna clasificación basada en nuestros conocimientos actuales. Sin embargo, en esta época también aparecieron animales que nos resultarían realmente extraños. El ejemplo más habitual es el *Anomalocaris*, una especie de gamba relacionada con los artrópodos, pero con brazos armados con pinchos con los que atrapar su comida y una coraza con aletas que parecen sacadas de una película de terror. Además, en esta época también habitaban los *Burgessochaeta*, gusanos acorazados con dos antenas y veinticuatro pares de aletas que les permitían desplazarse a gran velocidad. Finalmente, había algunos que sí podríamos reconocer, ya que probablemente hemos visto sus fósiles: los trilobites, similares a los oniscídeos, o «bichos bola» que se encuentran al remover un poco la tierra del jardín.

Entre esta explosión de vida aparecieron los primeros fósiles inequívocamente bilaterios, con un lado izquierdo y un lado derecho a lo largo de un eje central. Estos fósiles fueron descubiertos, caracterizados y publicados en 2006, mientras se analizaban unos sedimentos pertenecientes a esta era, el Cámbrico. Se estimó que tenían una antigüedad de unos 540 millones de años, aunque los expertos especulan que los primeros organismos bilaterales pudieron aparecer un poco antes. Rápidamente, las especies bilaterales fueron dividiéndose en otros grupos, y más o menos al final de la tercera etapa del Cámbrico, hace unos 500 millones de años, ya estaban establecidos los grupos madre de los que surgieron todos los animales bilaterales que habitan la Tierra en la actualidad, incluidos, por supuesto, los humanos.

La aparición de los diferentes filos —como se les conoce a estos grupos en taxonomía—, así como el establecimiento de la conformación bilateral como el punto de partida en los planes corporales de los organismos, se considera uno de los acontecimientos evolutivos más importantes tras el origen de la vida. Sin embargo, a pesar de su importancia, todavía no se ha dado con una explicación clara de por qué las otras posibles conformaciones, aparte de los animales radiales que se observan en las medusas y los erizos de mar adultos, no se desarrollaron.

Además, es importante destacar que, desde hace 500 millones de años, no ha surgido ningún nuevo plan corporal que comparta nicho con los dos actuales: el bilateral y el radial.

A nivel evolutivo, tiene bastante sentido que los animales tengamos dos lados: uno izquierdo y otro derecho. Tener dos lados implica que exista un «delante» y un «detrás», y normalmente se obtiene esa orientación por la disposición del tubo digestivo. La zona donde entra el alimento tiende a ser la delantera, mientras que la trasera es donde se desechan los desperdicios. En la parte delantera, normalmente se encuentran los órganos de los sentidos necesarios para encontrar el alimento, como la visión y el olfato, mientras que en la parte trasera el cuerpo no creará tales filigranas. Esta zona tiene el agujero de expulsión y poco más. En este momento, me gustaría darle las gracias a la evolución por esto, ya que a ella le debemos no tener ni la vista, ni el olfato, ni el oído en esa zona.

Por tanto, como comentábamos, la mayoría de los vertebrados muestran una simetría especular entre sus lados izquierdo y derecho. Como se indicó al principio del capítulo, si nos centramos en los humanos, tenemos dos ojos, dos orejas, dos brazos, dos piernas; incluso, si miramos en nuestro interior, podemos observar dos riñones, dos pulmones y dos hemisferios cerebrales. También sucede en las estructuras que presentan más de dos unidades, como los dientes, tenemos números pares, en concreto (y si no hay problemas en el desarrollo) treinta y dos, dieciséis en cada lado. Ahora bien, recordemos que, cuando se trata de biología, siempre hay excepciones. Una excepción en concreto merece su propia explicación por lo curiosa que es y por volver un momento al mar, aunque esta vez no se trata de sopas primigenias ni del mundo Cámbrico, sino de la actualidad.

Si algún día tenemos la suerte de realizar una expedición al Ártico, en sus frías aguas podremos ver todo tipo de vida: belugas, frailecillos atlánticos, arenques e incluso el tiburón de Groenlandia, que puede superar los 500 años de vida. Estos mamíferos, aves y peces habitan entre el hielo y las costas de Canadá, Noruega, Alaska y Rusia, junto con muchas otras especies. Pero, sin duda, uno de los animales más característicos y que podríamos reconocer de un vistazo son los narvales, miembros de la especie *Monodon monoceros*. Los narvales son seres majestuosos, en parte gracias al tremendo colmillo que adorna su parte delantera. Algunos de estos colmillos pueden llegar a medir hasta dos metros y presentan una estructura en espiral que recuerda a la típica representación de los unicornios de los cuentos de fantasía.

Bien, pues este colmillo es uno de los pocos ejemplos de asimetría externa que presentan los mamíferos, porque toda su estructura se forma a partir de un único diente vestigial situado en la zona superior izquierda. Todavía no está clara la función de este órgano, aunque se cree que puede servir como receptor para detectar variaciones de densidad o temperatura en el agua, o que no tenga una función clara más allá que la de atraer a una pareja reproductora. Lo que sí podemos asegurar es que la unidad dental que se sitúa en el lado derecho es

150

perfectamente normal y se alinea con el resto de dientes del narval, por lo que este colmillo rompe la simetría externa.

ROMPIENDO LA SIMETRÍA

Una vez tenemos claro que la mayoría de los mamíferos somos seres simétricos, nos puede venir a la cabeza el corazón, que se sitúa en el lado izquierdo, o el hígado, que está en el derecho. ¡No puede ser! Ibamos tan bien: ya casi teníamos un organismo con el lado derecho igual al izquierdo, y ahora resulta que dos de los órganos más importantes rompen la simetría para diferenciar claramente cada uno de los lados. Además, si observamos el resto de los animales, nos daremos cuenta de que la asimetría de estos órganos está muy conservada, especialmente la del corazón situado en el lado izquierdo del cuerpo.

Este hecho concuerda con la explicación evolutiva que hemos dado hace un momento. Es decir, existe un antepasado común a todos los vertebrados que era simétrico en apariencia externa, pero asimétrico en su interior. Esta conformación tan peculiar pudo resultar ventajosa para la supervivencia y, por tanto, se ha conservado a lo largo de la línea evolutiva. Sin embargo, la asimetría presenta una dificultad añadida durante las primeras etapas del desarrollo de un individuo, ya que el cuerpo ha de saber cuál es el lado derecho y cuál el izquierdo para poder ubicar los órganos en el lugar correcto. Se trata de un mecanismo muy eficaz, aunque no infalible.

Los primeros escritos que nombran la asimetría en humanos datan de la antigua Grecia, en torno al 460 a. C. En esta época, el prestigioso médico Hipócrates de Cos comenzó su andadura y fundó la escuela hipocrática. Esta escuela, destinada a conocer más sobre anatomía y fisiología, describió detalladamente los distintos órganos del cuerpo y ahondó en el conocimiento médico, convirtiéndose de esta manera en una de las escuelas más importantes en la historia de la medicina. Uno de los más de cincuenta tratados que se le atribuyen se denomina «Sobre el corazón», una pieza que describe claramente que el corazón es un órgano situado en la parte izquierda del cuerpo.

Aunque esta sea, si no la primera, una de las primeras evidencias escritas, es probable que este conocimiento fuese muy anterior y se remonte a los inicios de la humanidad. Ahora bien, una cosa es observar que el corazón se encuentra en el lado izquierdo, y otra entender por qué. El enigma de su posición tardaría en resolverse más de 2000 años, ya que no ha sido hasta recientemente que se han descubierto los mecanismos por los cuales el cuerpo humano es capaz de saber, mientras se está formando, cuál es la izquierda y cuál es la derecha. De hecho, aunque se conocen los rasgos generales, todavía hay tres teorías principales que presentan pruebas suficientemente sólidas como para que no se pueda descartar definitivamente ninguna de las tres.

Para explicarlas, vamos a volver un momento a hablar sobre los preciosos orgánulos que hemos descrito unas páginas atrás, esas protuberancias celulares que se movían como un látigo y que permitían que los organismos unicelulares se desplazaran libremente por el medio: los cilios. En un organismo pluricelular, los cilios adquieren nuevas funciones y pasan de ser los responsables del movimiento a mover el medio de su alrededor.

Imaginemos por un momento que una célula es una barca de remos. En este caso, los remos serían los cilios, que permiten a la célula desplazarse. Pero ¿qué sucede si amarramos a la barca a una estructura mayor? Los remos dejarán de poder mover la célula, pero comenzarán a desplazar el agua a su alrededor. Pues lo mismo sucede con los cilios en los organismos complejos. Encontramos cilios en nuestro cerebro, donde se encargan de mover el líquido cefalorraquídeo; en nuestro sistema respiratorio, donde desplazan las mucosidades hasta el estómago para que sean destruidas; e incluso en el sistema reproductor femenino, donde, como ya comentamos, los cilios se encargan de llevar el óvulo con delicadeza hasta la ampolla, el lugar donde tiene lugar la fecundación.

El movimiento de estos cilios es similar al que ya hemos descrito: ondulatorio. La unión de cientos de miles de estas estructuras tiene la fuerza suficiente como para crear las corrientes necesarias para el movimiento. Sin embargo, para distinguir el lado izquierdo del derecho, existen otro tipo de cilios, que son ligeramente diferentes tanto en estructura como en movimiento, denominados cilios nodales.

Los cilios nodales estáticos se asemejan a los cilios que ya conocemos. Sin embargo, las diferencias se vuelven muy evidentes cuando se empiezan a mover. En vez de presentar el movimiento de batido, los cilios nodales se mueven rotando sobre sí mismos, como si se tratase de un molinillo de viento con una sola aspa. Este movimiento es posible porque presentan una estructura 9+0, es decir, tienen nueve microtúbulos alrededor, pero no presentan un par central que guíe el movimiento en un solo eje. De esta forma, son capaces de actuar como pequeños rotores o hélices de un barco.

Ahora bien, de forma similar a lo que sucedía con nuestra barca de remos, una barca con motor amarrada en un puerto sigue sin poder moverse y, en su lugar, empuja el agua hacia detrás. Esa es la función de los cilios nodales: desplazar el líquido celular de un lugar a otro. Este movimiento de líquido permitirá al óvulo recién fecundado identificar cuál es el lado derecho y cuál el izquierdo.

El proceso es el siguiente: aproximadamente dos semanas después de que se produzca la fecundación en humanos, cuando el embrión ya ha sido transferido al útero y se ha quedado correctamente enganchado en una de sus paredes, pasa a llamarse blastodermo. Hasta este momento, las células fecundadas se han ido dividiendo sin cesar y sin un orden aparente, pero a partir de entonces comenzarán a formar sus estructuras.

En el blastodermo pueden diferenciarse dos regiones que se denominan hipoblasto y epiblasto. Alrededor de ellas, hay una capa de células denominada trofoectodermo, que se transformará en lo que posteriormente será el saco vitelino y la cavidad amniótica. Es decir, en este momento hay dos estructuras que conforman lo que será el futuro embrión de sus estructuras accesorias.

Pero todavía queda mucho camino y muchos meses por delante para todas esas células que deben transformarse en órganos y, sobre todo, que deben saber cuál es el lado derecho y cuál el izquierdo. Por ello, el epiblasto se divide en dos capas diferenciadas llamadas ectodermo y endodermo, que se sitúan una sobre otra como si fueran una sábana y su bajera. Lo que sucede posteriormente es equivalente a si tomásemos estos dos tejidos, los extendiéramos en el suelo uno encima del otro y comenzáramos a cortarlos desde el centro de uno de los cuatro lados hacia la mitad. Si no ha quedado muy claro, no te preocupes; entraremos más en detalle en el siguiente capítulo. De momento, lo único que importa es que nuestra masa de células tiene una hendidura o un corte que se denomina estría o línea primitiva.

En la zona más interna de esta línea primitiva se desarrolla la estructura transitoria conocida como nodo. Si la vemos desde fuera, parece una pequeña lágrima hueca, aunque realmente su interior está lleno de líquido. Si nos aproximamos lo suficiente con un microscopio, veremos que sus paredes están cubiertas de cilios nodales y receptores, listos para diferenciar entre derecha e izquierda.

LAS TRES HIPÓTESIS

Como hemos comentado, los cilios nodales tienen la capacidad de rotar siguiendo el sentido de las agujas del reloj y empujar el líquido de un lado a otro. Este pequeño motor se mueve de forma muy rápida, llegando a dar unas diez vueltas por segundo. La unión de cientos de células nodales con sus pequeños rotores empujando líquido permite crear una ligerísima corriente en el interior del nodo. Es esta corriente la que le permite al cuerpo —aunque apenas se pueda llamar así por lo inmaduro que se encuentra— diferenciar entre su izquierda y su derecha.

Por este motivo, uno de los mayores expertos en el papel de los cilios durante el desarrollo embrionario, el investigador Martin Blum, de la unidad de zoología de la Universidad de Hohenheim, denominó este mecanismo como el Organizador Izquierda-Derecha. El término describe a la perfección la función de esta pequeña estructura y es aplicable a múltiples organismos, incluso aunque su embriología sea muy distinta a la humana.

Ahora bien, es en este momento en el que la ciencia no está completamente segura acerca del proceso. Sabemos que los cilios mueven el líquido, que la corriente se desplaza de derecha a izquierda y que unas células situadas en el extremo izquierdo cambian la expresión de ciertos genes. En cambio, lo que es todavía el centro de sendos debates es cómo los cilios son capaces de traducir ese flujo e interpretarlo como una señal. Aquí se enfrentan los defensores de la física y de la química, y dentro de la química hay dos escuelas que creen que llevan la razón. Por esto mismo, como ninguna de las tres teorías se puede refutar completamente, hay que contarlas todas. Así que pasemos a las presentaciones.

En un lado del trilátero, defendiendo que la física es lo más importante y que la química ya tiene suficiente protagonismo, tenemos la teoría mecanosensitiva. En el segundo lado, está la primera hipótesis formulada, que defiende el transporte de sustancias, la teoría morfógena. Y cerrando el trilátero, dándole más importancia a la biología, encontramos una teoría con un nombre compuesto, la teoría del paquete vesicular nodal. El público general tiene un claro favorito, la mecanosensitiva, pero ninguna de las tres se irá del trilátero sin plantar guerra, por lo que el resto de la comunidad científica disfrutará de una fantástica batalla de investigaciones en la que, dentro de unos años, esperemos que haya una clara ganadora.

De momento, vamos a empezar las explicaciones con la teoría morfógena. Esta teoría, como acabamos de nombrar, se basa en el transporte de sustancias por el flujo nodal. Fue la primera postulada, ya que los primeros investigadores que identificaron el flujo nodal hipotetizaron que este flujo llevaría químicos de un lado al otro. La presencia de estos químicos en una mayor concentración sería detectada por las células del lado izquierdo, que activarían rutas metabólicas distintas a las del lado derecho. Según los cálculos realizados con la densidad y la velocidad del flujo, los investigadores estimaron que podían desplazar perfectamente proteínas relacionadas con la señalización celular, por lo que trataron de observarlas.

Pronto empezaron a aparecer detractores de esta teoría, ya que algunos cálculos parecían estar tomados por los pelos. Pensemos por un momento: cuando se crea un flujo en un recipiente casi redondo, aunque ese flujo vaya en una dirección, al chocar con las paredes, la corriente se desviará. Por tanto, si en ese flujo hay moléculas, no acabarán concentradas en un punto en concreto, sino que se desperdigarán por todo el nodo, a no ser que las células las absorban inmediatamente.

Como esto no termina de cuadrar con las observaciones, se desarrolló la teoría del paquete vesicular. Se sabe que los cilios pueden expulsar pequeñas vesículas al medio que contienen sustancias en su interior. Este comportamiento es habitual en la comunicación intercelular, pero se trata de un mecanismo que no está lo suficientemente estudiado. Es decir, en la actualidad, los científicos saben que los cilios expulsan estas vesículas, denominadas exosomas, pero hay pocos estudios que identifiquen su composición o los componentes que llevan en su interior. Sin embargo, la presencia de estas vesículas solucionaría los problemas de la teoría morfógena, porque son de muy rápida absorción. Ahora bien, todavía no se ha detectado la presencia de exosomas nodales, por lo que no es posible asegurar que este sea el mecanismo.

Por ello, la física intenta salvar el día apostando por una teoría radicalmente distinta. Si bien es cierto que se basa en el movimiento de los cilios nodales y en el flujo que crean, deja las sustancias químicas totalmente apartadas. Según la teoría mecanosensitiva, son unos cilios inmóviles los que se encuentran a la izquierda del nodo y son los encargados de detectar el propio flujo. Estos cilios, al doblarse ligeramente por la corriente, generan tensión en su base, lo que activa las denominadas cascadas de señalización. Estas cascadas de señalización son el equivalente biológico del efecto dominó. Es decir, una molécula activa otra y así van activando a las siguientes, hasta que la célula detecta que algo ha cambiado y entiende que está a la izquierda o a la derecha.

El hallazgo de estos dos tipos de células ciliadas por el laboratorio de Brueckner de la Universidad de Yale ha acabado por inclinar un poco la balanza hacia esta teoría. En el laboratorio encontraron tanto cilios móviles como cilios inmóviles, que rápidamente pensaron que se podían tratar de «emisores» y «receptores» de una señal. En el laboratorio también pudieron detectar un flujo de calcio en las células que se encontraban en el lado izquierdo del nódulo. Por este motivo, junto con el estudio de nodos de ratones a los que se les habían eliminado deliberadamente proteínas necesarias para la función ciliar, llegaron a la conclusión de que ni químicos ni vesículas: el flujo es suficiente. Sin embargo, como hemos dicho al principio, todavía no es posible descartar las otras porque, además, no son teorías excluyentes, sino que podrían aparecer de forma sinérgica.

Una vez explicado esto, hay un detalle que he ocultado deliberadamente hasta ahora y que creo que ha llegado el momento de revelar. Estos estudios están hechos mayoritariamente en ranas (*Xenopus laevis*) y en ratones. Aunque se trata de un mecanismo muy conservado entre estos animales, que son evolutivamente muy distintos entre sí, los estudios de estos mecanismos en humanos son muy escasos. Ahora bien, los expertos consideran que los resultados son extrapolables, ya que una rana y un ratón son evolutivamente mucho más diferentes que un ratón y un humano, y hay pruebas indirectas de que el proceso ocurre de igual forma en humanos. Las pruebas, principalmente, las encontramos en los trastornos en los que el cuerpo no puede distinguir la izquierda de la derecha.

¿HACIA QUÉ LADO VOY?

Una de las cosas más curiosas que sucede con este mecanismo para decidir la lateralidad es que es muy fiable, pero no infalible. Aproximadamente 1 de cada 6000 nacidos vivos presenta *situs inversus totalis,* es decir, sus órganos están completamente en espejo, al revés. Estas personas, si no presentan otro trastorno, suelen vivir una vida perfectamente normal. Es decir, cualquier persona que te cruces por la calle puede tener *situs inversus totalis* y no darte ni cuenta. Es más, muchos de ellos viven sin saber que tienen el corazón a la derecha, y que realmente no son zurdos, sino que son diestros, pero realmente su cuerpo está en espejo.

Normalmente, la sorpresa se revela al tener que ir al hospital para realizar alguna prueba médica. Cuando el cardiólogo, el neumólogo o el hepatólogo analizan al paciente, enseguida se dan cuenta de que algo no cuadra. O bien el sonido que tendría que hacer el pulmón al llenarse no es el correcto, o bien el electrocardiograma da valores extraños, o bien, al realizar una ecografía, no encuentran el órgano donde debería estar. La sorpresa suele ser para ambos: el médico, que si es su primer caso probablemente se asuste mucho, y para el paciente, que, al ver al médico asustado, lo más probable es que se asuste también. Sin embargo, en esos casos, lo más preocupante suele ser la razón que tenía inicialmente el paciente para visitar al médico.

La mayoría de las personas con *situs inversus totalis* —aunque no siempre— padecen algún tipo de trastorno genético que afecta específicamente al desarrollo de los cilios, un trastorno que se denomina ciliopatía. Dependiendo del gen afectado, se verá truncada una proteína u otra que puede ser más o menos esencial en la estructura o en el movimiento del cilio. Recordemos que los cilios tienen más de 250 proteínas distintas, por lo que algunas son más importantes que otras, y, por si acaso, hay mecanismos y proteínas redundantes que pueden cumplir la misma función. Pero el problema de una ciliopatía no suele ser la lateralidad. Como hemos comentado anteriormente, hay cilios presentes en distintos tejidos del cuerpo, por lo que los síntomas pueden llegar a ser muy diversos.

En los pulmones, los cilios se encargan de mover las mucosidades hacia la garganta para que sean destruidas en el estómago. Si fallan, las mucosidades podrían quedar atascadas en el sistema respiratorio, un síntoma que se conoce como bronquiectasia. Las bronquiectasias suelen estar relacionadas con infecciones recurrentes en las vías respiratorias y visitas frecuentes al médico y al fisioterapeuta para conseguir movilizar y eliminar esas mucosidades, que tienen embebidas partículas de polvo y microorganismos. Las ciliopatías también se han relacionado con hidrocefalias, porque el líquido cefalorraquídeo no se puede mover por el sistema nervioso y queda atrapado, presionando el tejido cerebral; con problemas de visión, porque los conos y bastones son cilios altamente especializados; y con esterilidad. Tanto los espermatozoides —su cola— como las células que recubren el interior del sistema reproductor femenino contienen cilios y son necesarios para la reproducción.

Cualquiera de estos problemas es más que suficiente como para que las personas acudan a un profesional de salud. Allí, si detectan el defecto de la lateralidad y lo asocian con cualquiera de los síntomas, detectarán la ciliopatía. O, por lo menos, así debería ser; pero al tratarse de casos extremadamente raros, el diagnóstico puede llegar a demorarse entre cinco y ocho años, algo habitual en el campo de las enfermedades raras. Y es que el conocimiento sobre este tipo de enfermedades es relativamente reciente, ya que la primera vez que se detectó la relación entre *situs invesus,* sinusitis y bronquiectasias fue en 1933. En aquella época, el doctor Manes Kartagener, tras leer los trabajos de un médico anterior apellidado Siewert, observó los tres síntomas en un grupo de pacientes. Kartagener observó que el grupo de pacientes tenía varios familiares, por lo que el origen del trastorno debía ser hereditario. Gracias a sus investigaciones, la tríada de síntomas se conoce como síndrome de Kartagener o, directamente, Kartagener.

En los pacientes que presentan Kartagener, los defectos de lateralidad son mucho más frecuentes que en la población general. De hecho, en

158

algunas ciliopatías que afectan tanto a los cilios respiratorios como a los cilios nodales, la probabilidad de tener los órganos en el lado contrario del cuerpo es de 50-50. Es decir, el cuerpo no sabe hacia qué lado debe ir, por lo que lanza una moneda al aire y decide según qué lado le salga.

Estos cambios en la lateralidad son evidencias que los embriólogos e investigadores han podido relacionar con los mecanismos subyacentes a la distinción entre izquierda y derecha. Es decir, la corriente de pensamiento es la siguiente: si las ciliopatías que causan bronquiectasias también pueden afectar al movimiento de los cilios nodales, los cilios deben ser necesarios para distinguir entre la izquierda y la derecha en humanos. Como tenemos estudios realizados en ratones, ranas y otros vertebrados en los que se ha podido detallar este mecanismo, los humanos no deberían ser distintos. Por tanto, los cilios son necesarios para distinguir entre izquierda de derecha durante la embriogénesis humana.

ENTONCES, ¿HACIA DÓNDE VAMOS?

Una vez juntadas todas las piezas del puzle, ya sabemos cómo el cuerpo decide sobre su lateralidad. Gracias a los cilios, nuestro organismo sabe colocar el corazón a la izquierda, el hígado a la derecha y muchas otras asimetrías que tenemos en nuestro interior, como la organización intestinal y cerebral. Estos cambios también nos dan, aunque en menor medida, nuestro perfil bueno y nuestro perfil malo, nuestro ojo bueno y nuestro ojo malo, y, según avanzamos en nuestra vida, la rodilla buena y la mala.

Pero ahora mismo, en este libro, estamos en un momento en el que todavía nos quedan muchos tejidos por formar, muchos órganos que organizar y muchos procesos que comenzar. Hemos repasado —brevemente— la historia de la lateralidad y hemos distinguido tanto entre izquierda y derecha que la única dirección posible es seguir adelante, continuando con el siguiente paso de la embriogénesis; aunque para ello haya que, irónicamente, seguir con la página que está a la derecha.

Hacia los confines azules de la tierra

Y cuando nos encontremos — las costillas todavía
dividirán el sueño que incluye la carne
y los vientos y los océanos del tiempo.
        Separación de Stephen Spender, traducción Silvina Ocampo

En la semana tres y cuatro el desarrollo del corazón
y los vasos sanguíneos llenos de mariposas, en la cuarta
y la quinta el primitivo sistema urinario que regará de sol
los almohadones, en la quinta y la sexta, la formación de
los pulmones, las alas calladas, quietas dentro de
cada uno de nosotros, hacia la semana seis y ocho, el hígado
y el páncreas digieren el sentido de la vida, de la semana
ocho hasta la doce, el sistema nervioso se riega como un nudo
con sus cables eléctricos y sus chispas complejas, en la semana
nueve y doce los órganos reproductores crecen, más tarde
vienen los huesos a levantar la catedral de tu estructura duran
así varias semanas trabajando incansablemente, no se agotan
de su labor tan íntima, hasta llegar a la semana veinte
cuando la piel se vuelve más compleja, en la semana veintiocho
todos los órganos están ensayando antes de salir a la luz
y respirar el cielo de las sábanas, y abrir las manos hacia
la tempestad de una ventana, y escuchar voces como si
se tratara de una catarata que cae sobre el oído.

Tanta confusión maravillosa, única, sobre la piel que no
conoce marcas, las marcas del amor, del desamor, del caminar
por el mundo que estalla, no, nada sabe esa piel como
una aurora de la otra piel que crecerá aguda y atenta.

El tejido celular habrá hecho su entrada en la geografía de
un país, una cuna, un lenguaje para abrigar los días,
después el tiempo dirá si el largo viaje fue exitoso, si estabas
predispuesto para la fuerza de la vida con sus agujeros rotos,
con sus zapatos tristes, con su maravillosa bandera de ideales,
con los momentos tristes o profundos o llenos de perdón
o de grandes abrazos apretados,

nadie por ahora sabe cómo será ese viaje cuando llegues
del otro lado, donde crece la hierba.

                                    Gladys Ilarregui

160

10

¿QUIÉN ES QUIÉN?

En marzo de 2024, la revista *Nature* publicó un trabajo controvertido llevado a cabo por un equipo de investigadores de diferentes centros estadounidenses. En él, los científicos afirman haber descubierto el mecanismo genético por el cual los seres humanos no tenemos cola. La ausencia de esta es una característica anatómica notable si nos comparamos con nuestros parientes evolutivos más cercanos. Además, algunos biólogos creen que la ausencia de cola nos empujó al bipedismo, por lo que se trata de un evento importante en nuestra historia colectiva. ¿A qué se debe este fenómeno? Según describen los científicos, se trata de la inserción de un elemento móvil (una región de ADN que puede replicarse e insertarse en otros lugares del genoma) en un gen concreto, llamado *TBXT*. La polémica está servida: ¿cómo es posible que hayan descubierto la causa genética de la pérdida de la cola, si en los humanos, el embrión todavía tiene una? Aunque a lo largo de la gestación esta cola se pierde, es cierto que existe durante varias semanas y su observación es muy evidente. En este capítulo, entramos de lleno en el desarrollo de los órganos humanos y en cómo su estudio nos ha permitido desarrollar técnicas para curar enfermedades.

En un capítulo anterior, resumimos de forma casi apresurada la gastrulación, el proceso embrionario que establece las bases para la

161

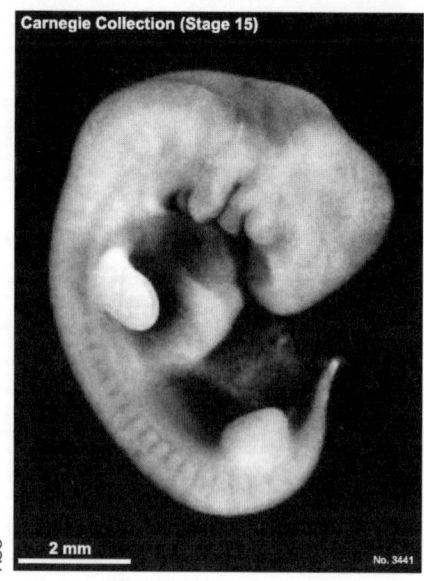

Carnegie Collection (Stage 15)

ASC 2 mm No. 3441

Embrión humano con cola.

formación de los diferentes tejidos y órganos en el futuro feto. Este proceso ocurre aproximadamente durante la tercera semana de gestación, tras una serie de eventos que preparan al embrión para la implantación en el útero. Durante las etapas iniciales del desarrollo humano, el cigoto se divide de forma consecutiva hasta originar una masa esférica de células comprimidas a la que llamamos mórula. Posteriormente, la mórula se transforma en una estructura llamada blástula, que consta de una capa externa de células, denominada trofoblasto, y una cavidad interna, donde se encuentran las células de masa celular interna. En esta fase, el embrión ya está listo para implantarse en el útero; la gastrulación comienza cuando las células migran hacia el interior de la blástula, generando capas germinales especializadas.

MONTANDO ÓRGANOS POR PIEZAS

En humanos, ya hemos visto que la gastrulación se caracteriza por la formación de tres capas denominadas «germinales»: el ectodermo, el mesodermo y el endodermo. Otro fenómeno importante que sucede durante esta etapa es la rotura de la simetría. Si hasta ahora el embrión era una bola más o menos simétrica; a partir de aquí, empiezan a

162

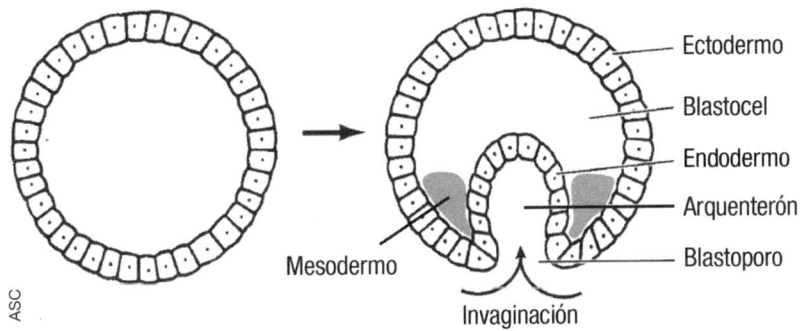

Mecanismo de epibolia.

formarse los primeros ejes (delante-detrás, arriba-abajo e izquierda-derecha). Así es como se sientan las bases para la formación de estructuras corporales y la configuración adecuada de los planos del cuerpo. Si recordamos las etapas iniciales del desarrollo embrionario, el embrión exhibe simetría radial, donde las células son relativamente uniformes y se encuentran dispuestas de manera simétrica alrededor de un eje central. Durante la gastrulación, las células del embrión comienzan a migrar y a adoptar otros destinos celulares. Este proceso implica una serie de eventos coordinados que rompen la anterior simetría radial y establecen la asimetría «corporal». Mecanismos con nombres tan estrafalarios como epibolia, ingresión, invaginación y otros procesos morfológicos contribuyen a la reorganización de las células en capas germinales y a la configuración de estructuras, como la que dará lugar al tubo digestivo.

Cuando termina la gastrulación, inicia otro proceso conocido como somitogénesis, que contribuye a la formación de las somitas, bloques de tejido segmentado que dan origen a estructuras como la columna vertebral, los músculos, las costillas y parte de la dermis. Las somitas se forman a ambos lados del tubo neural, y su formación sigue un patrón temporal. Este proceso es impulsado por la presencia de un reloj molecular, conocido como reloj somítico, que marca intervalos regulares de tiempo durante los cuales se forman estas estructuras.

A lo largo de la somitogénesis, se desencadena la expresión de genes específicos, como son los genes *Hox*. Esta familia de genes codifica factores de transcripción, proteínas que regulan el comportamiento de otros genes y que juegan un papel crucial en la especificación de la identidad segmentaria a lo largo del eje antero-posterior del embrión. Estos genes están organizados en agrupaciones dentro del genoma, conocidas como clústeres, y su activación sigue un patrón colineal: los genes en la parte 3' del clúster se expresan en regiones más anteriores del embrión, mientras que los genes en la parte 5' se expresan en regiones más posteriores. Es como si la posición de los genes en el genoma correlacionara con el lugar donde se expresan en el embrión. Pero no solo eso, sino que además se encuentran conservados entre especies. Estos genes controlan los mismos segmentos del cuerpo en los humanos que en la mosca.

Llegados a este punto, el embrión ya tiene la base necesaria para desarrollar los órganos. Aunque el desarrollo de ellos se produce de forma simultánea a lo largo de todo el embarazo, en este capítulo vamos a repasar los momentos iniciales en los que se atisba el inicio y establecimiento de cada uno de ellos. En cuanto al desarrollo de las extremidades, se distinguen tres procesos fundamentales: morfogénesis, crecimiento y modelado (*patterning* en inglés), cada uno guiado por ejes específicos de crecimiento. De esta manera, primero se determina en el tejido cuál será la región que conformará la extremidad, a través de una estructura anatómica denominada organizador, a la que seguirá la proliferación celular para darle la forma. Alrededor de la sexta semana, las células en las regiones laterales del embrión son inducidas a formar las yemas de los miembros. En la punta de cada yema, se desarrolla la cresta ectodérmica apical. Esta estructura es esencial para la formación de los dedos, ya que desencadena la apoptosis, un proceso de muerte celular programada que separa los dedos al eliminar las conexiones membranosas iniciales, como veremos en los siguientes capítulos. En el interior de la yema, las células mesenquimales forman condensaciones que se diferencian en tejidos específicos, incluyendo huesos, músculos y piel. Simultáneamente, se desarrollan vasos sanguíneos y nervios de las extremidades.

En las primeras semanas del desarrollo embrionario, específicamente entre la tercera y la cuarta, se establece la formación del tubo neural, dando paso también al desarrollo del corazón y los vasos sanguíneos. En las semanas cuarta y quinta, los riñones primitivos comienzan a formarse, estableciendo la base del sistema urinario. Posteriormente, se inicia la formación de los pulmones y el sistema respiratorio, aunque su madurez completa se logra más adelante. Ya hacia la sexta semana, se inicia la formación del hígado y el páncreas, órganos que cumplirán una función específica para la digestión y el metabolismo. Entre las semanas octava y duodécima, el sistema nervioso central se desarrolla significativamente, y los órganos sensoriales como los ojos y los oídos comienzan a tomar forma, aunque venían desarrollándose desde el mes anterior. Entre las semanas séptima y octava, los órganos reproductores externos comienzan a diferenciarse, manifestando características sexuales específicas según el sexo cromosómico a partir de la décima semana, aunque esto lo veremos más adelante.

Si buscamos el común denominador en todos los procesos de organogénesis que hemos visto, llegamos fácilmente al siguiente: la diferenciación celular. Se trata del proceso mediante el cual una célula madre cambia de un tipo a otro, generalmente volviéndose más especializada. Esto ocurre muchas veces durante el desarrollo de un organismo multicelular, desde un simple cigoto hasta un sistema complejo de tejidos y tipos celulares. La diferenciación continúa en la edad adulta, cuando las células madre se dividen y generan células hijas completamente diferenciadas durante la reparación de tejidos y el recambio celular normal, al menos en algunos órganos, como el intestino. La diferenciación celular produce cambios drásticos en el tamaño, la forma, el potencial de membrana, la actividad metabólica y la capacidad de respuesta a señales de una célula. Estos cambios son principalmente el resultado de modificaciones altamente controladas en la expresión génica. A excepción de algunas situaciones, la diferenciación celular casi nunca implica un cambio en la secuencia del ADN en sí. Así, diferentes células pueden tener características físicas muy diferentes a pesar de tener el mismo genoma.

Un tipo especializado de diferenciación, conocido como diferenciación terminal, es el mecanismo típico en algunos tejidos, como el sistema nervioso. Durante esta diferenciación terminal, una célula precursora que antes podía dividirse abandona permanentemente el ciclo celular, desmantela la maquinaria de la división y, a menudo, expresa genes característicos de la función final de la célula (por ejemplo, de la neurona). Entre las células en diferenciación, existen múltiples niveles de potencial celular, que se refiere a la capacidad de la célula para convertirse en otros tipos celulares. Un mayor potencial indica un mayor número de tipos de células en los que una célula madre puede convertirse. Una célula que puede diferenciarse en todos los tipos celulares, incluido el tejido placentario, se conoce como totipotente. En los mamíferos, solamente el cigoto y los blastómeros subsiguientes son totipotentes. Una célula que puede diferenciarse en todos los tipos celulares del organismo adulto se conoce como pluripotente, y estas son células madre embrionarias de la masa celular interna. Una célula multipotente es aquella que puede diferenciarse en varios tipos celulares diferentes pero estrechamente relacionados. Las células oligopotentes son más restrictivas que las multipotentes, pero aún pueden diferenciarse en unos pocos tipos celulares estrechamente relacionados. Por último, contamos con las células unipotentes, que pueden diferenciarse en un solo tipo celular.

Ahora ya sabemos cómo se organizan las células madre y sus células hijas en el tejido embrionario. Esto que acabamos de describir sirve para cualquier órgano que nos podamos imaginar. Pero ¿cómo acaba un blastómero pluripotente de la masa celular interna convirtiéndose en una neurona? La diferenciación celular suele estar controlada por señalización celular, lo que implica muchas moléculas señal, como los factores de crecimiento. Estas vías de señalización a menudo comparten pasos generales, donde un factor producido por una célula se une a un receptor en otra célula, desencadenando una serie de eventos que activan factores de transcripción o proteínas citoesqueléticas, contribuyendo así al proceso de diferenciación en la célula objetivo. Las células y tejidos pueden variar en su competencia, es decir, en su capacidad para responder a señales externas.

Otro mecanismo importante de diferenciación es la división celular asimétrica, que genera células hijas con destinos de desarrollo distintos. Estas divisiones pueden ocurrir debido a determinantes citoplasmáticos maternos expresados de manera asimétrica o a través de la señalización. De este modo, las células hijas heredan de forma desigual las moléculas reguladoras de la célula madre, lo que resulta en un patrón distintivo de diferenciación para cada célula hija.

166

Hoy en día, los científicos nos planteamos la pregunta de si las señales extrínsecas pueden llevar a cambios en la epigenética, al igual que pueden inducir cambios en la expresión génica mediante la activación o represión de diferentes factores de transcripción. Aunque hay poca evidencia directa sobre las señales específicas que afectan al epigenoma, se especula sobre posibles reguladores de la remodelación epigenética. Uno de estos candidatos es la vía de señalización Wnt, que participa en todas las etapas de diferenciación y puede sustituir la sobreexpresión de c-Myc en la generación de células madre pluripotentes inducidas. Además, el papel de los factores de crecimiento, como las proteínas BMP, los factores TGF y los factores FGF, ha demostrado mantener la expresión de genes clave en células madre embrionarias. Aunque desconocemos en gran medida el papel de las señales en el control epigenético del destino celular en mamíferos, existen ejemplos en otros organismos que indican la probable existencia de mecanismos adicionales a los genéticos. Sin embargo, ¿podremos utilizar nuestro conocimiento actual para producir órganos a la carta?

ENCÁRGAME UN CORAZÓN DE REPUESTO

Si volvemos la vista a los albores del desarrollo embrionario, como ya hicimos en el capítulo anterior, recordaremos que, hacia el cuarto día, el embrión alcanza un punto en el que los blastómeros externos forman un cinturón compacto y filtran líquido hacia el interior, dando origen al blastocisto. En esta etapa, los blastómeros externos (trofoectodermo) se especializan en la futura placenta, mientras que los internos (masa celular interna) se convierten en células madre pluripotentes, capaces de diferenciarse en cualquier tipo celular del organismo. Estas células son muy importantes a nivel terapéutico debido a dos características que presentan: la capacidad de diferenciarse en cualquier célula del organismo adulto y que son capaces de autorrenovarse, es decir, se encuentran en constante proliferación. Esto las convierte en candidatas ideales para diseñar terapias contra enfermedades degenerativas, como el Alzheimer o el Parkinson, aunque su aplicación práctica es más compleja. Imaginemos una enfermedad en la que se pierden unas células concretas, como las neuronas que mueren durante la enfermedad de

167

Parkinson. Si fuésemos capaces de generarlas en el laboratorio y trasplantarlas, tal vez se podría revertir la enfermedad. Los métodos iniciales para obtener células madre pluripotentes implicaban la disección y cultivo de la masa celular interna, pero generaban problemas éticos al requerir la destrucción de embriones. Aunque es posible aislar blastómeros individuales, la cantidad resultante es insuficiente para el cultivo en laboratorio. Las células madre pluripotentes pueden mantenerse indiferenciadas en cultivo o diferenciarse hacia tipos celulares específicos, como riñón, corazón o páncreas. Sin embargo, aún no se conocen todas las «recetas» para diferenciarlas en células de todo el organismo. A pesar de su potencial terapéutico, las células pluripotentes presentan desafíos todavía por resolver, como el rechazo inmunitario al trasplantarse en individuos, ya que son genéticamente diferentes.

La pregunta sobre la naturaleza del embrión ha generado un intenso debate entre científicos, políticos, instituciones religiosas y asociaciones de pacientes. Las posturas a favor y en contra de la investigación con embriones humanos reflejan divisiones profundas en este tema. Quienes se oponen argumentan que, desde la fecundación, el cigoto es considerado un ser humano, lo que prohíbe su uso en investigación debido a la destrucción de lo que consideran una persona. Sin embargo, los cuestionamientos sobre la viabilidad del blastocisto *in vitro* y la diferenciación de las células internas sugieren que el embrión no constituye una persona completa. La Academia Pontificia para la Vida, respaldada por la Iglesia católica, sostiene la posición de que el cigoto ya es un ser humano, pero la atribución de un alma plantea dilemas, como la posibilidad de gemelos idénticos tras la fractura del cigoto. El Comité de Ética del NIH propone una postura más gradual, sugiriendo que el embrión adquiere progresivamente el estatus moral de persona. Este enfoque está respaldado por la comunidad científica y aboga por una legislación específica para la investigación con embriones humanos. La cuestión clave es determinar cuándo considerar definitivamente a un embrión como persona, y el actual debate judicial es un intento de establecer límites a la investigación. La UE se inclina hacia un enfoque de estatus moral gradual, permitiendo la investigación en embriones preimplantacionales bajo condiciones específicas y con embriones donados a la ciencia.

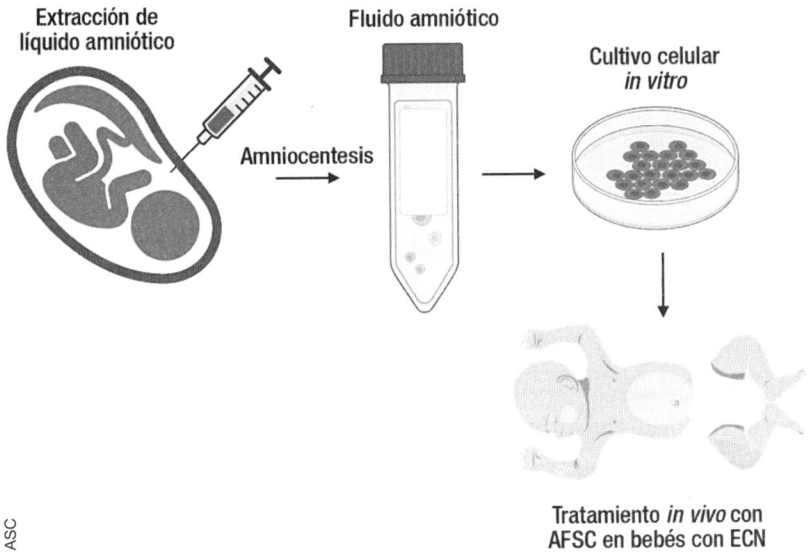

Extracción de líquido amniótico

Fluido amniótico

Cultivo celular *in vitro*

Amniocentesis

ASC

Tratamiento *in vivo* con AFSC en bebés con ECN

Amniocentesis.

Las células madre embrionarias también presentan problemas de compatibilidad al diseñar terapias. Su origen, que proviene de un embrión y tiene ADN diferente al del paciente, suscita preocupaciones. Se han desarrollado alternativas a las células pluripotentes, como las obtenidas por transferencia nuclear. Este proceso implica crear células pluripotentes genéticamente idénticas a un individuo; se extrae el núcleo de un óvulo, se enuclea y se introduce el núcleo de una célula adulta. Además de ser éticamente problemática, esta técnica ha sido poco eficiente y propensa a la clonación, como demostró el caso de la oveja Dolly. Sin embargo, su uso se da principalmente en investigación. Otra alternativa han sido las células madre partenogenéticas, que se generan activando artificialmente óvulos no fecundados, desarrollando embriones preimplantacionales. Aunque no pueden originar un neonato, aún enfrentan problemas de rechazo inmunológico.

Las células madre amnióticas, presentes en el saco y líquido amnióticos a partir de las dos semanas de gestación, ofrecen una opción más prometedora. La heterogeneidad de estas células permite obtenerlas sin dañar al embrión mediante amniocentesis. Algunas de estas células son pluripotentes y otras multipotentes, y su obtención es éticamente aceptable, puesto que no destruyen al embrión. La facilidad de obtenerlas

169

mediante amniocentesis, una punción para obtener biopsias de líquido amniótico o incluso una pequeña porción de la membrana, facilita su cultivo en laboratorio. Además, la posibilidad de que se conviertan en células autólogas del futuro bebé reduce el riesgo de rechazo en tratamientos. Estas células amnióticas han demostrado utilidad clínica en el tratamiento de roturas de la membrana amniótica y la hernia de diafragma en recién nacidos.

Las células madre no existen únicamente en el embrión, también las podemos hallar en nuestro cuerpo de adulto. Tras la implantación, los blastómeros pluripotentes pierden gradualmente su pluripotencia, convirtiéndose en progenitores multipotentes, los cuales tienen una capacidad más limitada para diferenciarse en comparación con las células pluripotentes. Este proceso de pérdida de pluripotencia se extiende a lo largo del desarrollo postimplantacional, donde la diferenciación no ocurre directamente de progenitores multipotentes a células completamente indiferenciadas. En lugar de ello, los progenitores tienden a diferenciarse en otros progenitores, perdiendo progresivamente su multipotencia. Estos progenitores multipotentes permanecen en el cuerpo del embrión incluso después del nacimiento y a lo largo de la vida. Aunque inicialmente se consideraban vestigios biológicos, la comunidad científica ha descubierto su presencia en varios órganos del cuerpo humano adulto. Sin embargo, en algunos tejidos, las células madre adultas constituyen menos del 1 % del total.

Un ejemplo de tejido cuya renovación se basa en células madre adultas es el intestino. Las microvellosidades intestinales, que se renuevan cada tres o cuatro días, dependen de células madre multipotentes en la base de las criptas. Estas células se dividen asimétricamente, generando nuevas células madre y células de Paneth. Las células de Paneth, a su vez, pueden diferenciarse en enterocitos especializados. Este proceso de diferenciación asimétrica mantiene la homeostasis del intestino. Otro caso interesante es el de la médula ósea, un compartimento en el interior del hueso donde las células madre hematopoyéticas se encargan de producir todas las células del sistema inmunitario. Estas células madre pueden diferenciarse asimétricamente en progenitores linfoides y mieloides, que a su vez generan diferentes tipos de células sanguíneas. La localización específica de las células madre en la médula ósea

170

permite preservar su integridad genética a lo largo de la vida. A pesar de estos ejemplos claros de regeneración en el intestino y la médula ósea, la presencia y el papel de las células madre adultas en otros órganos, como el páncreas, son menos evidentes. Aunque se conocen progenitores pancreáticos en órganos adultos, su contribución activa a la diferenciación de células pancreáticas no está clara. No obstante, en experimentos como la pancreatectomía, donde se extirpa parte del páncreas, se ha observado la activación de progenitores pancreáticos, sugiriendo un potencial papel regenerativo.

Aunque las bondades de las células madre adultas sean muchas, es evidente que no poseen las mismas características que las células madre embrionarias. No obstante, desde el año 2007, los biólogos celulares saben cómo convertir células adultas, totalmente diferenciadas, en células madre que se parecen a las embrionarias. Se llaman células madre pluripotentes inducidas, conocidas como iPS, y son el foco de la medicina regenerativa y la esperanza para numerosas terapias. Se obtienen mediante un proceso llamado reprogramación, que transforma células adultas diferenciadas en células madre pluripotentes, similares a las células de la masa celular interna de un embrión. La reprogramación implica «borrar» la identidad de una célula adulta, como un fibroblasto de la piel, para que adquiera las características de una célula madre pluripotente. Una vez reprogramada, la iPS puede diferenciarse en cualquier tipo celular del organismo, ofreciendo la posibilidad de realizar trasplantes autólogos y evitando el rechazo inmunológico al compartir el mismo ADN con el donante original. Las iPS también abordan los problemas éticos asociados con las células pluripotentes embrionarias, ya que no requieren la destrucción de embriones y son genéticamente idénticas al paciente. Esta ventaja supera las limitaciones de otras células madre embrionarias, como las obtenidas por transferencia nuclear o mediante partenogénesis.

La reprogramación, un proceso que no se ha observado de forma natural en el cuerpo humano ni en otros mamíferos, fue reconocida por el Premio Nobel de Medicina en 2012, otorgado a John B. Gurdon y Shinya Yamanaka. Yamanaka demostró que era biológicamente posible reprogramar células adultas, identificando un conjunto de cuatro genes esenciales para este proceso: *SOX2, KLF4, OCT4* y *cMYC*. Sin

171

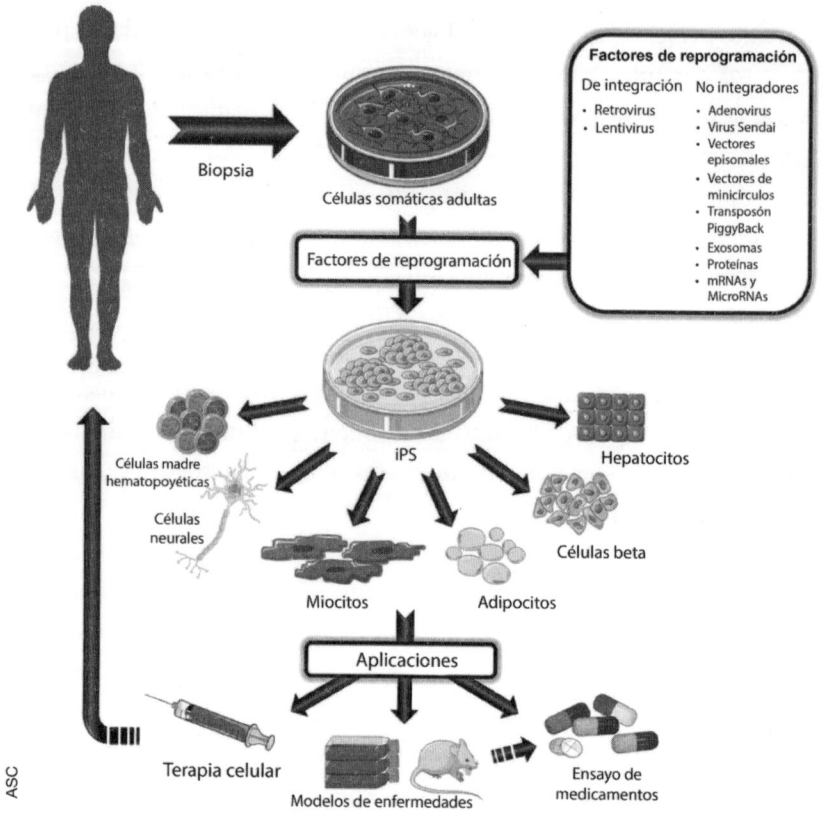

Proceso de reprogamación.

embargo, las primeras generaciones de iPS mostraron limitaciones en su capacidad de diferenciarse *in vivo* al inyectarse en ratones. Mejoras en la técnica llevaron a una segunda generación de iPS que lograron la diferenciación *in vivo*, marcando un avance significativo.

A pesar de los progresos, las investigaciones actuales se centran en mejorar la eficiencia de la reprogramación y en entender cómo diferenciar las iPS en los distintos tipos celulares del cuerpo humano. Aunque las iPS ofrecen la posibilidad de obtener células embrionarias sin recurrir a embriones, surge el desafío de corregir mutaciones genéticas existentes en pacientes que necesitan terapias basadas en iPS. Imaginemos una enfermedad en la que un tejido se destruye de forma continua debido a un error genético. Aunque estos pacientes reciban trasplantes con células madre, los nuevos injertos serían destruidos igualmente. La

172

aplicación de células madre y la edición genética ofrece perspectivas emocionantes para el tratamiento de enfermedades genéticas, como la degeneración de la retina o la diabetes tipo 1. La capacidad de reprogramar células adultas en células madre pluripotentes inducidas (iPS) y luego editar genéticamente estas células para corregir mutaciones específicas abre nuevas posibilidades terapéuticas.

En el caso de la degeneración de la retina, donde la pérdida de células específicas de la retina conduce a la ceguera, la estrategia propuesta implica la obtención de fibroblastos de la piel del paciente, su reprogramación en iPS y la edición genética para corregir la variante genética defectuosa. Luego, estas células editadas se diferenciarían en células de la retina antes de ser trasplantadas al paciente. La clave es abordar la causa genética subyacente para evitar la recurrencia de la enfermedad. En el contexto de la diabetes tipo 1, donde las células beta del páncreas son destruidas por el sistema inmunitario, se ha utilizado la edición genética para reducir la expresión de genes implicados en el rechazo inmunitario. Esto permite trasplantar células madre pancreáticas productoras de insulina sin ser detectadas y destruidas por el sistema inmunológico del paciente. Este enfoque innovador podría superar los desafíos asociados con los trasplantes anteriores de células beta. El uso de la tecnología CRISPR-Cas9 ha revolucionado la edición genética, facilitando y abaratando significativamente el proceso. Empresas como Viacyte están llevando a cabo ensayos clínicos con células madre editadas genéticamente para abordar enfermedades degenerativas como la diabetes tipo 1, aunque todavía habrá que esperar para determinar su efectividad.

El descubrimiento de las células madre humanas durante el desarrollo embrionario es un ejemplo muy interesante sobre cómo la investigación básica ha derivado en una aplicación terapéutica. Los primeros embriólogos que trabajaron con embriones lo hicieron con muestras de animales, principalmente de ratones, hasta que validaron sus descubrimientos también en humanos. Sin embargo, nunca tuvieron el mínimo atisbo de que generarían una herramienta para tratar enfermedades, ni siquiera esperaban que alguien lo hiciera gracias a sus descubrimientos. La fuerza motriz que guio los hallazgos sobre las células del embrión temprano fue la curiosidad, el placer de saber por saber. Y

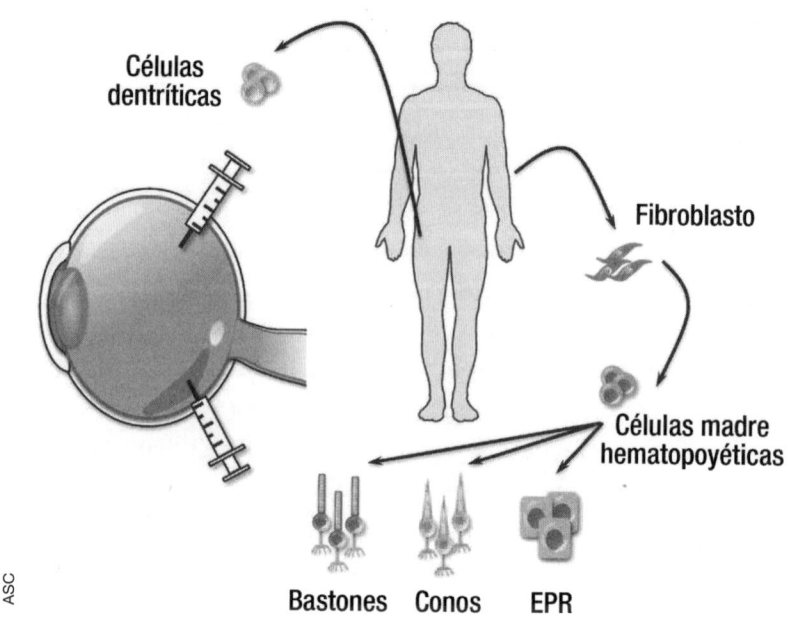

Células
dentríticas

Fibroblasto

Células madre
hematopoyéticas

ASC

Bastones   Conos   EPR

Terapia celular para enfermedades degenerativas de la retina.

fue gracias a esto que otros científicos llegaron posteriormente y construyeron todo el sistema de obtención, cultivo y diferenciación de células madre *in vitro*. Desde las embrionarias hasta las iPS, pasando por la transferencia nuclear o las células partenogenéticas, la ciencia tiene un sistema de conocimiento constructivista. Por ello, es necesario que, a día de hoy, sigamos fomentando la investigación de descubrimientos que aparentemente no tengan utilidad alguna. Aunque seamos incapaces de imaginar para qué servirá ese conocimiento, sabemos que será una pieza más del rompecabezas científico de la naturaleza. Quién sabe si, gracias a ella, en un futuro seremos capaces de encajar la pieza que falta en el puzle de las terapias que podríamos necesitar.

Otra

En el cálido arrullo de tu vientre,
mamá,
fui a veces primate:
un tití pequeñito,
o un lémur de ojos grandes,
o quizás un macaco inquieto e impaciente.

Así me imaginaba,
naciendo de tu cuerpo con mi cola perfecta,
presintiendo el intenso perfume de las selvas,
con los ojos ya abiertos para gozar del mundo:
del árbol, de los ríos, del cielo de verano
generoso de estrellas nimbando tu cabeza.
Fantaseaba a solas sobre mi nacimiento.
La fiesta bulliciosa,
la manada arropando mi primera mirada,
tus hermanas lamiendo la humedad de mi cuerpo…

Eso fue cuando estuve dentro de tu regazo.
Pero duró tan poco.

Ahora me ocurre a veces
que sueño con mi cola perdida y me despierto
añorando esos días en que pude ser otra.

Josefa Parra

11

RÉQUIEM POR UNA CÉLULA

La célula es la unidad mínima de vida y, como tal, también puede alcanzar su fin. La muerte celular representa el cese irreversible de las funciones de una célula. Este proceso puede ser desencadenado por diversas causas naturales, desde la pérdida de función, daño mecánico, infecciones virales o bacterianas, hasta la exposición a sustancias químicas dañinas o la falta de nutrientes esenciales. Según la clasificación tradicional realizada por los científicos, la muerte celular puede dividirse en dos categorías principales. Por un lado, contamos con la muerte programada, un proceso altamente regulado que ocurre durante el desarrollo embrionario y otros eventos fisiológicos. Por otro lado, encontramos la muerte no programada o accidental, que puede ser causada por factores externos, como agentes tóxicos.

La muerte celular programada se bautizó con el término apoptosis, derivado del griego antiguo «apo» ('fuera de') y «ptosis» ('caída'), que recuerda a la caída de las hojas de los árboles en otoño. Este mecanismo de muerte celular se desencadena por una orden genética, dando lugar a una serie de eventos bioquímicos que alteran su forma y, finalmente, conducen a su muerte. La apoptosis es una respuesta a eventos fisiológicos o patológicos en los que la célula toma la decisión de morir. Durante el desarrollo embrionario, este mecanismo permite controlar el número de células y eliminar aquellas que estén mutadas o dañadas. La relación entre el ciclo celular y la apoptosis es compleja, y su equilibrio depende de las señales de crecimiento y supervivencia recibidas. La célula apoptótica exhibe cambios morfológicos específicos, y su membrana celular no se destruye, encapsulando los restos celulares en pequeñas vesículas. Esta limpieza celular evita la inflamación, ya que las otras células reconocen, captan y eliminan los cuerpos apoptóticos.

Antes de que una célula entre en apoptosis, se observan varios cambios en su estructura y composición. El citoplasma se vuelve más denso, mientras que el retículo endoplásmico (la fábrica de proteínas) puede estar ligeramente dilatado. En el núcleo, la condensación de la cromatina conlleva la fragmentación del ADN, que se produce entre los nucleosomas (las proteínas que lo empaquetan). A ello hay que sumar un aumento sostenido de calcio, que tiene varios efectos negativos, incluida la activación de proteasas, endonucleasas y fosfolipasas, enzimas que degradan otras moléculas. La activación de estas proteínas provoca roturas del ADN y formación de vesículas. El aumento de calcio también activa diversas proteínas quinasas, como la MAP quinasa y la calmodulina quinasa, que a su vez desencadenan la activación de genes inmediatos para permeabilizar las membranas celulares. Bajo el paraguas de la apoptosis se agrupan diferentes formas de muerte celular programada. Un tipo de apoptosis es la autofagia, que implica la captura y degradación de componentes celulares, incluidos orgánulos excedentes o dañados, en vesículas de doble membrana llamadas autofagosomas. Estas vesículas se fusionan con compartimentos ácidos, como los lisosomas, donde las enzimas descomponen el material capturado para reciclar las macromoléculas resultantes. La autofagia juega un rol importante en la adaptación a condiciones adversas, como el ayuno y los cambios ambientales, así como en la remodelación celular durante el desarrollo y la eliminación de orgánulos dañados que generan especies reactivas de oxígeno durante el envejecimiento. En humanos (y mamíferos en general), la autofagia es un proceso constitutivo que regula el crecimiento celular, el desarrollo y el funcionamiento normal del organismo.

Pero no todas las células mueren de manera ordenada; algunas también lo hacen accidentalmente. Llamamos necrosis (del griego *nekrós*,

178

'muerte') a la muerte patológica de la célula. Se origina por una lesión irreversible, derivada de una situación patológica que no puede ser reparada por mecanismos de adaptación y de resistencia. En esta forma de muerte, las células se hinchan, se deterioran las estructuras celulares y se paralizan las funciones críticas. La pérdida de viabilidad se asocia a la rotura de la membrana plasmática, con la consecuente liberación al exterior del contenido citoplasmático y de orgánulos, lo que daña el tejido en el que se encuentra. La liberación del contenido celular puede provocar, a su vez, reacciones inflamatorias. Por esta razón, en algunos casos, es necesario eliminar el tejido necrótico quirúrgicamente. El resultado de la necrosis no tratada es una acumulación de tejido muerto y restos de células, un ejemplo clásico es la gangrena. La necrosis puede deberse a muchas condiciones, como un aporte insuficiente de sangre al tejido (isquemia), falta de oxígeno (hipoxia), un traumatismo, la exposición a la radiación ionizante o incluso la acción de sustancias químicas o tóxicas. Una vez que se ha producido y desarrollado, es irreversible. Así, mientras que la apoptosis a menudo proporciona efectos beneficiosos para el organismo, la necrosis es casi siempre perjudicial y puede ser fatal.

Durante las primeras etapas del desarrollo del embrión humano, hay una rápida multiplicación y diferenciación de células. Sin embargo, al mismo tiempo, a partir de la etapa de ocho células, también se observa un aumento en la tasa de apoptosis, es decir, la muerte celular programada. Hay que tener en cuenta que la formación del cuerpo humano no solo depende de la multiplicación celular, sino también de la eliminación programada de células mediante apoptosis. El delicado equilibrio entre la multiplicación, diferenciación y apoptosis es crucial para el desarrollo adecuado del embrión y del futuro feto. Desde los primeros días de desarrollo hasta el parto, la apoptosis hace la función de apuntador en la multiplicación y diferenciación celular, como ya vimos en el capítulo anterior.

APOPTOSIS PARA ESCULPIR LA PLACENTA

El desarrollo de los embriones humanos antes de la implantación se caracteriza por una alta frecuencia de división celular, como ya hemos visto. Sin embargo, hay poca expansión de volumen, ya que el cigoto se divide sucesivamente en células más pequeñas. Durante la etapa de mórula, ocurre la diferenciación en dos linajes celulares: el que originará el futuro feto y el que se desarrollará en tejido extraembrionario. En el momento de la tercera división celular, los conjuntos de células más externas forman uniones estrechas entre sí, lo que lleva a la compactación del embrión. A partir de esta etapa en adelante, la capa externa de células se diferencia de las células internas. Mientras que las primeras forman el trofoblasto, que es crucial para el desarrollo de la placenta, la masa celular interna da origen al embrión posterior, así como al mesodermo extraembrionario, que también forma parte de la placenta. La diferenciación en los dos linajes celulares iniciales se encuentra precedida por el inicio del genoma embrionario en la etapa de ocho células. Hasta esta etapa, la maduración del óvulo y el desarrollo del genoma embrionario se basan en ARN mensajeros maternos almacenados dentro del óvulo. Además, la señalización temprana entre el embrión y el útero influye fuertemente en el desarrollo exitoso del embrión hasta su implantación.

Las células que se desarrollan de manera anormal pueden repararse a sí mismas mediante mecanismos moleculares o ser detectadas como anormales y, en consecuencia, eliminadas. La fragmentación del ADN es un signo típico de células frágiles, y la muerte celular es una característica generalizada en embriones preimplantacionales. Si el número de células cae por debajo de un valor crítico, el embrión ya no podrá sobrevivir. La pérdida de la masa celular interna puede continuar durante el desarrollo saludable de la placenta, formando una mola, mientras que la pérdida del trofoblasto conduce a la pérdida total del futuro feto. *In vitro,* aproximadamente el 50 % de los embriones dejan de desarrollarse hasta la etapa de blastocisto. En el proceso de fertilización *in vitro,* la transferencia de dos o tres embriones resulta en embarazo solo el 18-20 % de las veces, y un nacimiento exitoso ocurre en el 14 %. La pérdida temprana de embriones es común no solo en la fertilización *in vitro,* sino también *in vivo.* En este último caso, hasta el 60 % de los embarazos se pierden dentro de las primeras dos semanas de gestación. Esto confirma el alto grado de muerte embrionaria que ocurre durante los primeros días tras la fecundación.

180

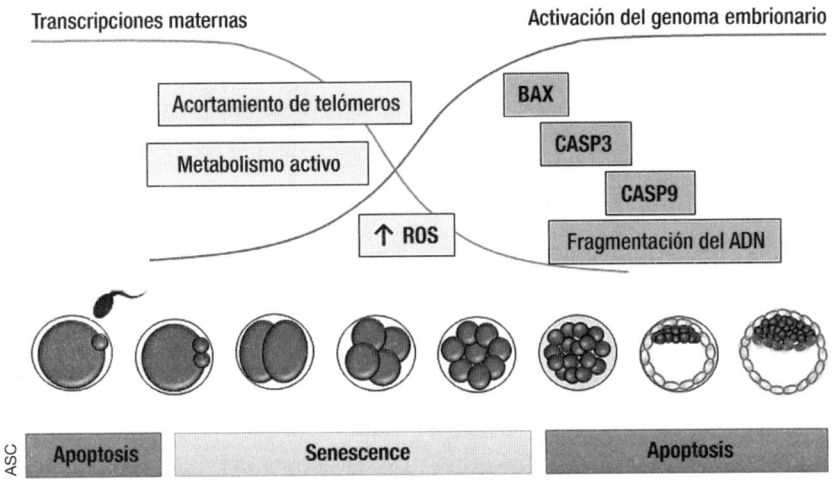

Modelo propuesto de senescencia y apoptosis durante el desarrollo embrionario. (Fuente: Ramos-Ibeas, Priscila & Gimeno, Isabel & Cañón-Beltrán, Karina & Gutiérrez-Adán, Alfonso & Rizos, Dimitrios & Gomez, Enrique. (2020). «Senescence and Apoptosis During in vitro Embryo Development in a Bovine Model». *Frontiers in Cell and Developmental Biology*. 8. 10.3389/fcell.2020.619902).

Durante el desarrollo, la apoptosis puede iniciarse por varias razones, como la eliminación de células anormales. De esta manera, las células mal ubicadas o innecesarias deben ser eliminadas. En la mayoría de los casos, las señales extrínsecas desencadenan la vía de la apoptosis, aunque también están involucradas las señales intrínsecas. Un factor extrínseco que no se menciona con frecuencia es la reducción o incluso la ausencia de algunas moléculas concretas. *In vitro,* las condiciones de cultivo subóptimas, así como una señalización embrión-maternal inadecuada *in vivo,* conducen a un entorno pobre, lo que resulta en un desarrollo embrionario deficiente, fragmentación celular y apoptosis.

No se observan procesos apoptóticos espontáneos antes de la activación del genoma embrionario, que ocurre entre las etapas de cuatro y ocho células en humanos. Si se diera algún fallo durante la gametogénesis femenina, esto puede conducir a un arresto del desarrollo en el momento de la activación del genoma embrionario. Un arresto es como llamamos a la incapacidad de un embrión para continuar dividiéndose, lo que lleva a que sus células entren en apoptosis. Se ha propuesto que el

181

arresto del desarrollo en ese momento puede ser causado por un fallo o retraso en el inicio de la transcripción del ARN, lo que conlleva la falta de proteínas específicas. Durante la meiosis, tiene lugar una intensa reorganización subcelular de los componentes citoplasmáticos, como la redistribución de mitocondrias y otros orgánulos, así como una distribución citoplasmática específica de proteínas, péptidos y lípidos. Por lo tanto, un fallo en la gametogénesis dará lugar al desarrollo de un óvulo desorganizado, perturbando todo el concierto subcelular de señalización y, finalmente, conduciendo al arresto durante las primeras divisiones celulares.

Si volvemos al embrión, a los siete días después de la concepción, el blastocisto está formado por una única capa de células del trofoblasto que rodean el blastocele (el líquido interno del embrión) y la masa celular interna. La unión y adhesión del blastocisto al útero se lleva a cabo mediante estas células. Solo en el sitio de unión y contacto directo con el epitelio uterino materno, las células del trofoblasto se fusionan para formar un primer sincitiotrofoblasto multinucleado, que es como llamamos a los trofoblastos que se fusionan y comparten múltiples núcleos celulares. Los tejidos placentarios derivan de la capa externa de los blastocistos y del mesodermo extraembrionario de la masa celular interna propiamente dicha. El trofoblasto da origen al trofoblasto velloso y a la parte invasiva de la placenta, conocida como trofoblasto extravelloso. Por su parte, el mesodermo extraembrionario (originado de la masa celular interna) da origen al mesénquima fetal dentro de las vellosidades placentarias, incluyendo tejido conectivo y los vasos sanguíneos, así como a la placa coriónica y al feto.

En el trofoblasto, los cambios en uno o más de los componentes del recambio (proliferación, diferenciación, fusión o apoptosis) pueden tener efectos adversos tanto en el niño como en la madre, o ambos. Además, la apoptosis es un componente normal del recambio del trofoblasto, por lo que la observación de apoptosis dentro del sincitiotrofoblasto no se trata de un fenómeno patológico, sino normal. Por otro lado, la desregulación del recambio del trofoblasto velloso puede tener efectos dramáticos. Así, la investigación placentaria es necesaria para identificar las vías moleculares de las patologías placentarias más comunes, como la preeclampsia durante el embarazo.

Para nacer, otros tienen que morir

La muerte celular programada es un proceso que, durante el desarrollo, sirve para eliminar células y tejidos superfluos, como algunas células del sistema nervioso, del modelado muscular o del corazón. Los primeros análisis de embriones en desarrollo descubrieron que las células muertas están presentes en ciertas ubicaciones en etapas específicas. Estas observaciones se han llevado a cabo en embriones de diversos organismos, desde gusanos hasta ratones. En estos últimos, se detectaron células picnóticas (muertas) en una gran variedad de tejidos, y se interpretó que su muerte era necesaria para una serie de procesos de desarrollo, incluida la formación de vesículas y tubos (como el tubo neural e intestino), la fusión de láminas epiteliales (formación del paladar) y la eliminación de tejidos vestigiales (pronefros, partes del mesonefros y metanefros, notocorda y conductos del sistema reproductivo).

La muerte celular es una herramienta útil para descartar células defectuosas, pero durante la organogénesis, la formación de órganos en etapas postimplantación, también sirve para esculpir los tejidos. La individualización de los dedos es el modelo más antiguo de muerte celular programada en vertebrados y se considera el ejemplo morfogenético clásico de cómo la muerte celular da forma a un órgano. Así, los humanos nos desarrollamos con una membrana interdigital que cubre el espacio interdigital (entre los dedos), como si se tratara de la extremidad de un pato. Sin embargo, de acuerdo con este modelo, especies con miembros palmeados, como el pato y el murciélago, muestran escasa muerte celular en la región interdigital. Los datos iniciales provienen de la observación de malformaciones digitales relacionadas con un patrón de muerte celular aberrante en las membranas interdigitales. En estos mutantes, la falta de muerte celular en regiones específicas de la membrana interdigital conduce a la fusión de los dígitos correspondientes, conocida como sindactilia. Curiosamente, el defecto en el patrón de muerte celular no afecta la formación del esqueleto. Estos estudios han llevado al modelo de «esculpir», en el que la formación libre de dígitos resulta de la eliminación del tejido interdigital mediante apoptosis.

Aquí, el propósito principal de la apoptosis es eliminar células excesivas para revelar una nueva forma en el tejido. Parece que, durante la individualización de los dígitos, la expresión de algunas proteínas

183

como MMP11 y estromelisina, enzimas involucradas en la degradación de la matriz extracelular, coincide con la aparición de células apoptóticas en las regiones interdigitales y podría estar involucrada en la remodelación final de los dígitos.

En el contexto de otros fenómenos de desarrollo, hay evidencia de que la apoptosis puede inducir de manera más activa la remodelación de las células circundantes para dar forma al tejido. Por ejemplo, parece evidente que la eliminación de conexiones neuronales excesivas y anormales durante el desarrollo del sistema nervioso vertebrado tiene implicaciones directas en la organización y mantenimiento de la función cerebral. Del mismo modo, la apoptosis parece desempeñar un papel más activo durante la metamorfosis de anfibios, incluida la remodelación de órganos larvales a adultos, como el cerebro y el intestino. La apoptosis ocurre al inicio de la remodelación intestinal y coincide con la reorganización de la matriz extracelular en este tejido, lo que sugiere que también puede tener un papel en la formación del intestino adulto. Una evidencia más directa de la influencia de las células apoptóticas en su microentorno proviene de un estudio reciente que ha demostrado que, durante la formación del paladar en vertebrados, la fusión de ambos estantes del paladar requiere la degradación de la matriz extracelular en respuesta a la apoptosis local. Sin embargo, en otros casos, como la formación de las articulaciones de las patas de los ratones, el mecanismo celular es diferente. Aquí, unas pocas células mueren en un epitelio, y la barrera epitelial debe mantenerse mientras se eliminan las células muertas. La integridad epitelial se preserva mediante la reorganización de las células vecinas, que llenan el espacio que se crearía con la eliminación de las células muertas y restauran un epitelio plano. Por lo tanto, el pliegue no puede ser consecuencia directa de la eliminación de células muertas que crea un «agujero» en el tejido; depende de la remodelación de la forma celular de las células que no mueren para crear el pliegue.

Este último aspecto es importante porque las células apoptóticas no cumplen su función únicamente muriendo y desapareciendo, sino que también sirven para comunicarse con sus vecinas. Estas células producen señales para atraer a los fagocitos, que son células que las devoran para destruirlas, migrando hacia ellas. El hecho de que los fagocitos

184

a menudo se encuentren a cierta distancia del lugar donde las células están muriendo indica que las células son capaces de enviar una señal a larga distancia a su entorno.

Pero no solo se comunican con células lejanas, sino también con las células vecinas que se encuentran membrana con membrana. Sabemos que las células apoptóticas se comunican con su entorno directo para su adecuada extrusión de un epitelio (un tipo de tejido que forma revestimientos). La extrusión celular se basa en la formación de un anillo molecular de actomiosina tanto en la célula apoptótica como en sus vecinas directas. La contracción de este anillo expulsa la célula muerta del epitelio. Esta extrusión depende de una vía que involucra la producción, por la célula apoptótica, de un lípido, la esfingosina-1-fosfato (S1P). La unión de S1P a su receptor en las células vecinas y la subsiguiente activación de otras proteínas, induce la reorganización de miosina y la formación del anillo. Otro ejemplo interesante proviene de estudios sobre células apoptóticas en la mosca. Las células estimuladas para sufrir apoptosis en respuesta al estrés o a una lesión pueden producir señales mitogénicas para promover la proliferación de las células vecinas vivas. En estas circunstancias, las células apoptóticas pueden activar genes de señalización, que tienen un papel conocido por estimular la proliferación celular. Si las células son estimuladas para sufrir apoptosis pero se mantienen vivas, segregan cantidades excesivas de mitógenos que causan un crecimiento. La capacidad de las células apoptóticas para secretar factores mitogénicos tiene muchas implicaciones interesantes para la cicatrización de heridas, la regeneración tisular y el desarrollo tumoral.

A pesar de los considerables avances en el campo de la investigación sobre la muerte celular, todavía sabemos muy poco sobre cómo contribuye la apoptosis a la morfogénesis, es decir, a dar forma a cada tejido. Conocemos otros mecanismos en los que el propósito principal de la muerte celular no es la eliminación progresiva de material, sino la generación de fuerzas locales que alteran la forma del tejido. Sin embargo, en este momento, el mecanismo subyacente preciso sigue siendo elusivo. Es posible que las células apoptóticas produzcan señales moleculares para instruir a las células vecinas, o que la fuerza se genere por la separación celular y/o la eliminación física de material celular. Las alteraciones

185

morfológicas de las células muertas podrían inducir una reorganización del microentorno vecino que, junto con las señales bioquímicas entre estas y sus vecinas, influiría en el comportamiento celular.

Conocer a fondo la apoptosis nos permite desplegar un alegato más en favor de la ciencia básica, incluso si se busca interés por una aplicación práctica. La comprensión de los mecanismos de muerte celular durante el desarrollo embrionario es fundamental para desentrañar los procesos que dan forma al embrión desde sus inicios. A medida que se activa el genoma del embrión, este conjuga un delicado equilibrio entre proliferación, diferenciación y muerte. Desde la apoptosis hasta la autofagia, estas formas de muerte celular no solo son esenciales para esculpir la forma y la función de los tejidos, sino que también desempeñan un papel vital en la eliminación de células dañadas o potencialmente peligrosas. Descifrar los secretos de la muerte celular durante la embriogénesis podría abrir la puerta a nuevas perspectivas en la investigación biomédica, ofreciendo posibles estrategias para abordar una amplia gama de enfermedades y trastornos humanos. Sin embargo, aunque nunca llegase a tener aplicaciones prácticas, el mero hecho de conocer cómo se modela nuestro propio cuerpo a partir del embrión resulta lo suficientemente emocionante como para embarcarnos en esta investigación.

Mi vientre es el vientre de todas las mujeres antes de mí.

De todas las que vendrán después.

La sangre que mancha esta vasija
cuajada de un futuro de huesos débiles,
de tórax de ave y sueños estériles.

Somos una bandada de pájaros,
una red de hilos de Moira que salen de nuestro corazón.

Mi sangre que late por el infinito
que se conecta con las cicatrices
que dieron a luz millones de vidas.

La sombra del miedo de que te rompas,
de perderte antes de que llegues.

Tengo las uñas clavadas en mi piel
tratando de acunarte a través de mi carne.

Soy el sueño todas aquellas que no han nacido,
la pesadilla de cada mujer caminando sobre vidrio.

Eres ciencia y magia, genética y sueños.

Y en la noche,
como la primera noche que caminó una mujer humana,
suenan los tambores de guerra,
de alarma, de hogar.

De un corazón que se rompe a la vida,
y grita en morse la palabra: Madre.

Elena Casado Pineda

12

EL PRIMER LATIDO

En el capítulo 10, «¿Quién es quién?», comentábamos los procesos de diferenciación del enorme abanico de células que tiene el cuerpo humano. Tratábamos de diseccionar la genética que hay detrás, la epigenética que controla algunos de los procesos y analizábamos brevemente la polémica tras la investigación con células madre. Al principio del capítulo, sin embargo, hemos omitido deliberadamente una parte muy importante relacionada con el desarrollo embrionario. Una pregunta muy interesante y compleja al mismo tiempo: ¿cuál es el primer órgano que se crea en el cuerpo humano?

EL PRIMER LATIDO DEL PLANETA

Las cuatro etapas de un ser vivo son nacer, crecer, reproducirse y morir. En este libro, estamos tratando de comprender tanto la primera como la tercera, pero vamos a desviarnos un momento del camino para hablar sobre la segunda: crecer. Todos los organismos de este planeta tenemos la mala costumbre de tomar los recursos del entorno para incorporarlos a nuestro sistema. De este modo, obtenemos la energía para seguir viviendo y los materiales necesarios para aumentar nuestro tamaño o reparar nuestras estructuras. Todo aquello que nuestro cuerpo no utiliza, ya

189

sea porque lo tiene en exceso o porque no lo necesita, lo excreta al medio donde, en la mayoría de las ocasiones, otro ser vivo se ocupará de él.

Los organismos unicelulares lo tienen relativamente sencillo para consumir estos nutrientes, ya que únicamente deben conseguir que las sustancias atraviesen su membrana celular. En el caso de organismos fotosintéticos, únicamente requieren luz, agua y CO_2 para generar energía, aunque también deben absorber otros elementos como el azufre, el fósforo o el nitrógeno para garantizar su crecimiento. Estos organismos, también llamados productores, son capaces de transformar lo mineral en biológico, creando las partículas necesarias para el resto de los seres vivos. Aunque no son los únicos, algunos procesos terrestres también crean sustancias que pueden ser consumidas directamente por los seres vivos. En la actualidad, estos procesos apenas ocurren, pero hace miles de millones de años pudieron tener un papel fundamental en la aparición de la vida.

En 1953, Stanley Miller se encontraba frente a un aparato con un aspecto algo estrambótico. El recién graduado se había incorporado al laboratorio de Harold Clayton Urey, un prestigioso químico galardonado con el Premio Nobel de Química de 1934 por sus experimentos con isótopos del hidrógeno y la obtención de lo que se denominaría «agua pesada». Sin embargo, su laboratorio no era solo isótopos y radiactividad; la curiosidad de Urey lo llevó a estudiar desde paleontología hasta astronomía y geofísica. Es por esta última rama de la ciencia que Miller se encontraba anotando todo lo que ocurría frente al aparato, formado por dos recipientes de cristal conectados con distintos tubos y cables. En uno de los recipientes había agua, y en el otro, una serie de aperturas permitían introducir gases en el sistema, además de dos electrodos listos para soltar descargas eléctricas.

El sistema era una representación de lo que debía ser la atmósfera de la Tierra primitiva, antes de que apareciese la vida. Un planeta caliente, con agua y gases como el metano, hidrógeno molecular y óxido nítrico. Con tantos gases, el experimento era bastante peligroso. En cuanto lo encendiese, la electricidad iba a crear un arco voltaico entre los electrodos, y si no había eliminado correctamente todo rastro de oxígeno, todo podía acabar saltando por los aires. Tras una revisión concienzuda, comprobó que había introducido las proporciones correctas de gases y de agua, que no había fugas, y le dio al interruptor. No hubo explosiones, así que, con un gran alivio, Miller salió del laboratorio y dejó el experimento funcionando durante una semana.

De este modo, tanto Urey como Miller querían demostrar una teoría propuesta hacía treinta años por el biólogo ruso Alexander Oparin y el biólogo John Haldane. Según estos dos científicos, los océanos de la Tierra primitiva contenían una gran cantidad de nutrientes y de compuestos biológicos previos a la aparición de la vida. ¿Pero cómo llegaron allí?

En aquel momento, la Tierra era distinta a la actual. Tendría una atmósfera, sí, pero compuesta por nitrógeno, hidrógeno y azufre, sin oxígeno. Además, la superficie estaría cubierta por océanos de aguas calientes, justo por debajo del punto de ebullición. El clima sería también muy distinto al actual; sería un verdadero infierno en el que la constante evaporación del agua crearía tormentas globales que podrían durar cientos, miles o incluso millones de años. En estas tormentas, los violentos choques de las corrientes de aire ionizarían los elementos y las partículas, que descargarían estas tensiones en forma de rayos. Urey y Miller trataban de replicar esto mismo, solo que en miniatura y en un entorno controlado, para comprender si las condiciones del pasado habrían podido crear moléculas orgánicas.

Trascurrida una semana, tomaron una muestra del aparato y observaron que el agua estaba repleta de productos orgánicos. Mediante técnicas como la cromatografía y la espectroscopía de masas, descubrieron que en el agua había, flotando, una gran variedad de aminoácidos, los bloques básicos para crear las proteínas, y nucleótidos, las piezas que forman el ADN. Es decir, en una semana, con agua, gases y electricidad, habían conseguido crear una «sopa primigenia» en la que la vida tendría lo necesario para crecer. Por tanto, los primeros organismos pudieron aparecer de forma espontánea y, una vez vivos, alimentarse de los compuestos orgánicos creados de forma natural. De este modo, la vida en la Tierra pudo dar su primer latido.

El primer órgano del ser humano

Con el paso de millones de años, los organismos fueron evolucionando y ganando complejidad. Donde antes había una única célula, ahora había

191

varias que seguían necesitando nutrirse. Al tener células en distintas capas, las que se encontraban en el exterior tenían acceso a los nutrientes del medio, pero las del interior lo tenían más complicado, ya que estaban rodeadas de otras células. Por tanto, no es de extrañar que uno de los primeros órganos que apareció estuviese relacionado con la nutrición.

Los sistemas digestivos primitivos contaban con un único agujero por donde entraba la comida, se digería y, posteriormente, salían los restos que no se habían podido aprovechar. Tratar de reconstruir uno de estos sistemas sería complicado, pero, por suerte para los biólogos evolutivos, en la actualidad siguen existiendo criaturas con este tipo de sistemas que se pueden estudiar. El ejemplo clásico, que ya hemos nombrado anteriormente en este libro, son las medusas que podemos encontrar fastidiándonos un día de playa. Una medusa cuenta con una apertura por donde entra la comida y, tras la digestión, las heces y otros desechos salen por el mismo agujero.

Antiguamente, esta era la única arquitectura que existía en los sistemas digestivos, ya que, simple y llanamente, funciona. Sin embargo, según los organismos fueron avanzando en complejidad, apareció otra arquitectura que ofrecía grandes ventajas evolutivas y que se mantendría hasta la actualidad. Salvo en contadas ocasiones, la mayoría de los seres vivos que vemos en nuestro día a día tienen un orificio de entrada para el alimento y otro de salida para los desechos que no se pueden procesar durante la digestión. Esto ofrece una ventaja sustancial con respecto a la forma de comer de las medusas: gracias al tubo digestivo, los seres vivos pueden seguir tomando nuevos alimentos aunque estén todavía digiriendo el anterior. De este modo, pueden demorar el proceso, extraer más nutrientes de la comida y, en general, aprovechar mejor los alimentos.

Volviendo al desarrollo embrionario humano, aproximadamente en la tercera semana del embarazo comienza la diferenciación del tubo digestivo. Su inicio es lento, tímido, ya que comienza como un cilindro hueco formado principalmente por células de la región del endodermo, rodeadas por mesodermo. Este cilindro se encuentra completamente cerrado hasta la cuarta semana, cuando formará uno de los dos orificios. ¿Pero cuál? ¿Qué somos primero? ¿Todo boca o todo culo?

Pues esta pregunta no tuvo una respuesta clara durante casi cien años, y fue fruto de las investigaciones en moluscos. En 1908, el biólogo

192

Karl Grobben sugirió que los animales bilaterales podían dividirse en dos grupos según qué agujero desarrollaran primero durante el proceso embrionario. En esta división, Grobben formó dos categorías: los deuterostomados, que formaban primero la boca y luego el ano, y los protostomados, que formaban primero el ano. En su división, los humanos estamos clasificados como protostomados, así que, según la hipótesis de Grobben, podríamos echar la culpa de todas nuestras desgracias a que comenzamos la vida «de culo».

Ahora bien, los estudios más recientes sugieren que no es tan sencillo. En la cuarta semana de embarazo se produce la reabsorción de la membrana que separa lo que se transformará en intestino con el exterior, es decir, se abre el primer agujero, que se denomina blastoporo. En las estrellas de mar, esta estructura forma el ano, pero en los caracoles forma la boca. Hasta 2016, se pensaba que nuestra suerte era la misma que la de las estrellas de mar, pero un estudio en la prestigiosa revista *Nature* puso sobre la mesa todas las teorías y llegó a una conclusión sorprendente: ni uno ni otro, los dos.

Como se ha podido observar, durante el desarrollo del embrión, el blastoporo, tras abrirse, se estira y se alarga. De modo similar a lo que ocurre cuando estiramos una goma del pelo con los dedos, el círculo se transforma en óvalo y las paredes se acercan unas a otras. Con el blastoporo ocurre prácticamente lo mismo. Ahora bien, cuando se acercan estas paredes, poco a poco se forma una membrana en el centro que las une, creando un puente. Por tanto, donde antes había un solo agujero, ahora hay dos. Es decir, las hipótesis más recientes apuntan a que tanto la boca como el ano se forman simultáneamente entre la tercera y la cuarta semana de embarazo. Esto quiere decir que el primer órgano que aparece en nuestro cuerpo es un intestino con agujero de entrada y de salida. Sin duda, es una forma poco elegante de comenzar, aunque lo bueno es que, a partir de aquí, todo va a mejor.

Estas hipótesis tienen pruebas muy sólidas y se basan en estudios replicables, lo cual es una pena, porque nos hacen perder la excusa que teníamos gracias a Grobben. Por tanto, si vamos «de culo» por la vida es por otras razones, como haber decidido seguir una carrera de ciencias, por ejemplo.

CREANDO EL RESTO DE LAS PIEZAS DEL PUZLE

Hay una pregunta que es muy interesante: ¿cuántos órganos tiene el ser humano? Algunos autores aseguran que hay cinco vitales, otros que tenemos un total de setenta, y en algunos casos el número asciende a más de cien. Por ello, antes de comenzar a contar, es mejor pararse y pensar con uno de estos órganos. Entrado en el terreno más puro de las definiciones, un órgano es un conjunto de tejidos unidos en una estructura y que cumple una función. Por ello, es fácil entender que el corazón o el estómago sean órganos, ya que cuentan con un conjunto de tejidos especializados que tienen funciones distintas. Algunos trabajan en conjunto para bombear la sangre, y otros, para conseguir la digestión de los alimentos.

Ahora bien, según vamos comprendiendo la complejidad de ciertos tejidos, la definición de órgano se puede expandir para incluir muchas más estructuras. Por ejemplo, podríamos asumir que el ojo es un órgano, ya que cumple una función (la visión), pero en su interior algunos de los tejidos que lo forman son lo suficientemente complejos como para considerarlos órganos *per se*. La córnea, que recubre y protege los tejidos internos; el iris, que regula la cantidad de luz que entra; el cristalino, que la enfoca; la retina, que la detecta y la traduce en señales nerviosas; y los cuerpos ciliares, que producen el humor acuoso. Por tanto, la clave para la definición de órgano está en dónde ponemos la borrosa línea de cuándo una función es lo suficientemente compleja. En realidad, se trata de un problema para el que todavía no tenemos una solución clara, porque parece que, cuanto más estudiamos el cuerpo humano, más órganos aparecen ante nosotros.

Como no podemos hablar de en qué momento ocurre el desarrollo de cientos de estructuras, lo mejor será explicar de dónde provienen la mayoría, limitándonos, como hemos hecho con el intestino, a explicar concienzudamente de dónde viene uno de los órganos. Si miramos por internet cuáles son los órganos más importantes, aquellos esenciales sin los que no podríamos vivir, normalmente la lista se reduce a cinco candidatos: los pulmones, los riñones, el hígado, el corazón y el cerebro. Me gustaría recalcar que la lista es muy subjetiva, ya que, sin huesos, sin piel o sin venas, una persona tampoco podría vivir, pero probablemente tampoco habría nacido en un primer lugar. Pero bueno,

194

aceptamos pulpo como animal de compañía y vamos con esta lista de cinco órganos. Al cerebro le vamos a dedicar el capítulo siguiente, por lo que queda descartado, y entre los otros cuatro, hay uno que destaca sobre el resto.

La verdad es que tampoco vale la pena mantener el misterio, ya que el nombre del capítulo da una fantástica pista de qué órgano hemos elegido. Pero antes de ver cómo se desarrolla el corazón, volvamos un poquito atrás, a nuestro embrión, que únicamente tiene lo que será un intestino y un par de orificios, para tratar de comprender cómo funciona todo esto.

Es durante el segundo mes donde empieza la organogénesis propiamente dicha. Recordemos que, en este punto, el futuro embrión es una pequeña bolita de células hueca formada por tres capas distintas: el ectodermo, el mesodermo y el endodermo. Cada una de estas capas tiene un destino muy distinto, ya que acabará transformándose en un conjunto de órganos. El ectodermo, la parte más externa, formará el sistema nervioso, la piel y el revestimiento de otros órganos, como la boca o las fosas nasales. Además, el pelo, las uñas y otras estructuras, como el esmalte dental, provienen de este mismo lugar.

Justo debajo del ectodermo encontraremos una capa de células denominada mesodermo. Aquí el sistema es un poco más complejo, ya que esta capa también se divide en distintos grupos de células dependiendo de su posición. Tanto el sistema circulatorio como los músculos, los huesos del esqueleto y otros tejidos conectivos se desarrollan a partir de una serie de divisiones que ocurren en el mesodermo. El proceso está controlado por distintas moléculas y genes que orquestan la diferenciación celular. Por ejemplo, la expresión del gen *PAX1* transforma las células mesodérmicas en precursoras de los huesos, mientras que *PAX2* acabará generando los miotomas y dermatomas, es decir, las regiones de los músculos y la piel que están controladas por un único nervio. Estas células continuarán dividiéndose y crearán, entre otras muchas estructuras, lo que será el corazón.

Finalmente, como hemos visto, el endodermo, la capa más interna de las tres, se acabará diferenciando en la mayor parte del aparato digestivo. Además, también formará los pulmones, la vejiga, el hígado, el páncreas y las glándulas de nuestro sistema endocrino. Es decir, los

195

órganos que nos permiten comer, respirar, ir al baño y generar señales hormonales.

Una de las ventajas del crecimiento exponencial es que, cuantas más células tenemos, más rápido aparecen las siguientes. Por ello, aunque se tarda casi un mes en alcanzar una estructura formada por unos pocos cientos de células, las siguientes divisiones son mucho más rápidas y, en pocas semanas, el organismo cambia de forma espectacular.

CREANDO EL PRIMER LATIDO

A partir de las tres semanas ocurre algo que hemos adelantado al principio del capítulo: un problema que les ocurría a las primeras formas de vida multicelulares. La masa de células es demasiado grande como para nutrir a todas y cada una de las piezas que la conforman. Mientras que las células que se encuentren en la superficie tienen acceso al oxígeno y a los nutrientes, las del interior están rodeadas de otras células que respiran su aire y se comen su comida. Por tanto, el organismo en su conjunto ha de encontrar una forma de repartir los nutrientes de forma eficiente para seguir creciendo.

Por ello, a las tres semanas se desarrolla el corazón fetal, una especie de bomba muy sencilla que, en pocos días, será capaz de mover los líquidos con nutrientes de un lado para otro. Estas células, como hemos comentado, provienen del mesodermo, la capa intermedia, y tendrán que especializarse en las células precursoras del tejido cardíaco. Para ello, a partir de la segunda semana de gestación, las células empiezan a expresar unos genes denominados *MESP1* y *MESP2*. Estos genes actúan como los padres de un adolescente en el instituto, ya que lo empujan a tomar decisiones que serán vitales para su futuro. En los adolescentes, estas decisiones los llevan a especializarse en ciencias, letras, o artes. En las células, las opciones son más limitadas, ya que las fuerzan a diferenciarse en tejido cardíaco. A partir de este momento, las células tienen una meta y un objetivo claros. Pero, a diferencia de los adolescentes, que pueden cambiar —y cambiarán— de decisión, para las células, como ya vimos, se trata de un camino con un único destino.

Según se van diferenciando, las células mesodérmicas se transformarán en células precursoras del miocardio. Concretamente, las nuevas

196

poblaciones se llaman células del primer campo cardíaco y células del segundo campo cardíaco, que acabarán creando las células musculares del corazón. Ahora bien, a esta fiesta de la organogénesis también se unirán células precursoras del epicardio y de neuronas, que tienen un origen distinto. Una vez se ordenen, las células del epicardio crearán el tejido de soporte, mientras que las neuronas unirán el cerebro con el corazón, una unión necesaria para el funcionamiento de ambos.

Una vez se ordenan los tejidos, aparece un pequeño tubo y células musculares que se retuercen a lo largo de la pequeña masa de células del tamaño de una cabeza de aguja. De pronto, casi por arte de magia, el día 22 tras la concepción, un grupo de células comienza a moverse. Al principio, este movimiento es errático y sin ningún ritmo: cada pocos minutos se contraen y se estiran. Todavía no hay líquidos que transportar, ni existe un sistema circulatorio por donde llevarlos, pero las células van practicando para el futuro, preparándose para bombear la sangre a los tejidos. Acaba de suceder: el corazón acaba de dar su primer latido.

A partir de este momento, los órganos se desarrollan a una velocidad vertiginosa. Entre las semanas 3 y 4 comenzarán a intuirse lo que serán los vasos sanguíneos principales: la aorta, la cava y las venas y arterias pulmonares. Además, comienzan a migrar células de otras partes del embrión para comenzar a formar los músculos lisos que recubren los vasos sanguíneos. Estos nuevos circuitos garantizan que todos los tejidos estén correctamente irrigados, y que cada célula consiga los nutrientes para poder dividirse. Ahora bien, sin pulmones, sin sistema respiratorio y sin la posibilidad de comer ni respirar, el embrión debe tomar prestados los órganos de otro cuerpo.

Es en la cuarta semana cuando se crea el cordón umbilical. Este cordón es el vínculo primordial que nutre y sostiene al embrión en sus etapas más tempranas. Representa no solo una conexión física entre dos cuerpos, sino también es un recordatorio tangible de que la vida se nutre y florece gracias a que cada madre tiene un papel insustituible en el desarrollo de su descendencia. Este cordón es el primer lazo que une a dos seres, con sus dos latidos, que permanecerán juntos durante los próximos meses.

Cuando lleguemos a la quinta semana, con el embrión del tamaño de una semilla de manzana, el corazón embrionario ya late de forma consistente a unas 150 pulsaciones por minuto, llevando nutrientes a todas y cada una de las células. La madre sigue cargando con el duro trabajo de transferir todo lo que necesita el embrión para garantizar su crecimiento y, gracias a este esfuerzo, el desarrollo es rapidísimo.

Todos a una

El problema de centrarse únicamente en un órgano es que acota la visión de cómo se está desarrollando el resto del embrión. Los órganos no se van creando uno a uno, sino que todos aparecen y se desarrollan solapándose unos con otros. Según sus estructuras vayan pudiendo distinguirse en las ecografías, los médicos podrán observar si el desarrollo embrionario es correcto y si todas las estructuras están en su lugar. Por ejemplo, en la sexta semana ya se podrá distinguir dónde está la cabeza y dónde el cuerpo del embrión. A partir de la séptima, en ese minúsculo corazón del tamaño de un grano de arroz, se habrán creado las cuatro cámaras que bombearán sangre al resto de los tejidos.

A medida que avanza el embarazo, el corazón se irá fortaleciendo y adaptándose para el día en que le toque hacerlo por su cuenta. Al principio será un rumor, algo prácticamente imperceptible, pero con el tiempo, la cantidad de miocitos formará un corazón grande y fuerte, capaz de ser independiente una vez que llegue el momento.

Cuando el recién nacido respira por primera vez, termina la circulación placentaria y el sistema cardiovascular neonatal asume la responsabilidad de los procesos vitales. Al cortar el cordón umbilical, el puente vital que unía dos corazones se despide silenciosamente y, los latidos, que resonaban en armonía dentro del vientre, comienzan a trazar sus propios caminos.

Sin embargo, no está todo hecho todavía. Hay dos estructuras que cambiarán tras el nacimiento para asegurar la circulación sanguínea del recién nacido. El ductus arterioso, un conducto que une la aorta con la arteria pulmonar, se cerrará normalmente a los tres días. De este modo, la sangre recorrerá dos circuitos cerrados en vez de uno: la circulación pulmonar y la circulación sistémica. Esta primera oxigenará la sangre y la segunda transportará esta sangre oxigenada por todo el cuerpo. Posteriormente, entre seis meses y un año después del nacimiento, el foramen oval, que unía las aurículas del corazón, también se cierra para siempre, dejando el corazón completo. Ahora solo le queda seguir creciendo en tamaño y adaptarse a la vida moderna. Para ello, dará vuelcos, se encogerá y se partirá, pero gracias a las personas que son todo corazón, podrá reponerse.

Con cada latido, el corazón se fortalece y se expande, llegando a aumentar unas treinta veces su tamaño. Así, este corazón estará preparado para los desafíos y las alegrías que traerá el futuro. A medida que crece, aprende a bailar al ritmo de las emociones: se acelera con la alegría, se ralentiza con la tristeza, y a veces, hasta parece que se detiene en los momentos realmente especiales. Cada día, ese motor incansable dará unos 100 000 latidos, lo que se traduce en algo más de 3 mil millones de latidos durante toda una vida. Desde sus humildes inicios, donde cada latido era un acto de supervivencia, hasta convertirse en el guardián de nuestras pasiones y sueños, el corazón realiza un viaje que, ahora, de forma resumida, sabemos dónde comienza.

phrénologie

qué cabeza dijeron más diminuta
cabecita despierta nido
de cóndores y de carabelas
manglar infame y boscoso
bajo el moisés pero
entretanto
jardín de infancia y sonajeros
y lepóridos tragaldabas
tenías, bebé,
cabecita acusando
incontestables rasgos de vida
     el repelús de un socavoncito en el parietal
     se cayó de la cuna
     dos mejillas de lozana
     desproporción y su nubecilla
     de lunares color café con leche
     avanzando rauda al llamado del sol
(vida heredada vida abrazada
muy tempranamente
empezaba apenas
la campana a tocar maitines
y tú ya pateabas ante la promesa tímida
del mar)
si hubieran abierto,
bebé,
si abrieran hoy
tu abultado cráneo
crujiente como la avellana
si lo estudiaran como a un meteorito
extraviado en nuestra azotea
si se remontaran a tiempos lejanos
en los que apenas eras un pulso
de curiosidad violácea y ondulante
contenido en cálices de vidrio
¿habrían visto,
bebé,
el curvado signo
de la hoz?

Ani Galván

200

13

Y SE HIZO LA LUZ

Si hay un órgano con el que podemos relacionar la esencia misma de los seres humanos, ese es el cerebro. Todo ocurre en él: nuestros pensamientos, nuestras emociones y un sinfín de procesos que nos mantienen con vida tienen su origen en este entramado de neuronas y células gliales. El cerebro es una máquina biológica fantástica, con 80 mil millones de neuronas en la adultez y una complejidad que sobrepasa nuestras capacidades tecnológicas. Según estudios recientes, se estima que, para tener una ligera idea de lo que ocurre en el interior de nuestras cabezas, por cada milímetro cúbico de cerebro se pueden llegar a producir al menos 1,4 petabytes de datos. Para los que somos menos duchos en informática, esto equivale a más de 1 millón y medio de gigabytes, una cantidad ingente de información contenida en cada minúscula porción del cerebro. Pero tiene sentido, ya que, en ese pequeñísimo espacio, se concentran 57 000 neuronas, 150 millones de conexiones (conocidas como sinapsis neuronales) y miles de millones de señales moleculares. Además, para comprenderlas no hay que únicamente detectarlas, sino que también se han de ordenar en un espacio tridimensional, saber hacia dónde se dirigen y sus interacciones con las células de alrededor.

Afortunadamente, a los investigadores les fascinan ese tipo de puzles que son, a todas luces, irresolubles. Además, se muestran especialmente interesados cuando el resultado final es comprender cómo funciona el cerebro humano. Por ello, cientos de grupos de investigación tratan de crear lo que ya se conoce como «conectoma», la red de conexiones neuronales de nuestro cerebro. Comprender cómo funcionan estas conexiones permitiría desde avanzar en el tratamiento de enfermedades mentales hasta desarrollar nuevos dispositivos e implantes cerebrales. Con las nuevas tecnologías, nuevos avances y gracias al esfuerzo de miles de investigadores en todo el mundo, estamos cada vez más cerca de conseguir comprenderlo. Estos esfuerzos, vistos desde fuera, tienen hasta un pequeño toque poético, porque al final, ¿qué son los neurocientíficos, si no cerebros intentando entenderse a sí mismos?

En un último giro de tuerca, todos estos neurocientíficos que se han dedicado a estudiar el cerebro han sido capaces de crear uno mucho antes de que se graduasen en sus estudios: el suyo propio. Además, lo montaron sin instrucciones y sin ser conscientes de ello; sino que permitieron a sus células dejarse llevar por una serie de moléculas, genes e interacciones. Durante el desarrollo embrionario, el germen del cerebro aparece a partir de células pluripotentes, se conecta con el resto de los órganos y acaba controlando todos los sistemas que garantizan la vida.

UN EJERCICIO CEREBRAL Y *LA JUNGLA DE CRISTAL*

En esta parte del capítulo, vamos a hacer un pequeño ejercicio que puede tener lugar en la vida real o en nuestra imaginación, lo que se prefiera. Para ello, tomaremos o imaginaremos que tomamos una hoja de papel y la colocaremos encima de una superficie plana. Una vez tengamos nuestro experimento montado en la vida real o en nuestra cabeza, colocaremos nuestras manos con la palma hacia abajo, una a cada lado del papel, dejando una separación y presionando contra la superficie. Cuando estemos listos y sin dejar de presionar, deslizaremos las manos hasta juntarlas. Según llevemos a cabo este experimento, veremos cómo rápidamente se forma un pliegue en el papel; concretamente, aparecerá una especie de montaña que cada vez será más alta y estrecha y que, cuando juntemos las manos, el pliegue se

202

transformará en un tubo. Pues fantástico, ya lo tenemos: hemos replicado lo mismo que ocurre en los primeros momentos de creación del sistema nervioso humano.

Aproximadamente en la tercera semana del desarrollo embrionario, comienza a formarse una hendidura a lo largo de la gástrula, aquella estructura formada por ectodermo, mesodermo y endodermo. Al igual que pasaba en nuestro papel, en cierto momento, la capa más externa, el ectodermo, comienza a formar un pliegue. Ahora bien, en este caso, el pliegue es hacia dentro; es decir, no se forma una montaña, sino un valle. Con el paso de las horas, el valle se va haciendo cada vez más profundo y estrecho por un proceso que se denomina invaginación del ectodermo, que está controlado por una serie de genes que se activan en las células de los alrededores. Tras un par de días, la invaginación se hará lo suficientemente profunda y estrecha como para que ocurra lo mismo que con nuestro papel. Las paredes del ectodermo se tocarán y crearán una especie de cilindro denominado tubo neural, que será el germen del sistema nervioso central, tanto del cerebro como de la médula ósea. Todo este proceso, que ocurre entre los días 25 y 28 tras la fecundación, marca el inicio de la neurulación y es fundamental para el correcto desarrollo del embrión.

Ahora bien, hay otro proceso igualmente importante en el desarrollo del sistema nervioso que ocurre justo después la formación del tubo neural. En todos los vertebrados, aproximadamente durante la cuarta semana tras la fecundación, algunas de las células del ectodermo que se encuentran en los alrededores del tubo neural comienzan a diferenciarse y a moverse hacia el interior de la capa intermedia, el mesodermo. Concretamente, este grupo celular se crea a partir de las células del ectodermo que han permitido la unión y el sellado del tubo; es decir, en nuestro ejercicio anterior, serían las que quedan atrapadas por nuestras manos. El proceso se denomina «delaminación» y acabará transformando a células que, en un principio, iban a quedar estáticas en otros tipos de células que pueden moverse libremente por el entorno embrionario. En humanos, todavía no está del todo claro a nivel molecular, pero se cree que se trata de rutas y señales muy conservadas en las especies, ya que son vitales para el correcto desarrollo embrionario. Por tanto, muchos de los estudios de esta etapa se han realizado en pollo y rana, ya que, al nacer a partir de huevos, es más fácil observar lo que ocurre en el interior.

Concretamente, se ha visto que en esta transformación está involucrada una cascada de factores de crecimiento de la familia de TGF-beta y la ruta molecular Wnt. La acción combinada de estos dos activadores resulta en la expresión de tres genes con nombres muy peculiares: Snail y Slug, que traducidos al español serían «Caracol» y «Babosa». Realmente, estos nombres surgen de un «como ahora he empezado, me va a tocar seguir», algo similar a lo que ocurrió en la traducción de la película que conocemos en España como *La jungla de cristal*. En inglés, esta película de 1988 protagonizada por Bruce Willis se titula *Die Hard*, que debería traducirse algo así como «Duro de matar», como se la conoce en Latinoamérica. Sin embargo, este título no acababa de convencer a los traductores, por lo que trataron de buscar alternativas y dejaron volar su imaginación. Como la película transcurre en su mayoría en un edificio de cristal y, además, parte de su trama está muy condicionada por este material, los traductores dieron, muy acertadamente, con el título que llegaría a España.

Durante un año todo fue bien, los traductores estaban contentos y el público no notó nada extraño con *La jungla de cristal,* pero en 1990 comenzó a liarse el asunto. El detective John McClane volvía a las andadas en una nueva entrega que se denominaría *Die Hard 2: Die Harder.* En Latinoamérica lo tuvieron muy sencillo, tradujeron el título como *Duro de matar 2,* pero en España fue algo más complejo. En esta segunda entrega, ni había edificios de cristal ni nada que se le asemejase, por lo que la genial idea del primer título se transformó en un problema tremendo. En este caso, la única opción era huir hacia delante. Como ya no había cristales, modificaron el título, que llegaría a España como *La jungla 2: alerta roja.*

En el caso de los genes «Caracol» y «Babosa», todo fue culpa del primero en ser descubierto, Caracol. El nombre original de este gen es *SNAI1,* y codifica un tipo de proteínas que se denomina «dedos de zinc». Los dedos de zinc actúan en distintas partes de la célula, y sus funciones van desde garantizar que las proteínas se pliegan correctamente hasta permitir o restringir la expresión de ciertos genes. En el caso de *SNAI1,* este gen reprime los genes que se expresan en el ectodermo, por lo que, cuando se activa, las células cambian de comportamiento y pasan a convertirse en células mesenquimales. Estas células tienen la capacidad de migrar y moverse, para lo cual se arrastran entre el entramado celular de forma similar a como podría hacer un caracol por el suelo. Como en charlas y conferencias, nombrar cada vez *SNAI1* puede ser un pequeño y molesto trabalenguas, y aprovechando que las células se comportaban vagamente como un caracol y que el nombre se parece un poco, los genetistas decidieron apodarlo *Snail*.

Al igual que en *La Jungla de Cristal*, todo habría quedado perfecto de no ser porque posteriormente se descubrió *SNAI2*. Su funcionamiento es similar al de *Snail*, ya que también permite la transición de célula ectodérmica a mesenquimal, y se activa prácticamente a la vez para garantizar que la transformación es correcta. Ahora bien, en cuanto al nombre, aunque lo «correcto» según la lógica anterior habría sido llamarlo «Snais», ya que el «2» y la «s» son las letras más parecidas, como este nombre podría causar confusión, decidieron seguir con la lógica de los animales que se arrastran y llamarlo el gen babosa: «Slug».

Gracias a la acción de *Snail* y *Slug*, así como a otros factores de crecimiento y hormonas, comienza a crearse una población de células muy especiales que pueden desplazarse de un lado para otro. Estas células conformarán lo que se conoce como la cresta neural, una estructura que algunos expertos consideran como la «cuarta hoja del embrión». Las células de la cresta neural sirven tanto para un roto como para un descosido, ya que se pueden transformar en un gran abanico celular dependiendo de dónde se desplacen en el interior del embrión. Así, arrastrándose como caracoles y babosas, podrán crear neuronas y células gliales, pero también partes de los dientes, los melanocitos que nos protegen del sol y otros órganos como el timo.

DESPEGÁNDOSE PARA EL VIAJE

Casi todas las células de nuestro cuerpo se encuentran estáticas y bien sujetas. Si no fuese así, nos disgregaríamos en forma de masas amorfas gelatinosas. Estas uniones celulares son posibles gracias a moléculas llamadas, convenientemente, «moléculas de adhesión celular». Entre ellas, encontramos familias de proteínas como las cadherinas, integrinas, proteoglicanos y otras con un dominio proteico similar a la lectina. Su función principal es unir, como un pegamento, a las células entre ellas o con las sustancias que las rodean, la matriz extracelular. De esta forma, estabilizan los tejidos y mantienen cada célula en su sitio.

Además de estas moléculas, en ciertas zonas como la piel, también podemos encontrar unas proteínas muy especiales denominadas ocludinas y claudinas. Si a las células de adhesión celular las comparábamos con un pegamento, estas moléculas son como un sellado con silicona. Es decir, las uniones en las que se encuentran las claudinas y ocludinas son tan estrechas y herméticas que no puede pasar ni el agua. Las denominadas «uniones estrechas» son importantísimas para la vida, ya que de ellas depende tanto que la piel sea hermética como que nuestro cerebro esté protegido de la mayoría de microorganismos y otras sustancias. Las uniones estrechas también son vitales para la gástrula, especialmente en el ectodermo, donde mantienen muy unidas las células e impiden que el futuro embrión se deshaga en mil pedazos. Pero, como hemos comentado, las células de la cresta migran; es decir, pueden moverse, y para ello han de dejar de romper las conexiones con el resto.

Aquí es donde *Snail* y *Slug* entran en acción, ya que se encargan de reducir la expresión de ocludina. De este modo, las células de la cresta neural dejan de estar tan pegadas unas a otras y dejan actuar a otro tipo de enzimas que degradan las proteínas de unión celular. Así, poco a poco, van quedando libres y con la capacidad de moverse de un lado a otro del embrión. Para ello, producirán integrinas específicas de unión a la matriz extracelular y, al igual que los escaladores van buscando un camino entre los salientes de un rocódromo, las células de la cresta neural irán desplazándose entre las distintas capas embrionarias hasta encontrar su destino.

Según las hipótesis más recientes, la diferenciación de las células de la cresta neural dependerá tanto de señales externas como de internas. Es decir, según cómo cambien sus propios genes y el ambiente que se encuentren durante su migración, acabarán transformándose en unas células u otras. Todavía no está muy claro cómo influye el ambiente celular en la especialización de las células de la cresta neural, pero todo apunta a que se trata de una combinación de factores. Por un lado, habría hormonas y proteínas que enviarían el resto de las células, como las efrinas, semaforinas y neuropilinas; por otro, el propio contacto celular sería capaz de activar o desactivar la diferenciación.

El resultado es que las células se van situando desde lo que formará la cabeza hasta lo que formarán los pies. Una vez lleguen a su destino, las células comenzarán a especializarse en alguno de los cuatro grupos principales y se encargarán de tareas tan distintas como formar la dentina, algunos ganglios, órganos secretores o las neuronas motoras y las parasimpáticas, encargadas del permitir el movimiento. Sin duda, las células que resulta más curioso que deriven de la cresta neural son los melanocitos, las células presentes en la piel que protegen el ADN de la radiación solar enviando melanina a sus vecinas.

En resumen, las células de la cresta neural emergen de un gran viaje transformador que las cambia profundamente y las hace transformarse en células completamente nuevas. Un viaje que comenzaba con la creación del tubo neural, una estructura que hemos dejado abandonada y que también tiene muchas cosas interesantes.

De vuelta al tubo neural

Volviendo por un momento al tubo neural, durante los siguientes días este irá evolucionando y especializándose. Al principio de la cuarta semana, el tubo neural cierra sus aperturas, llamadas neuroporos, y se transforma en un tubo cerrado y liso. Una forma muy visual de entender el proceso que ocurrirá a continuación (o al menos la que más me sirvió a mí personalmente) es pensar en un globo alargado, como los que se utilizan para crear figuras y animales. Antes de la transformación, el globo está completamente recto y liso, pero si lo retorcemos en dos lugares, observaremos que quedarán tres partes bien diferenciadas. Aunque soltemos el globo y dejemos que el aire pueda volver a circular por todo el espacio, las hendiduras se pueden seguir intuyendo, ya que quedan ligeramente marcadas en la «piel» del globo. A mucha menor escala, así queda el sistema nervioso primigenio a la cuarta semana, dividido en tres espacios denominados vesículas cerebrales: el prosencéfalo, el mesencéfalo y el rombencéfalo. Posteriormente, aparecerán más invaginaciones, y la estructura se irá dividiendo y aumentando en complejidad.

El cerebro primigenio empieza con las tres estructuras ya nombradas: el prosencéfalo, mesencéfalo y rombencéfalo. Al final de la cuarta semana del desarrollo, el prosencéfalo se dividirá en el telencéfalo y el diencéfalo; el mesencéfalo seguirá igual; y donde se encontraba el rombencéfalo, ahora podemos distinguir metencéfalo y mielencéfalo.

Estas estructuras seguirán dividiéndose y, al final de la quinta semana, ya se pueden intuir en el telencéfalo los dos lóbulos que darán lugar al cerebro; en el diencéfalo, los pequeños nodos que crearán los ojos; y el mielencéfalo se irá transformando en el bulbo raquídeo, el canal de comunicación entre el cerebro y la médula espinal.

Por tanto, al final de la quinta semana de embarazo, apenas un mes y medio tras la fecundación, y cuando el embrión mide entre 3 y 5 milímetros, ya están listas las dos poblaciones de células que acabarán dando lugar a todo el sistema nervioso: el tubo neural y las células de la cresta neural. Sin embargo, esto es solo el comienzo de un proceso del que todavía queda mucho para que se complete. Durante los siguientes ocho meses, irán apareciendo las neuronas y comenzarán a conectarse entre ellas. Gracias a las sinapsis, se irá creando una red de neuronas que permitirá la aparición de procesos mucho más complejos de lo que podría realizar cualquier célula por sí sola. A la vez que se vayan añadiendo más y más neuronas a la red, el todo acabará siendo mucho más que la suma de sus partes.

LAS ÚLTIMAS PIEZAS DEL ROMPECABEZAS MÁS COMPLEJO

Hasta el día 42 tras la fecundación no se crean las primeras neuronas en el embrión. Estas neuronas se forman a partir de células precursoras cuyo único propósito, hasta ese momento, había sido dividirse lo más rápido posible para crear más y más células. Entre los días 25 y 42, a partir de una célula precursora de neuronas se crearán otras dos. Sin embargo, a partir del día 42, algunas divisiones darán como resultado, por un lado, una célula progenitora y, por otro, una neurona. Es decir, pasará de ser una división simétrica a una asimétrica. Algunas de estas neuronas se agruparán en las distintas regiones que hemos visto anteriormente, creando pequeñas manchas de lo que popularmente se conoce como «materia gris».

Esta materia obtiene su nombre porque tiene un tono mucho más grisáceo que el resto del tejido nervioso visto al microscopio, pero, si se analiza, se puede observar que no son más que los cuerpos de las neuronas. Es decir, es la región donde se encuentra tanto su núcleo como la mayoría de su maquinaria celular. Si lo pensamos lógicamente, tiene sentido que en el embrión se produzca antes la materia gris que la blanca, puesto que primero ha de crearse el cuerpo de la neurona y, posteriormente, se formarán sus axones, los «cables» con los que se conectarán unas a otras, así como con otras partes del cuerpo.

Como comentábamos, al principio no todas las células progenitoras se transformarán en neuronas, solo unas pocas, mientras que las células progenitoras siguen dividiéndose hasta llegar a una masa crítica, que se alcanza normalmente en el día 108. En ese punto, ya se puede considerar que la neurogénesis cortical está completada, es decir, que todas las células progenitoras se desarrollarán de forma asimétrica, creando una neurona en cada división.

Las neuronas, una vez formadas, se desplazarán de forma radial desde el punto en el que se han creado hasta la zona donde se las requiere. Al principio, es un recorrido muy corto, de apenas unos milímetros, y ocurre gracias a un proceso que se denomina «translocación somal». En este tipo de movimiento, la neurona extiende un brazo hacia la zona donde se quiere desplazar, lo engancha y luego lo retrae, moviendo todo el cuerpo neuronal. De este modo, se puede desplazar hasta unos pocos milímetros. Sin embargo, cuanto más grande es el cerebro, mayor es la distancia que han de recorrer las neuronas hasta llegar a su destino, y el movimiento somal directo se vuelve imposible. Por tanto, para poder seguir moviéndose, las células necesitan unas guías, unas células que les indiquen el camino para llegar a la corteza cerebral.

Estas guías las conforman las denominadas células gliales radiales, unas células de soporte que actúan como un andamiaje. Al principio, se pensaba que era una población de células transitoria y específica del desarrollo embrionario, pero tras distintas investigaciones, se descubrió que se trataba de las mismas células progenitoras de neuronas que ya conocemos. Ahora bien, cuando las células progenitoras entran en este tipo de conformación, extienden sus brazos desde el lugar de formación de las neuronas hasta donde se encuentra la corteza. Los brazos, que pueden llegar a medir varios centímetros, ayudan a las neuronas migrantes a encontrar su lugar. Este tipo de desplazamiento, denominado migración radial, es el que llevarán a cabo la mayoría de las neuronas y, gracias al cual, irán juntándose en la corteza.

Cuando se alcanza un número suficiente de neuronas, estas comienzan a producir factores de crecimiento y neurotransmisores que activan el «modo conexión» cerebral. Es decir, emitirán una serie de sustancias que favorecerán la creación de sinapsis neuronales y que acabarán dando lugar a la red neuronal. Como ya vimos al principio del capítulo, en la actualidad sabemos que en un cerebro adulto cada neurona se relaciona con miles de células adyacentes, por lo que las redes neuronales son complejísimas de estudiar. Debido a esta enorme complejidad, se necesitan modelos un poco más sencillos con los que comprender cómo se da lugar la comunicación entre las piezas fundamentales del sistema nervioso.

¿Cuántas neuronas se necesitan para jugar?

A finales de 2022, llegó a los medios una noticia muy interesante. En un artículo publicado en la revista científica *Neuron,* unos investigadores de Cortical Labs, en Melbourne, habían llevado a cabo un experimento muy llamativo. En una placa de cultivo habían introducido 800 000 neuronas humanas y les habían enseñado a jugar a un videojuego. Concretamente, habían llevado a cabo el experimento con el famoso Pong, que consiste en que un jugador ha de controlar una barra para hacer rebotar en ella una pelota virtual. Si el jugador no consigue hacer rebotar la pelota y esta se escapa, pierde.

El concepto era sencillo, pero hacer que unas neuronas sin manos, ni ojos, ni ningún tipo de comunicación comprendiesen las reglas y jugasen no lo era tanto. Por ello, los investigadores diseñaron unas cubetas especiales para cultivar las células, que estaban forradas de microelectrodos que emitían y recibían pulsos eléctricos. De este modo, podían tanto estimular a las neuronas con ligeras descargas eléctricas, así como leer su actividad y transformarla en una acción para el videojuego.

El entrenamiento neuronal funcionaba de la siguiente forma: en la cuadrícula con los electrodos, los investigadores definieron dónde se situaban arriba, abajo y los laterales. Luego, introdujeron la pelota y la barra en el sistema. Para las neuronas, tanto la pelota como la barra eran pequeñas descargas eléctricas de muy poca potencia, lo justo y necesario para que fuesen capaces de percibirlas. La pelota se movía por el recuadro de microelectrodos de forma automática, y la barra respondía a cambios en el potencial eléctrico que emitían las propias neuronas y que los investigadores monitorizaban desde el exterior. De este modo, las neuronas eran capaces de sentir que se encontraban en un entorno virtual. Ahora bien, ¿cómo se puede enseñar a una masa de células que han de evitar que la pelota se salga del campo de juego?

Los investigadores de Cortical Labs idearon una forma un poco curiosa. Cada vez que las células acertaban un golpe, un programa de *software* estimulaba una zona concreta de la masa de células; pero si fallaban, este estímulo ocurría de forma aleatoria en cualquier zona cubierta de microelectrodos. En poco tiempo, las neuronas aprendieron a mover la barra para conocer con certeza dónde iban a recibir la descarga, algo que preferían antes que la incertidumbre.

Con este experimento, demostraron que las neuronas ejercen un control sobre el entorno y son capaces de responder ante estímulos que ocurren en él. En otras palabras, cuando se unen suficientes neuronas, son capaces a abstraer ciertas ideas a partir de los datos que reciben del medio. En este experimento, el equipo de neurocientíficos, y en concreto el primer autor del artículo, el Dr. Brett Kagan, mostraron cómo la organización neuronal es mucho más compleja de lo que se creía, y van a seguir realizando pruebas para ver hasta dónde pueden llegar. El próximo paso es probar un cultivo similar con el conocido como «Proyecto Bolan», lo que muchos conocemos como «el dinosaurio de Google cuando no carga la página», un juego algo más complejo que el Pong.

Pero, por supuesto, esto no va solo de videojuegos, sino que se espera que estos modelos tengan una aplicación práctica en el campo de la biomedicina y la farmacología. Un cultivo neuronal con esta configuración permite observar de forma efectiva cómo afectan las distintas sustancias a las redes neuronales. Es decir, gracias a estos modelos se pueden plantear preguntas como: ¿cuántas veces pueden acertar las neuronas si les añado cierto porcentaje de alcohol? O ¿cambia la respuesta neuronal al añadirles un nuevo posible fármaco contra el cáncer? De este modo, se espera mejorar la seguridad de los futuros fármacos y, de paso, minimizar el uso de animales de experimentación. Aunque, respecto a esto último, el cultivo de neuronas en una placa únicamente puede ofrecer ciertos datos, ya que se trata de una sola capa de células. Si se quiere investigar más a fondo el desarrollo cerebral y la interacción neuronal, se ha de pasar del 2D al 3D y entrar en el mundo de los mini-cerebros u organoides cerebrales.

BACH NUNCA COMPUSO MÚSICA PARA ORGANOIDES

Los organoides cerebrales tienen, normalmente, el tamaño de un grano de arroz, una lenteja o, como mucho, de un garbanzo. A simple vista, no son nada muy espectacular, se trata de una pequeña masa grisácea que emerge de un líquido que puede ir de un color rojo intenso a un amarillento. Teniéndolos delante, cuesta comprender cómo algo aparentemente tan simple ha sido el resultado del esfuerzo de miles de investigadores durante décadas y que se trata de uno de los grandes hitos de la neurociencia. Ahora bien, al observarlos con un microscopio y monitorizar su actividad, podemos llegar a entender las posibilidades que nos ofrecen.

Crear un organoide cerebral en la actualidad es relativamente complicado, aunque se tengan los medios adecuados. Lo primero que se necesita son células pluripotentes, como las que hemos visto al principio del capítulo, que pueden transformarse en el tubo neural. Hay laboratorios que han desarrollado técnicas para obtener estas células a partir de otros tejidos ya diferenciados, induciendo su desdiferenciación o una «vuelta atrás». Es decir, que cuando se habla de células madre, su procedencia no tiene por qué ser de un embrión que no ha llegado a término, sino que se puede obtener por otros medios. Una vez obtenidas las células, se les añaden nutrientes y se las incuba a 37 °C para que comience su división. Como en la actualidad conocemos las hormonas y estímulos necesarios para que las células se transformen en neuronas, hay que tratar de añadirlos en orden a nuestro cultivo y, poco a poco, aparecerán las distintas estructuras cerebrales.

Gracias a esta tecnología es posible observar cómo funciona, se organiza y crece un mini-cerebro, con la ventaja de que es muy accesible

212

para los investigadores. En los organoides cerebrales, los equipos de investigación han encontrado grandes similitudes con el órgano embrionario, puesto que se pueden observar desde células progenitoras neuronales hasta células gliales radiales y neuronas. Incluso, llegados a cierto punto, los investigadores han podido detectar cómo las neuronas se conectan y comunican entre ellas, creando corrientes eléctricas polarizadas.

Aun con todo, el Dr. Lluis Montoliu, investigador del Centro Nacional de Biotecnología (CNB-CSIC) comentaba a la Agencia SINC en una noticia sobre organoides cerebrales del 8 de enero del 2024 que esta tecnología todavía dista mucho de lo que ocurre en un cerebro *in vivo*. Sin embargo, paso a paso, cada vez se van acercando más, y los últimos organoides cerebrales desarrollados comparten más características con los cerebros embrionarios. Por tanto, se pueden emplear en todo tipo de investigaciones neurológicas, desde comprender el desarrollo de la esquizofrenia hasta hallar nuevos tratamientos contra el cáncer cerebral o el Alzheimer.

Una conclusión sesuda

Volviendo al desarrollo del cerebro, una de sus facetas más curiosas es que este órgano sigue cambiando mucho más allá del nacimiento. Durante el periodo postnatal temprano, la conectividad entre las neuronas es mucho mayor que la que tiene cualquier adulto. Según pasa el tiempo y vamos aprendiendo a relacionarnos con el mundo, la gran mayoría de las conexiones neuronales desaparecen, y las que quedan van fortaleciéndose. De este modo se forjan los pensamientos, los sentimientos y las sensaciones, influidos por las experiencias que vive la persona recién nacida. Sin embargo, que se rompan conexiones no quiere decir que la capacidad cerebral disminuya, ni mucho menos. Durante los primeros seis años de vida, el cerebro aumentará hasta cuatro veces su tamaño, dándole casi el 90 % de su volumen final, que se alcanzará entrando a la segunda década de vida.

Durante ese tiempo se moldearán cuestiones tan profundas como la personalidad, las respuestas ante distintas situaciones y la percepción de uno mismo, lo que hace que ahora nos encontremos aquí, en estas páginas, para saber más acerca de cómo creamos, sin saberlo, nuestro propio cerebro.

Si hay algo que lamento de este capítulo es que no dure más, en torno a 2000 páginas, para poder entrar en detalle en muchísimos temas que se han quedado en el tintero electrónico. Ahora bien, como reflexión final, me gustaría invitar al lector a que, ya que hemos comenzado el capítulo realizando un pequeño ejercicio, no se olvide de ejercitar también el cerebro. Para ello conviene, cuando se pueda, ofrecerle tareas complejas y a las que no está acostumbrado, como aprender un idioma, realizar una nueva actividad o caminar por terrenos desnivelados. También sirve cualquier tarea que requiera pensar y darle a la sesera, ya que inducen la creación de nuevas conexiones neuronales y que mantienen la red neuronal existente. De este modo, aumentará significativamente la probabilidad de envejecer con un cerebro todavía joven y con ganas de seguir descubriendo el mundo y sus entresijos.

Ecografía

Nací en el siglo XX con trompas de Falopio.

Sirva como atenuante: no conseguí evitar
respirar aliviada cuando aquel ginecólogo
se apostó caña y pincho a que serías hombre.

Conocerías los excesos.

Te dirían perdón y por favor y gracias muchas veces
por ceder el asiento una parada.

No aprendería tu carne la misma moraleja
sin importar el cuento: esto sobra,
aquí falta,
finge si no te gusta,
disimula aún mejor cuando te esté gustando demasiado,
ni un temblor
hasta que la lengua del elegido
se adentre en la espesura a despertarte.

Tendrías tu lugar en los estadios.

Verías tu dolor en el museo.

Martha Asunción Alonso

14

¿NIÑO O NIÑA?

Imagina que cada ser vivo tiene una especie de «etiqueta» que lo clasifica en dos tipos: masculino y femenino. ¿Para qué necesitamos esta etiqueta en la naturaleza? Aquí es donde entran en juego unas células especiales, llamadas gametos, que ya vimos en el primer capítulo. Estas células son las piezas fundamentales del rompecabezas genético para crear nuevos seres vivos que comparten características de sus padres. El sexo de un individuo está determinado por los tipos de gametos que produce. Si produce solo un tipo, es masculino o femenino, pero hay seres vivos que pueden producir ambos tipos de gametos y se les llama hermafroditas. Aunque en humanos no existe el hermafroditismo, hay una condición llamada intersexualidad, que es cuando convergen características físicas que no encajan claramente en las categorías típicas de masculino o femenino.

Seguro que crees saberlo todo sobre el sexo biológico, lo masculino y lo femenino; pero en este capítulo vamos a hacer un ejercicio no de conocer, sino de cuestionar eso que damos por hecho. De entrada, el sexo humano no es una cosa u otra, sino que existen muchas características intermedias que nos obligan a rechazar el *statu quo* de afirmar que solo contamos con lo masculino y lo femenino, al menos a nivel biológico. Además, como veremos a lo largo de las siguientes páginas, la determinación del sexo biológico ni siquiera se trata de un único paso, sino que implica una sucesión de eventos que conducen a unas características físicas, anatómicas y fisiológicas que nosotros nos hemos propuesto etiquetar. Para rizar más el rizo, en los humanos el sexo biológico es solo una parte de lo que somos. A este se le suma la identidad de género (cómo nos sentimos y nos identificamos), la expresión de género (cómo mostramos eso al mundo) y la orientación sexual (hacia quién nos sentimos atraídos), formando todo junto nuestra sexualidad.

Volvamos al sexo biológico, que es el único aspecto que nos concierne en este viaje embrionario. Llamamos dimorfismo sexual a las diferencias en el aspecto físico —como la forma, el color o el tamaño— entre machos y hembras de una misma especie. Esta característica se observa en la mayoría de los animales, aunque su grado puede variar. En muchas especies, como insectos, reptiles y aves, las hembras tienden a ser más grandes que los machos. Sin embargo, en mamíferos, generalmente es el macho el que tiene un tamaño mayor, a veces de manera muy evidente. Es importante destacar que no todas las especies presentan dimorfismo sexual. Por ejemplo, algunos reptiles con órganos sexuales internos no muestran diferencias externas notables entre machos y hembras. En mamíferos, donde los órganos sexuales son externos, el dimorfismo sexual es evidente. Vamos a ver un caso que todos conocemos: en leones, los machos son más grandes y tienen una melena abundante, mientras que las hembras carecen de esta característica. Curioso, ¿no? En ciervos, los machos a menudo tienen astas, que están ausentes en las hembras y que además utilizan para competir entre ellos por el cortejo de las hembras.

En los seres humanos, aparte de los órganos sexuales, una de las principales diferencias morfológicas entre hombres y mujeres es la distribución de la grasa abdominal. Durante los primeros años de vida, las diferencias físicas entre ambos géneros son apenas perceptibles. Es durante la pubertad cuando estas diferencias se vuelven más evidentes, principalmente debido a la influencia de las hormonas sexuales. Durante esta etapa, las mujeres tienden a acumular grasa en muslos, caderas y glúteos. Estas diferencias persisten desde la edad adulta hasta la menopausia, cuando disminuyen los niveles de hormonas sexuales. En los hombres, los cambios en la distribución de la grasa son menos

218

pronunciados, pero también aumentan con la edad. A estas características las bautizamos con el nombre de caracteres sexuales secundarios. Mientras que los caracteres sexuales primarios serían las diferencias anatómicas, como los diferentes genitales en ambos sexos, los secundarios son aquellas diferencias que no están relacionadas con la reproducción, como la distribución de la grasa corporal. Un carácter sexual secundario muy común y poco conocido es la calvicie. Esta característica existe tanto en mujeres como en hombres; sin embargo, es mucho más común en estos últimos. Esto se debe precisamente a que la caída del pelo es una consecuencia del efecto de la testosterona, una hormona masculina que veremos en las siguientes páginas. Ahora bien, si se trata de un carácter sexual secundario masculino, ¿por qué algunas mujeres pueden presentar calvicie? En estos casos, suele deberse a una cuestión patológica multifactorial, en la que participan varios genes y algunos factores ambientales que alteran los niveles de hormonas femeninas. Llegados a este punto, cabe preguntarse qué determina el sexo del futuro individuo. En humanos, la determinación tiene varios pasos, siendo el primero y más importante la cuestión cromosómica.

¿CUÁNTOS CROMOSOMAS TIENE TU BEBÉ?

El sistema de determinación del sexo basado en los cromosomas sexuales XY es un mecanismo utilizado para determinar el sexo de un individuo por muchos mamíferos, incluidos los humanos, así como por algunos insectos, serpientes, peces e incluso algunas plantas (como el árbol Ginkgo, que también tiene otros cromosomas sexuales). En este sistema, el sexo se determina por la presencia de unos cromosomas específicos conocidos como cromosomas sexuales. Las mujeres poseen dos cromosomas sexuales idénticos (XX) y se les llama sexo homogamético, mientras que los hombres tienen dos cromosomas sexuales diferentes (XY), lo que los convierte en el sexo heterogamético. De esta manera, la presencia del cromosoma Y es la responsable de desencadenar el desarrollo masculino; en ausencia del cromosoma Y, el feto experimentará un desarrollo femenino. Así, lo realmente importante del sistema de determinación sexual en humanos no es la combinación, sino la presencia o ausencia del cromosoma Y. Además, como las mujeres son XX, todos sus óvulos son portadores del cromosoma X. Mientras que, de lo contrario, los hombres producen espermatozoides con cromosoma X e Y. Dependiendo del espermatozoide que fecunde al óvulo, el sexo cromosómico del embrión será uno u otro.

Hay varias excepciones, como individuos con síndrome de Klinefelter (que tienen cromosomas XXY), síndrome de Swyer (mujeres con cromosomas XY) y síndrome del hombre XX (síndrome De la Chapelle, hombres con cromosomas XX); sin embargo, estas excepciones son poco frecuentes. Además, en la mayoría de las especies con un sistema de determinación del sexo XY, un organismo debe tener al menos un cromosoma X para sobrevivir. Cabe añadir que el sistema XY no es el único de tipo cromosómico; existen otras formas, como el sistema de determinación del sexo ZW, que se encuentra en aves y otros animales, en el cual el sexo heterogamético es la hembra.

El síndrome de Turner, también conocido como síndrome de Ullrich-Turner o monosomía X, es una condición genética poco común que afecta exclusivamente a las mujeres y se caracteriza por la ausencia total o parcial de uno de los cromosomas X. Tanto fenotípica como genotípicamente, las personas afectadas son mujeres, ya que carecen del cromosoma Y. Es la única monosomía viable en humanos, ya que la ausencia de cualquier otro cromosoma en la especie humana es incompatible con la vida. Mientras que la falta del cromosoma Y determina el sexo femenino, la ausencia del segundo cromosoma X resulta en el desarrollo incompleto de los caracteres sexuales primarios y secundarios. Esto ocasiona un aspecto físico juvenil y esterilidad, siendo su incidencia aproximadamente de 1 de cada 2500 niñas.

También podemos contar con el caso opuesto, cuando existe más de un cromosoma sexual. El síndrome de Klinefelter, también conocido como 47 XXY, es una condición genética que afecta a los varones y se caracteriza por la presencia de al menos un cromosoma X extra. Esta condición es la alteración genética en cromosomas sexuales más común en varones, con una incidencia de aproximadamente 1 en cada 660 nacimientos. Sin embargo, pueden existir variantes con tres (48, XXXY) y hasta cuatro cromosomas X (49, XXXXY). Este síndrome se debe a errores que ocurren durante la división celular en la formación de los gametos.

El síndrome de Klinefelter presenta una gran variedad de manifestaciones clínicas y complicaciones, lo que hace que el grado de afectación en cada paciente sea muy distinto. Una de las características principales es la infertilidad, junto con la presencia de testículos pequeños (escroto hipoplásico) y, en ocasiones, criptorquidia (cuando los testículos no han descendido). Aun así, los signos externos pueden no ser evidentes y pueden pasar desapercibidos durante algún tiempo. Durante la pubertad, los individuos con síndrome de Klinefelter suelen presentar escasez de vello facial y corporal, debido a la baja concentración de testosterona y a niveles elevados de gonadotropinas. Además de un escroto subdesarrollado, también pueden presentar ginecomastia (desarrollo de pechos en el hombre). La infertilidad es común en estos individuos debido a la azoospermia (ausencia de espermatozoides), pero pueden conseguir reproducirse gracias a técnicas de reproducción asistida, como las que vimos en el sexto capítulo.

Los síndromes de adición de cromosomas X extra también pueden suceder en mujeres (ausencia del cromosoma Y). El síndrome triple X, también conocido como trisomía XXX o 47 XXX, es una condición genética que afecta a las mujeres y se caracteriza por la presencia de un cromosoma X extra, lo que resulta en un total de 47 cromosomas en lugar de los 46 habituales. Esta condición ocurre en aproximadamente 1 de cada 1500 niñas. Las niñas y mujeres con síndrome XXX generalmente no presentan diferencias físicas evidentes al nacer y suelen parecerse a otras niñas de su edad. A nivel cognitivo y conductual, el síndrome XXX está asociado con una mayor probabilidad de enfrentar desafíos en el desarrollo del lenguaje y el habla, lo que puede llevar a retrasos en las habilidades sociales y de aprendizaje. Como cabe esperar, también existe el síndrome 48 XXXX, conocido como tetrasomía X, una condición en la cual las mujeres presentan cuatro cromosomas X. Hasta la fecha, se han registrado alrededor de cien casos en todo el mundo. En términos de desarrollo y cognición, se observa un coeficiente intelectual reducido, entre sesenta y ochenta puntos, y pueden experimentar retrasos en el habla, el lenguaje y el desarrollo motor. Algunas niñas pueden experimentar la pubertad de manera normal, mientras que otras pueden presentar irregularidades menstruales o menopausia temprana. El tratamiento del síndrome

48 XXXX se centra en el manejo de los síntomas y en el apoyo para el aprendizaje.

Volviendo al sistema de determinación sexual en humanos: ¿por qué la presencia o ausencia del cromosoma Y es tan determinante? A diferencia del cromosoma X, el cromosoma Y cuenta con un gen llamado *SRY*, que actúa como señal para establecer la vía de desarrollo de los caracteres sexuales masculinos. Esto, junto con otros factores, resulta en las diferencias de sexo en humanos. No obstante, el cromosoma Y es mucho más pequeño que el cromosoma X. De esta manera, en las células de las mujeres, que tienen dos cromosomas X, se produce la inactivación aleatoria de uno de ellos para equilibrar la expresión génica entre ambos sexos. Si las mujeres contaran con dos cromosomas X activados, sus células expresarían muchos más genes que las de los hombres.

CUANDO CUERPO Y CROMOSOMAS NO HACEN *MATCH*

Hasta ahora hemos recalcado la importancia del cromosoma Y para determinar el sexo biológico, aunque hemos visto que existen algunos síndromes o condiciones en los que poseer el cromosoma Y no resulta necesariamente en un fenotipo masculino. Al continuar reduciendo la dimensión genética, hemos encontrado que la relevancia de este cromosoma en la determinación sexual es que contiene un gen llamado *SRY*. A nivel molecular, este gen es clave para el desarrollo del sistema genital masculino durante el desarrollo. La diferenciación de los genitales se produce a partir de dos sistemas de conductos accesorios: los conductos mesonéfricos o de Wolff (masculinos) y los conductos paramesonéfricos o de Müller (femeninos). Ambos conductos se encuentran en el embrión hacia la séptima semana de gestación. Sin embargo, durante el desarrollo, uno de los pares de conductos se desarrolla mientras que el otro regresa, y esto depende de la presencia o ausencia del gen *SRY* del cromosoma Y.

En los hombres, la proteína SRY, producida por este gen, dirige el desarrollo de las gónadas hacia los testículos. El desarrollo masculino solo puede ocurrir cuando los testículos fetales secretan hormonas clave en un periodo crítico de la gestación temprana. Las hormonas secretadas por los testículos influyen tanto en los genitales internos como externos, y son la hormona antimülleriana (AMH), la testosterona y la

222

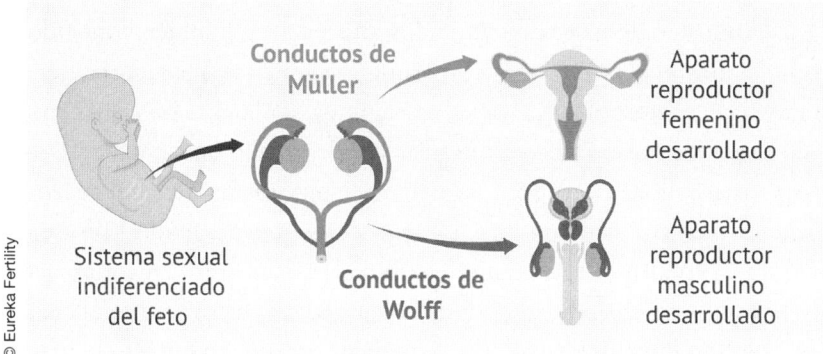

Diferenciación de los órganos sexuales femenino y masculino.

dihidrotestosterona (DHT). Estas hormonas inducen la regresión de los conductos paramesonéfricos y la formación de estructuras accesorias masculinas como el epidídimo, el conducto deferente y la vesícula seminal. También controlan el descenso de los testículos desde el abdomen hasta el escroto. En las mujeres, en ausencia de testosterona y AMH, los conductos mesonéfricos se degeneran y desaparecen, mientras que los conductos paramesonéfricos se desarrollan en útero, trompas de Falopio y parte superior de la vagina. La diferenciación de los genitales externos comienza alrededor de las siete semanas de gestación. En las mujeres, los tejidos se convierten en vulva (clítoris y labios). En los hombres, entre las semanas ocho y doce, los andrógenos provocan el agrandamiento del falo y la fusión de los surcos urogenitales, produciendo un pene claro y un escroto rugoso. La dihidrotestosterona diferencia las características masculinas restantes de los genitales externos.

Al principio de este capítulo, hablábamos del componente cromosómico para la determinación del sexo, que luego se redujo a un componente genético. Ahora caemos en la cuenta de que no es la presencia de un gen (o cromosoma) lo que determina el sexo, sino el efecto que este desencadena a nivel hormonal en la formación de los órganos sexuales. La falta o el exceso de hormonas durante el desarrollo fetal puede causar anomalías en la diferenciación sexual, resultando en individuos intersexuales. La testosterona y la dihidrotestosterona son cruciales para la masculinización de los genitales externos en los hombres, mientras que la hormona antimülleriana regula la regresión de los conductos paramesonéfricos (femeninos).

223

El síndrome de insensibilidad a los andrógenos, también conocido como síndrome de Morris, es una condición genética que afecta a personas con cromosomas XY (sexo masculino), en la cual las células no reconocen las hormonas responsables del desarrollo de características físicas masculinas (andrógenos) debido a una disfunción del receptor androgénico. Esto conduce a que el cuerpo se desarrolle con una apariencia total o parcialmente femenina. Existen tres categorías del síndrome de insensibilidad a los andrógenos, las cuales se diferencian por el grado de masculinización genital: el síndrome completo ocurre cuando los genitales externos son los de una mujer típica; el síndrome leve se presenta cuando los genitales externos son los de un hombre típico, y el síndrome parcial, cuando los genitales externos están parcialmente masculinizados. Esta condición es la causa más común de hipomasculinización de los genitales en individuos con genotipo 46XY. El desarrollo del pene, los testículos y el vello corporal depende de los andrógenos, los cuales comienzan a actuar desde la séptima semana de embarazo, creando los testículos que luego descienden hacia el escroto. Las personas afectadas por este síndrome carecen de la capacidad celular para responder a las hormonas masculinas. En estos casos, los testículos permanecen en la cavidad abdominal y no descienden, lo que resulta en un desarrollo corporal femenino a pesar de tener cromosomas XY. En cuanto a la epidemiología, la prevalencia del síndrome de insensibilidad a los andrógenos no supera los 5 casos por cada 10 000 habitantes. Las mutaciones en el receptor androgénico, localizado en el cromosoma X, son responsables de esta condición, alterando su afinidad por el andrógeno y su función. Este caso es muy interesante porque muestra que es posible que un embrión XY desarrolle genitales femeninos.

Las alteraciones hormonales también pueden estar causadas por condiciones genéticas. La deficiencia de la 5α-reductasa tipo 2 (5αR2D) es una condición causada por una mutación en el gen *SRD5A2*, que codifica la enzima 5α-reductasa tipo 2 (5αR2). Esta condición es rara, afecta solo a varones y tiene un amplio espectro. La 5αR2 se expresa en tejidos específicos y cataliza la transformación de la testosterona en dihidrotestosterona. Esta hormona juega un papel clave en el proceso de diferenciación sexual en los genitales externos durante el desarrollo del feto masculino. Su deficiencia es el resultado de una actividad de 5αR2

224

alterada que resulta en niveles disminuidos de dihidrotestosterona. Este defecto da lugar a un espectro de fenotipos que incluye ambigüedad genital. Los varones afectados aún desarrollan características masculinas típicas en la pubertad (voz grave, vello facial, masa muscular). La alteración de esta enzima puede estar mediada por agentes externos, no únicamente genéticos. La finasterida es un medicamento que se utiliza principalmente para tratar la hiperplasia prostática benigna y la pérdida de cabello en hombres. También puede ser utilizado en algunas condiciones médicas específicas en mujeres. Su principal mecanismo de acción es inhibir la enzima $5\alpha R2$. Como la finasterida se transmite por el semen, puede afectar al feto si se mantienen relaciones sexuales sin protección durante el embarazo. La inhibición de esta enzima por la finasterida durante este periodo interfiere con este proceso al reducir los niveles de dihidrotestosterona disponibles. Esto puede llevar a una disminución en la virilización del feto masculino, lo que se traduce en una feminización parcial de los genitales externos.

También se dan casos en los que la determinación sexual se encuentra afectada por la sobreproducción de una proteína. El síndrome de exceso de aromatasa (AES o AEXS) es un síndrome genético y endocrino raramente diagnosticado que se caracteriza por una sobreexpresión de la aromatasa, la enzima responsable de la biosíntesis de estrógenos a partir de los andrógenos, lo que resulta en niveles excesivos de estrógenos circulantes y, en consecuencia, en síntomas de hiperestrogenismo. Afecta a ambos sexos, manifestándose en varones como feminización marcada o completa y en mujeres como hiperfeminización. Hasta la fecha, se han descrito en la literatura médica treinta varones y ocho mujeres con AEXS.

Siguiendo esta línea, también es interesante conocer el síndrome de Swyer, en el que personas con aspecto de mujer poseen cromosomas XY. Se trata de una condición genética en la cual los individuos con cromosomas sexuales XY desarrollan características físicas externas típicamente femeninas. Esto ocurre porque, aunque tienen cromosomas XY, no desarrollan testículos funcionales. Sin la acción de las hormonas testiculares, los rasgos físicos secundarios típicos de los hombres no se desarrollan. A menudo, el síndrome de Swyer se descubre durante la adolescencia, cuando las personas afectadas no presentan menstruación.

225

Ya hemos visto individuos con aspecto de mujer y cromosomas XY. Sin embargo, también puede darse el caso de varones XX, conocido como síndrome De la Chapelle. Se trata de una condición intersexual congénita poco común en la cual un individuo con un cariotipo 46 XX desarrolla un fenotipo masculino. Típicamente, durante la meiosis en la formación de los espermatozoides del padre, el gen *SRY* puede cruzarse atípicamente con algunas regiones del cromosoma X. En consecuencia, cuando el cromosoma X que lleva el gen *SRY* se combina con un cromosoma X normal durante la fertilización, el resultado es un varón 46 XX. Como uno de los cromosomas X contiene el gen *SRY*, se desencadena la cascada hormonal que induce la formación de genitales masculinos durante el desarrollo embrionario.

Todos estos datos nos indican que el sexo biológico no se determina simplemente por un único factor, sino por un conjunto de procesos biológicos interrelacionados que actúan en sucesión o cascada. Desde la embriogénesis hasta la pubertad, una serie de factores genéticos, hormonales y ambientales influyen en la formación de los caracteres sexuales primarios y secundarios. Esto demuestra la complejidad y la multifactorialidad del desarrollo sexual, que ponen en jaque la noción de una determinación única y destacan la importancia de comprender la diversidad y la variabilidad en la expresión del sexo biológico en nuestra especie. La próxima vez que conozcas a una pareja que espera un hijo y preguntes si es niño o niña, párate a pensar en los muchos eventos que se necesitan hasta determinar finalmente el sexo de ese individuo que todavía está por nacer.

Tu primera patada

Me das tu primera patada
y te respondo con un gesto mudo,
con mis manos desde fuera,
con incertidumbre.
Chocas con tu pie mi mano
y pienso en tu futuro,
en si serás futbolista o bailaor,
fan de Maradona o Carmen Amaya.
Quiero decirte que yo también
estuve ahí,
que te siento cuando corro por los verdes
prados,
cuando escucho flamenco y tú lo entonas,
desde dentro.
Tú chocas con tu pie mi mano
y todo se mueve, todo cobra sentido,
y de repente el suelo de la Tierra se nos hace
pequeño a ambos.

Irene Domínguez

15

HA SALIDO FUTBOLISTA

El primer trimestre de embarazo es una época de mucho cambio, tanto para el embrión como para la futura madre. Como hemos podido ver, en estos tres meses el futuro bebé ha desarrollado casi todos los órganos: ya tiene corazón, el inicio de un cerebro, ha decidido su sexo, y está comenzando a endurecer sus huesos y a fortalecer sus músculos. En los siguientes trimestres, prácticamente solo le queda crecer en tamaño mientras se hace de notar al moverse por sus alrededores. Estos movimientos empezarán a partir de la séptima semana de embarazo, pero no serán perceptibles por la madre hasta mucho más adelante, cuando tanto el bebé como el útero alcancen un tamaño considerable. Más o menos a partir de la semana 20, comenzarán a notarse las primeras «pataditas». Al principio serán muy débiles y ocurrirán de vez en cuando, por lo que solo la madre podrá percibirlas, pero según crezca el bebé, las patadas irán volviéndose más y más fuertes.

Y es que hay un momento en el que parece que todos los bebés van a salir futbolistas o boxeadores, ya que no paran de golpear, empujar y moverse de un lado para otro. ¿Y para qué? Podemos preguntarnos: ¿qué lleva a un bebé en desarrollo a moverse constantemente? Pues los estudios más recientes indican que estos movimientos están muy relacionados con el desarrollo de los sentidos y de la propiocepción. Cuando el sistema nervioso inmaduro del bebé envía una acción, como mover el brazo, y recibe una respuesta, como un choque, está explorando cómo funciona su propio cuerpo y el mundo exterior. El cerebro comienza a entender que puede utilizar los nervios para comunicarse con los músculos y que estos le darán una respuesta. Así, estas áreas cerebrales irán, patada tras patada, investigando el pequeño mundo que hay a su alrededor.

MADRE NO HAY MÁS QUE UNA Y CAMBIA CON EL EMBARAZO

Pero antes de seguir con el desarrollo de la segunda y tercera semana, hablemos de todos los cambios que han ido ocurriendo en el cuerpo de la madre. Para muchas futuras madres, el primer trimestre puede ser el más extraño y difícil de llevar. Durante este tiempo, aumentan tanto los niveles de estrógenos como los de progesterona, dos hormonas que regulan el ciclo menstrual. Estas hormonas sirven como señales a todo el cuerpo de la madre para asegurar la implantación y el inicio del desarrollo del embrión, que necesita muchos cambios para poder salir adelante. Debido a estas hormonas, la madre vivirá cambios en todo su cuerpo, algo similar —y a la vez muy distinto— a lo que sucede en la adolescencia. Pero esta vez no serán cambios permanentes, sino que están enfocados a garantizar que la descendencia nazca sana.

Normalmente, los cambios comienzan a notarse en los pechos, que se preparan para alimentar al futuro bebé. Para la madre, el aumento de irrigación de la zona y su crecimiento pueden tensionar la piel de los alrededores y provocar malestar o incluso dolor. Las areolas también crecen, cambian de color y pueden aparecer en ellas unas pequeñas protuberancias blanquecinas denominadas tubérculos de Montgomery. Estas glándulas sebáceas se encargan de producir aceites que protegen la delicada piel del pezón y que ayudarán a que la succión del infante sea efectiva, permitiendo el efecto vacío.

Las hormonas también pueden provocar cambios a nivel gastrointestinal, que se manifiestan habitualmente en forma de náuseas o vómitos, generalmente matutinos. Estas sensaciones desagradables son habituales en madres primerizas y ocurren sobre todo cuando el estómago está vacío. La progesterona también reduce la intensidad y el ritmo de los movimientos peristálticos del intestino, provocando, en muchos casos, estreñimiento, acidez o gases.

Todos estos cambios suponen un enorme consumo de energía que, sumado al que ya está consumiendo el embrión, es la causa de una vorágine de sentimientos difíciles de controlar. Entre ellos, destaca sobre todo el cansancio, algo totalmente normal por el estrés al que está sometido el cuerpo durante estos meses. Estos primeros tres meses pueden hacerse muy largos, ya que es difícil ir adaptándose a todos los cambios según aparecen. Pero, una vez pasa la mitad del trimestre, entre la semana 8 y 12, podremos echar un pequeño vistazo a la criatura causante de tanta remodelación mediante una ecografía.

En el comienzo del segundo trimestre todo suele ir a mejor. Las náuseas van desapareciendo poco a poco y la energía aumenta según el cuerpo se acostumbra a su nuevo estado. El útero seguirá expandiéndose para dar cabida al feto, por lo que comenzará a notarse un pequeño aumento de la zona del bajo vientre, aunque será muy progresivo. Lo que sí que puede dar lugar a confusión son las primeras contracciones de Braxton Hicks, una tensión muscular repentina del útero. Aunque son más comunes en el tercer trimestre, es habitual que ocurran tras un estrés, como realizar deporte, o al presentar algo de deshidratación. Estas contracciones también reciben el nombre de las «contracciones de práctica», ya que no suponen la apertura del cuello uterino, solo es el útero «practicando» las contracciones del parto. Estas suelen ser leves al principio, pero según avanza el embarazo, pueden llegar a producir molestia o un dolor ligero, especialmente a finales del tercer trimestre.

Y es que, en el tercer trimestre, comienza la cuenta atrás. El crecimiento del feto se acelera y, con ello, la tripa se vuelve mucho más prominente. Pero eso no es todo. En el interior de la madre, todo el sistema digestivo y urinario está muy comprimido por el espacio que ocupa el bebé. Las contracciones de Braxton Hicks son cada vez más frecuentes hasta que, alrededor de la semana 37, pueden comenzar a volverse predecibles en el tiempo y cada vez más intensas, lo que significa que se acerca el esperado momento del parto.

VOLVAMOS AL INTERIOR

Todos los cambios que hemos descrito ocurren porque el embrión prosigue, lenta pero constantemente, con su desarrollo. Pero la cuenta atrás continúa avanzando, por lo que el futuro bebé debe ir ahorrando tiempo por donde pueda y tomar todos los atajos que sean necesarios. Por tanto, según va formando y madurando sus órganos, el embrión lo primero que hace es comprobar que funcionan correctamente. Hemos visto que el corazón comienza a latir prontísimo, apenas veinticinco días tras la concepción, mientras que los riñones, por ejemplo, comienzan a producir orina en la semana 8 del embarazo. A partir de la décima semana, el feto ya comienza a beber y tragar líquido amniótico de su alrededor para practicar la acción de deglutir y para que sus minúsculos intestinos comiencen a moverse.

A partir de la semana 14, justo al comienzo del segundo trimestre, el feto mide apenas 7 u 8 centímetros, del tamaño de una naranja pequeña, aunque su peso apenas sobrepasa los 30 gramos. A partir de aquí, ya se pueden distinguir los caracteres sexuales, así como la mayoría de los órganos, por lo que solo queda que lo que hay crezca. Y vaya si crecerá. A partir de ese momento, el embrión solo tendrá una misión: hacerse grande. Y las madres lo notarán aumentando entre 300 y 500 gramos por semana. Al principio, la mayoría de ese peso será por la acumulación de líquido amniótico y el engrosamiento de los tejidos, pero poco a poco el futuro bebé irá aumentando de peso, haciéndose grande y fuerte.

Durante las semanas 14 a la 20, un bebé cualquiera podría dejar en ridículo a cualquier persona aficionada al gimnasio. Dentro del útero es un no parar. El embrión hace largos de un lado a otro de la cavidad amniótica, estira los brazos, las piernas y da más volteretas que un medallista olímpico. También golpea todas las paredes y comienza a reaccionar a estímulos externos, como sonidos o el contacto con la mano. Pero, sin duda, las dos acciones más características de esta fase son que se chupa el dedo y que, de vez en cuando, le dan ataques de hipo. Chupándose el dedo, el bebé aprende a coordinar los músculos de los labios y la lengua para generar succión. Así, una vez nazca, ya tendrá dominado el movimiento necesario para poder alimentarse del pecho de la madre o del biberón. El hipo, en cambio, es la forma que tiene, por el momento, de practicar la respiración.

Y es que tanto inspirar como espirar son dos movimientos que tenemos automatizados, pero que, si los observamos en detalle, son

232

extraordinariamente complejos. Para que entre y salga aire de nuestros pulmones, es necesario lograr una diferencia de presión entre el interior y el exterior de nuestro cuerpo. Es decir, si queremos que entre aire, debemos disminuir la presión de nuestro interior y, si queremos que salga, aumentarla. Para conseguir un cambio de presión, hay que aumentar o disminuir el volumen de nuestros pulmones porque, a mayor volumen tiene un gas, menor presión, y viceversa. Pero ¿cómo aumentar el volumen del pulmón? Pues tenemos dos movimientos a nuestra disposición. Podemos abrir el pecho para expandir nuestra caja torácica, o podemos valernos de la membrana conocida como diafragma. Esta membrana, situada casi al final de las costillas, separa la cavidad torácica de la abdominal y tiene forma de cuenco boca abajo. Al estirar este músculo, la forma cóncava se allana, y con ello, empuja nuestro sistema digestivo hacia abajo y le deja más lugar al aire para que entre. Una forma muy sencilla de notar este movimiento es colocando la mano en la barriga y notando cómo se hincha al respirar. El hipo ayuda, precisamente, a fortalecer las fibras musculares del diafragma.

En adultos, en cambio, el hipo suele ser un síntoma de irritación muscular. Por ejemplo, al comer o beber en abundancia, el estómago puede engrosarse y rozar el diafragma, irritándolo y provocando espasmos. Estos ataques de hipo no suelen durar más de unos minutos y deberían remitir ellos solos, una vez se relaja el cuerpo. Dicho esto, voy a aprovechar para confesar un pequeño secreto: no está científicamente demostrado que dar un susto funcione para quitar el hipo.

Mientras decidimos si revelar o no esta información al mundo, hemos llegado a la semana 20 del embarazo, a la mitad del camino. El futuro bebé ya mide entre 16 y 20 centímetros y sigue entrenando todos los días. Las volteretas son constantes, gatea por toda la pared uterina y, al verlo en una ecografía, ya se pueden distinguir perfectamente todas sus estructuras. En este punto, muchas madres y padres pueden llegar a preocuparse porque no sienten los movimientos del futuro bebé. Pero es normal no sentir nada, especialmente en las madres primerizas, que todavía no saben exactamente qué sensación esperar. Aunque el movimiento sea evidente en la ecografía, los músculos del bebé son muy débiles, por lo que es más habitual notar los movimientos del líquido amniótico en vez de los golpes y patadas. En muchas ocasiones, las

233

madres suelen describir esta sensación como una especie de mariposa en el estómago que no viene acompañada por otras emociones; solo revolotea por el interior.

La semana 20 también marca el final del desarrollo de la placenta, el único órgano temporal del cuerpo. Este órgano es la conexión entre la madre y su criatura, y permite el paso del oxígeno y los nutrientes al futuro bebé. En los humanos, la placenta comienza a formarse durante la segunda semana a partir de la capa denominada trofoectodermo, que es la capa más externa del blastocisto. Estas células se unirán al endometrio y comenzarán a penetrar en él hasta llegar a los vasos sanguíneos de la madre. Una vez allí, permitirán el paso de esta sangre y de los nutrientes por toda su estructura para alimentar al feto, que, de otro modo, no podría obtener los recursos para crecer. Esta implantación ocurre en distintas fases a lo largo del embarazo, algunas de las cuales son parte del feto, que acabará produciendo una estructura denominada corion frondoso, y otra estructura, denominada decidua basal, que es parte de la madre.

Y de pronto... ¡Pum! El primer golpe. Un golpe que ocurre entre la semana 20 y 24 y que sirve como aviso de que el futuro bebé sigue ahí, moviéndose y creciendo, ganando fuerzas para enfrentarse al mundo exterior. Un mundo exterior que, en algunas ocasiones, está a la vuelta de la esquina.

DAR LA SALIDA ANTES DE TIEMPO

A partir de la semana 24, el bebé puede nacer de forma prematura y tiene buenas posibilidades de sobrevivir con los cuidados médicos adecuados. Aunque no es el caso ideal, a partir de las veinticuatro semanas los pulmones están lo suficientemente desarrollados como para poder respirar de forma asistida en una incubadora. En este momento del desarrollo, el bebé, ahora recién nacido, apenas mide 30 centímetros y su peso supera ligeramente el medio kilo, un peso siete veces menor al habitual. Por ello, la incubadora será su hogar en los próximos setenta u ochenta días, hasta que consiga desarrollarse lo suficiente como para que sea seguro llevarlo con la madre. A partir de ese momento, si todo ha salido bien, el desarrollo será normal, pero necesitará supervisión

234

médica y chequeos hasta los siete u ocho años. Ahora bien, como comentaba la neuropediatra María José Mas en una entrevista para *El Independiente,* el recién nacido tan prematuro se enfrenta al mundo con una gran fragilidad e inmadurez, por lo que es muy vulnerable. Esto quiere decir que cualquier evento puede comprometer alguna parte fundamental de su desarrollo, así que la atención temprana debe estar bien dotada con los medios adecuados.

En estos casos, la acción médica inmediata es fundamental para la supervivencia del menor, y las herramientas de las que disponen en neonatos son el resultado de los enormes esfuerzos de los institutos de reproducción de los últimos años. Hace apenas unas décadas, era impensable que un nacimiento de un prematuro de veinticuatro semanas pudiese sobrevivir, y hoy en día, aunque es complicado, en la mayor parte de las ocasiones sale todo bien. Lamentablemente, aunque existe la tecnología, muchos centros todavía no cuentan con las herramientas necesarias para lidiar con partos extremadamente prematuros. Por ello, desde las instituciones se está presionando a las autoridades sanitarias para contar con elementos de respuesta rápida en más centros de España.

Como dato que tener en cuenta; aunque las veinticuatro semanas sean la fecha clave, los neonatos de hasta veintiocho semanas se consideran prematuros extremos y hay que tomar las mismas precauciones para asegurar la supervivencia del recién nacido. A partir de las veintiocho semanas, las posibilidades de supervivencia y de un correcto desarrollo superan ampliamente el 90 %. Es, en palabras simples, algo fascinante cómo el ser humano se las ha ingeniado para lograr devolverle una vida a una criatura tan vulnerable. Esa vida, que ha sido arrebatada de los brazos de la muerte, seguirá adelante durante años, pasando por la infancia, la adolescencia y, en su adultez, podría incluso dar lugar a más vida.

VUELTA ADENTRO Y LISTOS PARA SALIR

Si no ocurre ninguna complicación durante el tercer trimestre (a partir de la semana 28), el bebé sigue creciendo en el interior de la madre. Las contracciones de Braxton Hicks se volverán más frecuentes y puede que vengan acompañadas de algunos problemas gastrointestinales o dificultad para conciliar el sueño. Es totalmente normal, puesto que la criatura ya ronda los 35 centímetros y pesa aproximadamente 1 kilogramo. Sus movimientos ya son mucho más fuertes, y pega patadas y puñetazos durante la mayor parte del día. Por la noche, en cambio, la criatura suele dormir.

A lo largo de este trimestre, tanto el útero como el feto cambiarán de posición. En el caso del útero, en la semana 33 ocurre un proceso denominado «parto falso», en el que una serie de contracciones rápidas y energéticas moverán el órgano a la parte baja de la pelvis. De este modo, los órganos de la madre tendrán más espacio y se aliviarán los otros síntomas del embarazo. En el feto, los pulmones seguirán madurando, y el cerebro ganará complejidad y aumentará en tamaño. Finalmente, según vaya creciendo más y más, las paredes uterinas estarán cada vez más cerca e irá quedándose sin espacio. Por ello, adoptará la conocida posición fetal y esperará, aunque sin dejar de moverse, la hora de la salida. Esta hora puede llegar en cualquier momento, antes o después, entre la semana 37 y la 42. Por ello es de vital importancia mantener al sistema sanitario de salud, a través de la matrona, alerta ante cualquier cambio que ocurra en estas semanas. Para prepararse ante cualquier eventualidad, a partir de la semana 33 se aconseja tener lista la «bolsa del parto» con todo lo necesario, en caso de que al bebé se le ocurra salir en cualquier momento.

Para las madres y los padres, este es el momento mágico: por fin, tras nueve meses de espera, van a poder ver el resultado de la unión de todas las piezas del puzle que surgieron a partir de un óvulo y un espermatozoide. Tras dar a luz, las nuevas madres y los nuevos padres podrán sostener en sus brazos el fruto de uno de los procesos más fantásticos de la evolución. Envuelta en una pequeña manta, una nueva y vulnerable criatura llega a la Tierra, lista para comenzar su viaje en esta maravillosa aventura llamada vida. Esta criatura tendrá los ojos de su madre, la nariz del padre, un corazón latiente, y un cerebro con el que explorar su mundo, tanto interno como externo. Podrá salir futbolista, o no; pero lo que está claro es que esta nueva personita tendrá por delante un sinfín de posibilidades y miles de caminos que tomar.

Lo que viene después es lo que vino antes.
La placenta se agranda igual que el cuerpo,
el cielo es una madre universal.

Acróbatas al filo del error,
somos tan vulnerables en el líquido amniótico
como en el aire amnésico.
Por el camino, el tiempo asola por igual
telómeros y ojos,
tan frágil equilibrio
es del de respirar, amar, vivir.

Lo que viene después es el principio.
Seguir hacia delante aun sin red,
creciendo, envejeciendo a cada paso.
Nunca sabremos hacer otra cosa.

Raquel Vázquez

16

LO QUE VIENE DESPUÉS

Según nos hacemos mayores, nuestro cuerpo cambia. Al principio, crecemos; llegado cierto punto, comenzamos a envejecer. La etapa de crecimiento se alarga durante aproximadamente dos décadas, aunque depende de dos factores: el sexo y la genética. Según la Asociación Española de Pediatría, las personas de sexo femenino finalizan su crecimiento aproximadamente a los diecisiete años, mientras que los varones estiran esta etapa hasta cuatro años más de media. Una vez completamente desarrollados, comienza la siguiente fase de la vida, una de la que, de momento, no podemos escapar y que nos acompañará hasta nuestros últimos días: el envejecimiento.

Evolutivamente, el envejecimiento es un proceso muy curioso por lo contraintuitivo que parece. Si la evolución tiende a favorecer a los individuos que mejor se adaptan al medio y que transmiten sus genes, ¿por qué los organismos comienzan a deteriorarse al llegar a cierta edad? Siguiendo esta lógica, la presión evolutiva debería favorecer a aquellos organismos que llegasen más fuertes y «jóvenes» a edades avanzadas, ya que dispondrían de más tiempo para tener descendencia y, por tanto, transmitir sus genes de juventud. Sin embargo, esto no ocurre: todos los organismos envejecen, sus cuerpos se deterioran y, finalmente, acaban pereciendo.

Actualmente, un gran número de laboratorios y empresas biotecnológicas en todo el mundo están tratando de «curar» el envejecimiento reprogramando las células. De este modo, prometen revertir los procesos celulares que llevan al envejecimiento de las personas. Uno de los intentos más recientes y que promete, no rejuvenecer, sino comprender absolutamente todos los entresijos tras las distintas fases del envejecimiento es Altos Labs, una *start-up* que comenzó en 2021 y que cuenta con el respaldo económico de algunas de las personas más ricas y poderosas del mundo. En este laboratorio han fichado a los mayores expertos en las distintas áreas del envejecimiento y les han dado «vía libre» —dentro de la bioética— para que experimenten con lo que crean necesario, por lo que esperan conseguir resultados muy prometedores en los próximos años.

Lamentablemente, a pesar de la insistencia de un gran número de personas, envejecer es, de momento, un proceso ineludible. Tras décadas de estudios, conocemos muchos de sus procesos, y en este capítulo vamos a dar unas pequeñas pinceladas del estado del arte en esta disciplina científica, respondiendo a las preguntas: ¿por qué envejecemos? ¿Cómo envejecemos? Y ¿existe una fuente de la eterna juventud? Así que, sin más dilación, vamos a entrar en materia.

¿POR QUÉ ENVEJECEMOS?

Hoy en día existen dos corrientes científicas que tratan de explicar por qué se produce el envejecimiento de un individuo: la hipótesis adaptativa y la no adaptativa. En general, que existan dos corrientes científicas en ciencia suele ser bueno, ya que una puede complementar a la otra y acaban dando lugar a una teoría unificada que bebe de lo mejor de ambas. Ahora bien, hasta que eso ocurra, hay auténticas batallas campales científicas en forma de artículos y conferencias, en las que una parte trata de aportar pruebas más sólidas que la otra. Y justo en ese punto nos encontramos hoy en día con el envejecimiento. Tal y como están planteadas, ambas son incompatibles entre ellas y existen pruebas sólidas en ambos bandos. Hasta que se encuentre una nueva teoría de envejecimiento que las unifique, los investigadores han de elegir entre la hipótesis adaptativa o la no adaptativa.

Por un lado, la hipótesis adaptativa parte de que la ventaja evolutiva del envejecimiento no es para el individuo, pero sí para una población. Es decir, a lo largo de millones de años de evolución, los organismos han adquirido sistemas que les hacen envejecer porque esto beneficia a la población en general. La hipótesis está bien fundamentada y se apoya en la existencia de mecanismos como los telómeros, unas estructuras protectoras en los extremos de los cromosomas que van disminuyendo en cada división celular, y que explicaremos en detalle más adelante.

Por otro lado, la hipótesis no adaptativa se basa en la acumulación progresiva de daño en el material biológico que el organismo no puede corregir a tiempo. Es decir, según esta hipótesis, si se dan las condiciones adecuadas, nuestras estructuras deberían poder regenerarse indefinidamente. Sin embargo, como el entorno es hostil y la exposición a diferentes tipos de estrés va haciendo mella a lo largo del tiempo, envejecemos. La oxidación de ciertas estructuras, las mutaciones que ocurren en el día a día y las modificaciones químicas que resultan del metabolismo celular provocan la acumulación de errores que acaban siendo incompatibles con la vida de la célula.

Como podemos observar, ambas hipótesis ofrecen un punto de vista totalmente distinto de lo que es el envejecimiento. O nuestras células están programadas para envejecer, o envejecemos como consecuencia del medio hostil. Hasta que casen las dos hipótesis o se deseche una de las dos, de momento evitaremos emitir juicios y, por ello, es mejor que veamos las bases celulares del envejecimiento desde un punto neutral. Pero antes, vamos a dar unas cifras muy interesantes sobre cómo se renueva nuestro cuerpo.

¿Cuántas veces hemos escuchado a amigos, familiares o exparejas decir que no son la misma persona que conocimos hace unos años? Y, sí, tienen razón: las personas cambian con el tiempo, tanto mental como físicamente, y, pasado suficiente tiempo, puede que no quede prácticamente nada de la persona que vimos por última vez. Pero ¿siguen siendo la misma persona? Para ilustrar este cambio, nos viene fetén una paradoja establecida en la antigua Grecia que habla sobre la propia esencia del ser: la del barco de Teseo. Según la mitología griega, Teseo fue el héroe fundador y rey de Atenas. Según las distintas versiones, era hijo de reyes o un posible semidiós, hijo de Poseidón, que

241

acabó con gigantes y monstruos sobrehumanos en su viaje para reclamar el trono de la ciudad. Durante sus periplos, Teseo se desplazaba en una embarcación de treinta remos para surcar las aguas del mar Egeo. En su último viaje, empleó el barco para acabar con la vida del minotauro que habitaba en Creta y, posteriormente, lo amarró en el puerto de Atenas. Según la mitología, los habitantes de Atenas, para honrar a Apolo y a Teseo, realizaban cada año un viaje hasta Delos con ese mismo barco, una tradición que siguieron durante siglos. Ahora bien, con el paso del tiempo, la madera comenzó a pudrirse y fue necesario sustituir gran parte de los tablones, los remaches e incluso los remos, hasta que al final no quedaba nada del barco original. Ante esto, los distintos filósofos de la época se preguntaban si, aunque se sustituyeran todas las partes de un todo, la esencia misma del objeto se mantenía. Es decir, aunque ya no quede nada original del barco de Teseo, ¿se considera el mismo barco?

Modernizando la paradoja, en un teletransporte ocurriría algo similar. Al menos si pensamos en el teletransporte como una máquina en la que nos introducimos, que lee la posición de todos nuestros átomos, los destruye y los reconstruye en otro lugar del universo. Si esta máquina fantástica fuese real, ¿se podría considerar que la persona reconstruida es igual a la original? Aquí, cada cual tiene una opinión distinta, pero, desde el punto de vista biológico, implica una cuestión muy interesante, ya que la mayoría de las células del cuerpo van renovándose con el paso del tiempo.

Esta renovación celular varía enormemente entre los distintos tipos celulares. Por ejemplo, las células intestinales se renuevan cada pocos días, al igual que los neutrófilos, las células del sistema inmunológico que actúan como primera respuesta. En cambio, las células sanguíneas se renuevan aproximadamente cada cuatro meses y algunos órganos, como los huesos, cada año se renuevan de media un 10 %. Incluso células tan importantes como los cardiomiocitos, que vimos en el capítulo de «El primer latido», se renuevan cada varios años, lo que demuestra que el cuerpo es un vaivén de células y tejidos. Aunque en este trajín de células hay dos notables excepciones: las neuronas, cuya tasa de renovación es mínima, incluso llegando a considerarse nula, y los óvulos, que tampoco se renuevan.

242

Por tanto, al igual que en el barco de Teseo, nuestro cuerpo cambia y se renueva casi por completo aproximadamente cada quince años. Entonces, depende de cómo nos posicionemos en la paradoja, las personas que nos digan que han cambiado tienen, o no, razón. En el caso de nuestro organismo, las células recién creadas no son exactamente iguales que sus antecesoras, ya que se pueden intuir algunos signos del envejecimiento. Por mucho que nos pese, los signos son tangibles y se muestran en forma de arrugas, manchas en la piel, la aparición de canas o pérdida de masa muscular. Sin embargo, estos signos no son más que el resultado de procesos celulares y moleculares mucho más complejos que vamos a ver en el siguiente apartado. Teniendo en mente las dos hipótesis principales, la adaptativa y la no adaptativa, antes de adoptar una postura, conviene comprender cómo envejecemos.

¿CÓMO ENVEJECEMOS?

Hasta la fecha, las mentes pensantes que estudian el envejecimiento han propuesto un total de diez mecanismos para explicar cómo envejecen los mamíferos. A su vez, estos diez mecanismos pueden dividirse en tres grupos, dependiendo de cómo afectan a la célula: si a su genética, a sus orgánulos o a otros componentes de su entorno. Como siempre en biología, no se pueden achacar todos los males a un único proceso, sino que en el envejecimiento influyen, en mayor o menor medida, todos los mecanismos. Además, muchos están interconectados entre sí y actúan como un bucle de retroalimentación positiva en el que un mecanismo afecta al siguiente. Como es complicado darles un orden, quizá la forma más intuitiva es verlos desde lo más profundo de la célula hasta el exterior, por lo que comenzaremos con los efectos de la edad en la genética.

Aunque parezca mentira, el ADN también envejece. No se trata de un envejecimiento observable a simple vista ni con un microscopio muy potente, pero empleando técnicas de secuenciación que permiten «leer las letras» del ADN, se pueden apreciar cambios muy interesantes. Cada día, nuestro ADN muta, es decir, cambia algunas de sus letras por otras. Estas mutaciones se han asociado popularmente con actividades perjudiciales como beber alcohol, fumar o tomar mucho el sol. Y es

243

cierto, estas actividades provocan mutaciones en el ADN celular. Sin embargo, las mutaciones también ocurren por cualquier fenómeno ambiental, como hacerse una herida, comer, o incluso respirar, además de por mecanismos propios del metabolismo celular, que dista mucho de ser perfecto. Al final, la diferencia entre fumar y no fumar, beber y no beber, o tomar el sol con o sin protección no es que nuestro ADN mute o no, sino la cantidad de mutaciones que aparezcan y se fijen.

Las mutaciones ocurren porque el ADN se encuentra en un equilibrio químico constante. En este equilibrio, las citosinas, adeninas o guaninas pueden perder sus grupos amino espontáneamente y transformarse en otras moléculas: uracilo, hipoxantina, y xantina, respectivamente. Como estas moléculas no son habituales en el ADN, rápidamente llega a la zona maquinaria celular especializada en reparar los daños, sustituyendo el compuesto químico extraño por el nucleótido adecuado. Para asegurar que el ADN queda bien reparado, la célula se aprovecha de la estructura de doble hélice del ADN. Es decir, reúne la información de la hebra de ADN que se encuentra íntegra para reparar el ADN a su estado anterior. Pero hay ocasiones especiales en las que no es tan sencillo reparar estos fallos. Por ejemplo, si la citosina se encuentra modificada químicamente como 5-metilcitosina, al deaminarse se transforma en timina, otro nucleótido. En esta ocasión, la maquinaria genética detectará una incongruencia en el ADN, ya que una cadena de ADN le indica que debería haber un nucleótido distinto en cada cadena. Al intentar reparar este error, la maquinaria puede confundirse y tomar como molde la hebra mutada, con lo que la mutación quedará fijada en el genoma y pasará a la descendencia. Además de este tipo de cambios, también es posible que una de las bases nitrogenadas se suelte de la cadena, dejando lo que se denomina una zona abásica. En esta región, el ADN únicamente tiene una cadena y se vuelve muy inestable, lo que puede dar lugar a más mutaciones.

Las estimaciones indican que, cada día, el ADN de una célula que no ha sido sometida a sustancias tóxicas sufre agresiones en al menos 1 millón de sus bases nitrogenadas. De este millón de cambios, la maquinaria genética repara la mayoría hasta que lo habitual es que no quede ninguno. Sin embargo, debido, de nuevo, a la bioquímica, el mecanismo de reparación no es 100 % perfecto. Por ello, aunque un día no quede ninguna mutación, ni al día siguiente tampoco, puede que en un año se hayan fijado varias, que a la década ya hayan fijado centenares y que, en cien años, las mutaciones se puedan contar por miles.

Ahora bien, una frase que hay que tener en cuenta es que «las mutaciones no son ni buenas ni malas, generalmente, solo son». Es decir, normalmente estos cambios no suelen afectar al funcionamiento celular, ya que ocurren en regiones donde no hay codificada información vital que la célula deba leer. Además, si por alguna razón una célula se ve muy afectada, una de las ventajas de ser organismos pluricelulares es que puede perecer por apoptosis y dejar que otra célula ocupe su lugar.

Por ello, las mutaciones más importantes son las que ocurren en las células pluripotentes de nuestros tejidos, donde se generan el resto de las células. Cuando las mutaciones se producen en estas células, todo el tejido se acabará viendo afectado. En el caso de que la mutación afecte a la producción de una proteína o a un proceso vital, el tejido acaba perdiendo eficiencia, algunas de las proteínas se producen de forma incorrecta, y se acaban acumulando errores en las células. Es decir, envejecen. Una vez pasa el tiempo suficiente, las células madre dejarán de producir descendencia sana, lo que acabará dando fallos asociados con la edad en el tejido.

Pero en el genoma no todo es el orden de las letras, sino que su posición en el núcleo celular también es de vital importancia. Por ello, algunas de las proteínas que más influyen en el envejecimiento son las lamininas. Estas proteínas se encargan de mantener la arquitectura nuclear, proteger el ADN y facilitar su lectura, actuando de guardianas del genoma. Si los genes que las producen mutan y se transforman en proteínas aberrantes, la estructura nuclear cambia y las células se vuelven más ineficientes en su metabolismo. Este mecanismo se descubrió gracias al estudio de las progerias, un tipo de enfermedad rara que provoca un envejecimiento muy acelerado con respecto al habitual. Originalmente, se creía que estas mutaciones estaban limitadas a los pacientes de dichas enfermedades, pero estudios recientes muestran que un precursor de la laminina, denominada prelaminina A aberrante, se acumula de forma natural con la edad. Este descubrimiento evidencia la importancia de los estudios en enfermedades raras, ya que de aquí podrían diseñarse posibles tratamientos rejuvenecedores.

Dejando a un lado mutaciones y arquitectura nuclear, las estructuras genómicas más conocidas relacionadas con la edad son los telómeros. Los telómeros, aunque no son estructuras al uso, actúan como los guardianes de los extremos de los cromosomas, impidiendo que unos cromosomas se unan a otros durante la replicación celular. Su propia naturaleza es la que permite su función, ya que están formadas por miles de repeticiones de nucleótidos que evitan que otros cromosomas encuentren regiones complementarias a las que pegarse. Como se ha observado, con el transcurso del tiempo y las sucesivas divisiones celulares, los telómeros se van acortando y, donde antes había cientos de miles de repeticiones, cada vez van quedando menos. Una vez se reduce lo suficiente su tamaño, los telómeros dejan de cumplir su función y aumenta el riesgo de que en la célula ocurran aberraciones cromosómicas.

Estas aberraciones afectan enormemente al funcionamiento celular, ya que puede que uno de los cromosomas una sus extremos entre sí, dando lugar a un cromosoma con forma de A, o que unan su final con su principio, creando anillos cromosómicos. Incluso, en ocasiones, cromosomas distintos pueden fusionar sus extremos y romper con el delicado patrón de lectura genética. Si las aberraciones ocurren en las células epiteliales, al igual que ocurría con las mutaciones, lo más probable es que la célula muera y sea sustituida por otra, pero si el acortamiento telomérico ocurre en las células madre de los tejidos, estas irán, poco a poco, dejando de cumplir su función.

Finalmente, aunque ya lo hemos introducido hace unos párrafos, en el ADN también ocurren cambios epigenéticos, y algunos de ellos podrían relacionarse con la edad. Estos cambios químicos ocurren en la propia hebra de ADN, en las proteínas que lo acompañan o en la maquinaria genética encargada de leer y traducir las instrucciones ocultas en el ADN. Las últimas décadas han sido una verdadera explosión en nuestro conocimiento de la epigenética y, en la actualidad, hay pruebas clínicas con decenas de miles de pacientes que buscan medir la significancia del epigenoma en el envejecimiento.

En estudios en ratones, los investigadores han podido inducir cambios epigenéticos en el ADN que han resultado en un efecto observable. Según reportaron, muchos de los ratones cuya epigenética había sido

246

modificada envejecían de forma prematura, aunque los mecanismos todavía son en su mayoría desconocidos. La tecnología todavía se encuentra en pañales, pero en las próximas décadas esperamos conocer mucho más acerca de las relaciones entre epigenética y envejecimiento. De momento, estas relaciones no están lo suficientemente estudiadas como para asegurar que existe una «edad epigenética», como se puede oír en ciertos sectores. Por tanto, (aunque esperemos que cambie pronto) la edad epigenética es más una estrategia de márquetin que una realidad científica.

Saliéndonos de la genética, en la célula hay muchos otros componentes en los que se puede apreciar el desgaste de la edad. Nuestras células están compuestas por azúcares, lípidos y proteínas que quedan expuestas a las ROS, las siglas de *Reactive Oxygen Species* o especies reactivas de oxígeno. Esta familia de moléculas deriva del gas que tanto nos gusta respirar y aparece durante el metabolismo celular. Con cada respiración, las mitocondrias emplean el oxígeno para obtener energía, y en ocasiones, el equilibrio de la reacción produce iones superóxido o peróxido de hidrógeno (agua oxigenada). Estas especies son muy reactivas, por lo que la célula trata de mantenerlas a raya con algunos de los sistemas más eficientes de los que dispone. Incluso llega a aprovechar estas moléculas para llevar a cabo otros procesos.

En este delicado equilibrio, las ROS son necesarias para el metabolismo celular, pero si escapan al control celular, pueden llegar a oxidar sus componentes. De ahí que se suela relacionar el concepto de comida o bebida antioxidante con lo saludable. Pero como está siendo nuestro mantra con cualquier proceso biológico, todo es siempre mucho más complejo de lo que parece. El equilibrio entre las sustancias oxidantes de nuestro cuerpo y las enzimas antioxidantes es eso: un equilibrio. Desestabilizar la balanza hacia un lado u otro puede provocar daños al organismo, y aunque se suele demonizar más a la oxidación porque vivimos en un ambiente oxidante, tomar potentes antioxidantes también puede ser perjudicial. Dicho esto, la edad también conlleva un desgaste mitocondrial y de las enzimas que se encargan de lograr este equilibrio, por lo que se oxidarán los componentes celulares.

Pero, aunque se oxiden los componentes, las células suelen cambiarlos con relativa rapidez. Si algo no funciona, se convierten en auténticas máquinas que se autodiagnostican y se renuevan constantemente. Durante los primeros años, cualquier proteína que no cumple su función es inmediatamente eliminada gracias a enzimas específicas, y los azúcares y lípidos oxidados se aprovechan para otros procesos metabólicos. Lamentablemente, según pasan los años, estos mecanismos comienzan a fallar, bien porque se han ido acumulando mutaciones en las enzimas o porque se han producido cambios epigenéticos. Así, cada vez más componentes en mal estado se van acumulando en la célula, un signo claro de envejecimiento.

Con la acumulación de estos errores, las células envejecidas también pierden su capacidad de tomar y procesar los nutrientes del medio. Así, con todos los errores acumulados y sin alimento, entran en un proceso denominado senescencia celular, un último recurso. Cuando una célula entra en estado senescente no está muerta, pero se encuentra en estado de latencia. Por compararlo con algo de nuestro día a día, si nuestra célula fuese un televisor, una célula senescente sería dejarla en estado de *stand-by*. De este modo, el televisor sigue encendido y consumiendo recursos, aunque menos que uno encendido, pero tampoco nos sirve de mucho más que para hacer bulto hasta que lo volvamos a encender. Por ello, las células senescentes quedan ahí, estáticas, sin mucho que aportar, pero haciendo bulto.

Normalmente, las células del sistema inmunológico dan buena cuenta de las células senescentes. Cuando detectan una célula en este estado, activan el sistema de autofagia, como el que vimos en el capítulo 10, y la reabsorben para que una célula nueva ocupe su lugar. Pero, de nuevo, las células del sistema inmunológico no son inmunes al paso del tiempo. Un sistema inmunológico envejecido no consigue dar las señales adecuadas, puede atacar a tejidos sanos y puede provocar un estado de inflamación crónica, causando más daños que ayuda.

Es decir, los diez principales mecanismos involucrados en el envejecimiento podrían listarse como: la inestabilidad genómica, el desgaste de los telómeros, la alteración epigenética, el agotamiento de las células madre, la inestabilidad de las proteínas, la pérdida de función mitocondrial, la senescencia celular, una peor detección de nutrientes, la alteración de la comunicación intercelular y la pérdida de autofagia. Ahora sí, ya conocemos a los diez más buscados. ¿Es posible contraatacar?

¿EXISTE UNA FUENTE DE LA ETERNA JUVENTUD?

La fuente de la eterna juventud ha cautivado a personajes de todas las épocas. La idea es fantástica: unas aguas donde, al sumergirte, puedes revertir el envejecimiento que han sufrido tus células durante décadas y volver a ser joven. Lamentablemente, cada vez damos con más explicaciones a fenómenos y mitos del mundo, y entre ellos, la fuente de la eterna juventud ha quedado en eso, en un mito.

Pero la idea tras la fuente de la eterna juventud no ha muerto, sino que estaba de parranda por internet. Prueba de ello es que cada vez podemos ver a más y más personajes gritando a los cuatro vientos que han encontrado la cura para el envejecimiento. Sin embargo, estos gritos no proceden de laboratorios ni instituciones, sino que, hasta la fecha, todos proceden de individuos con un aire ciertamente extraño. La gran mayoría de los «estudios» que muestran contienen datos fácilmente falsables y sus técnicas de rejuvenecimiento están escondidas en cursillos por los que hay que pagar miles de euros o dólares. Sin embargo, entre los cientos de charlatanes destaca un caso: el de Bryan Johnson, un multimillonario de cuarenta y seis años que consiguió su fortuna al desarrollar un sistema seguro de pagos por internet que vendió a eBay en 2013. Este hombre, tras disfrutar durante cinco años de más dinero del que jamás podría gastar, en 2018 decidió dar un giro de 180 grados a su vida y comenzar a someterse a experimentos con el objetivo de reducir su edad biológica. El propio Bryan indica en sus redes sociales que, desde que comenzó su transformación, se siente mejor que nunca. Para reforzar las afirmaciones acerca de sus progresos, suele compartir los resultados de las pruebas médicas a las que se somete. En las últimas, el multimillonario indicaba que la edad de su piel era como la de un niño de diez años, que su corazón se comporta como el de una persona de treinta y siete, y que su capacidad pulmonar era equiparable a la de un chaval de dieciocho años. Pero ¿es esto cierto? ¿Puede este hombre haber hallado el método para rejuvenecer?

Entre otras cosas, Bryan ha creado una plataforma en la que comparte las estrictas rutinas de ejercicio, las dietas y ciertos suplementos alimenticios que utiliza para rejuvenecer. Según indica, todo lo que ofrece está al día con las investigaciones más recientes acerca del envejecimiento, y la idea es medir absolutamente todos los parámetros de su cuerpo.

En ocasiones muestra eslóganes como «morir es una elección» y tiene camisetas con la frase «no a la muerte», algo que, como hemos visto, es totalmente irreal con el conocimiento del que disponemos actualmente. Sin embargo, en sus publicaciones más serias y relacionadas con el porqué de su rutina, indica que lo que pretende es hallar los valores óptimos de cada uno de los marcadores que muestra su cuerpo. Es decir, que con estos ejercicios busca encontrar y mantener su cuerpo en el estado «más eficiente» para detener el envejecimiento lo máximo posible.

Sus mensajes son, en su mayoría, lo que recomienda cualquier sistema de salud, como dejar el tabaco y el alcohol, evitar un estilo de vida sedentario y mantener una buena higiene del sueño. Según ha observado (tanto él como la mayoría de personal sanitario e investigadores de todo el mundo), estos hábitos son los que tienen un mayor impacto positivo en la salud. Por lo que, con tratar de cumplir la mayoría, la probabilidad de llegar a la vejez manteniendo una buena salud aumenta considerablemente. Ahora bien, Bryan ha decidido ir más allá en su planteamiento; trata de saber exactamente cuánto ejercicio y de qué tipo es el ideal, así como otras cuestiones, como el equilibrio óptimo de nutrientes que debe consumir una persona para que su actividad metabólica sea más eficiente.

Según comenta él mismo en sus redes sociales, esta búsqueda del equilibrio perfecto le ha llevado a consumir más de cien pastillas diarias para cubrir las distintas carencias nutricionales. Un número bárbaro de cápsulas y suplementos. Y todo esto, ¿sirve de algo?

Pues en este caso, solo el tiempo lo dirá. De momento, solo podemos fiarnos del testimonio de Bryan, de sus sensaciones y de los resultados de sus estudios médicos. Sin embargo, como hemos visto a lo largo de este capítulo, algunas de las mediciones, como las «edades de sus tejidos» y su «edad epigenética», solo son números que no están suficientemente estudiados. También conviene mencionar que Bryan se saca sus buenos dineros al año vendiendo suplementos alimenticios, por lo que los intereses monetarios, por muy nobles que sean los otros, están ahí. Volviendo al inicio del capítulo, él ha decidido consagrar su vida a la corriente no adaptativa, en la que el envejecimiento es una acumulación de errores, y dedicar su vida a tratar de corregirlos. Que lo consiga ya es harina de otro costal.

Por ello, lo mejor es centrarse en lo que la ciencia ha demostrado y en lo que está en nuestras manos. Para el resto de los mortales, envejecer es un proceso más en la vida y es ineludible. Un proceso que lleva muchos años y en el que hay que quedarse con lo realmente importante: que, según pasan los años, la vida se llena de risas y llantos, amores y desamores, decisiones trascendentales y, sobre todo, del cariño de los semejantes que envejecen a nuestro lado.

La huella microbiana

«No te di nada», me dices, mamá,
mostrándome tus palmas vacías.
«No me dio nada, mi mamá», me dices,
y pienso en las manos de la abuela
también vacías, sobre todo, secas.

Lo que me diste no se ve.
Lo que tu mamá te dio, mamá, no se ve,
pero es inmenso y es antiguo.
Ustedes lo recogieron de la tierra,
lo guardaron bajo las uñas
y lo regaron en nuestros cuerpos,
es nuestra herencia.

Ni joyas, ni secretos:
bacterias, microorganismos procariotas.

Tal vez solo eso queda entre nosotras,
tal vez solo eso compartimos las tres,
y digo «solo», cuando en realidad lo es todo.

Pero me parece curioso que para ver lo único
que nos une tengamos que usar un microscopio.

Mireya González

17

LOS INQUILINOS DEL CUERPO

A lo largo de los capítulos de este libro, hemos podido vivir la experiencia de cómo se desarrolla el cuerpo humano. Hemos examinado desde el momento en que se forman los gametos hasta la fecundación y, además, también hemos podido disfrutar de pequeñas pinceladas de algunos de los procesos más importantes durante el desarrollo embrionario. En definitiva, hemos podido observar de cerca cómo una única célula, el cigoto, pasa a convertirse en un cuerpo formado por billones de células distintas, especializadas en más de cien órganos. Todas estas piezas, encajadas como un puzle, han acabado formando un organismo que es mucho más que la suma de sus partes. Y, sin embargo, a pesar de haber llegado hasta aquí, el proceso todavía no está completo. De hecho, falta algo tan importante que, de no ocurrir, todo lo anterior habría sido en vano. Ningún humano, ni ningún otro animal, podría sobrevivir.

Y es muy curioso que, precisamente, lo que falta no tiene ni origen animal ni humano. Para acabar de crear al cuerpo, faltan una enorme cantidad de seres de otras ramas del árbol de la vida. Faltan los hongos, bacterias, virus e incluso otras formas de vida más pequeñas que cohabitan nuestro cuerpo: los recientemente descubiertos obeliscos. Estas comunidades tienen relaciones muy complejas entre ellas y sus cambios nos impactan profundamente.

Por poner los números sobre la mesa, se estima entre 0,5 y 2 kg de nuestro peso corporal es pura microbiota. Visto así, puede no parecer mucho, pero si tenemos en cuenta lo increíblemente minúsculos que son los microorganismos, se estima que este peso equivale a 100 mil billones de organismos individuales. Esos habitantes de nuestro cuerpo están divididos en miles de especies distintas, cada una con sus metabolismos y sus funciones únicas que vienen reflejadas en su genoma característico. Si recordamos de los capítulos anteriores, hemos nombrado en alguna ocasión que el genoma humano está formado por unos 20 000 genes, y que en ellos están todas las instrucciones para crearnos y vivir. Bien, pues si sumamos todos los genes únicos de nuestro microbioma, obtenemos una cifra 150 veces mayor. En total, los más de 3 millones de genes de estos organismos forman parte de rutas metabólicas nuevas que dan una dimensión extra al cuerpo humano. Ya no se trata de un único organismo complejo, sino de un ecosistema completo que requiere de sus individuos para funcionar.

La mayoría de estos organismos se encuentran en el intestino, donde comen la misma comida que nosotros, pero la procesan de formas muy distintas. Durante el procesado, liberan compuestos que para ellos son desperdicios, pero que nuestras células pueden aprovechar, como minerales, vitaminas y otras muchas macromoléculas. Sin la microbiota, nada de esto sería posible y tendríamos enormes carencias nutricionales que repercutirían en otros muchos aspectos de la salud. En la actualidad, los estudios más vanguardistas están comenzando a descifrar la enorme cantidad de procesos en los que la microbiota afecta de forma directa o indirecta. Además de en la nutrición, se ha visto que tiene un gran impacto en la propensión a las enfermedades, el sistema inmunitario, el control del peso corporal, el estado de ánimo e incluso en trastornos mentales.

Curiosamente, no hay dos microbiomas iguales; al igual que las huellas dactilares, todos son únicos y componen una firma que, además, cuenta parte de nuestra historia. Al contrario que las huellas dactilares, el microbioma se puede modificar. Acciones como meternos en el mar, utilizar antibióticos, mudarnos a otra ciudad o incluso besar a nuestra pareja acaban repercutiendo en nuestro microbioma y, con ello, en nosotros mismos.

254

Sabiendo todo esto, no es descabellado lanzar la pregunta: ¿quizá es el microbioma lo que muchos llaman «nuestro mundo interior»? Para todos estos organismos a los que damos cobijo, desde luego, somos tan grandes como lo es para nosotros nuestro mundo. Pero ¿y para nosotros? ¿Cómo nos afecta su presencia? ¿De dónde vienen? Y, sobre todo, ¿quiénes son estos inquilinos que habitan nuestro cuerpo sin pagar alquiler?

DE DÓNDE VIENE LA MICROBIOTA

Comencemos por el principio. Si tenemos microorganismos habitando en nuestro interior, tienen que venir de algún lugar; no pueden aparecer por generación espontánea. Pero, claro, hallar exactamente el momento en el que entran las bacterias en el organismo puede ser algo peliagudo. Mientras el feto se encuentra en el interior de la madre, el sistema inmunológico materno se encarga de proteger y limpiar la zona de cualquier bacteria, hongo o virus ambiental para evitar posibles problemas. Es decir, en la actualidad, las pruebas apuntan a que el ambiente intrauterino está en condiciones de esterilidad y, por tanto, la microbiota aparece después de dar a luz.

Aunque es algo que pueda parecer obvio, esta afirmación se está poniendo a prueba constantemente e, incluso, llegó a refutarse por culpa del meconio. Antes de empezar a hablar de esta sustancia, permitidme hacer un pequeño paréntesis sobre la curiosísima etimología de la palabra. En griego, *mekonion* es el nombre que recibe el extracto de las amapolas (*Papaver spp.*). Sin embargo, en medicina, la palabra meconio es el nombre elegante que se le da a la primera deposición del bebé. Personalmente, no se me ocurren dos sustancias más distantes. ¿Qué tendrá que ver el extracto de una flor con la primera caca de un bebé? Pues la clave parece estar tanto en el color verdoso como en la consistencia, que los griegos pensaron que eran muy similares. Ahora bien, el resto de características de estas sustancias son diametralmente opuestas. El meconio de las amapolas es un mejunje cargado de sustancias opiáceas de las que se extraen sedantes como la morfina o la codeína. Existen estudios que muestran que estos extractos de amapolas podrían haberse consumido desde la prehistoria, probablemente con

255

una finalidad ritual o recreativa por sus propiedades adormecedoras; lo contrario que ocurre al tener delante el segundo meconio. Con un bebé recién nacido, durante los primeros años, las preocupaciones y las noches en vela se van acumulando, mientras que disminuye la actividad recreativa, especialmente si se trata de un primogénito.

Pero volvamos a lo que nos atañe. Tras este pequeño paréntesis en el que hemos podido hablar de flores, nos adentramos en terreno pantanoso, y lo mejor en estos casos es taparse la nariz y entrar sin pensárselo. El meconio del bebé está formado por secreciones de los órganos digestivos recién formados, como el hígado, el páncreas y el estómago, así como células procedentes de descamaciones de la pared intestinal. Por tanto, no es una «caca» como tal, ya que el bebé no ha consumido ningún alimento, sino que podría considerarse como una primera prueba que hace el organismo del neonato para comprobar que todo funciona correctamente en su interior.

Como hemos comentado un poco más arriba, esta deposición, por lo menos según los estudios actuales, parece que no contiene microorganismos. Los indicios que apuntaban a una colonización microbiana del intestino en el periodo prenatal tienen toda la pinta de ser falsas alarmas. En varios de estos estudios, las muestras fecales provenían de deposiciones transcurridas días después del parto, por lo que las bacterias ya habían tenido tiempo de entrar y asentarse. En otros casos, en cambio, parece que hubo contaminación de las muestras o que no eran bacterias vivas, sino exosomas bacterianos.

Los exosomas bacterianos son pequeñas vesículas que pueden contener mensajes para otras bacterias en forma de sustancias químicas. En nuestros intestinos, las bacterias liberan constantemente estas vesículas para regular las poblaciones o informar sobre lo que ocurre a su alrededor al resto de la colonia. Ahora bien, como viajan por un medio acuoso, es posible que se desvíen y que no acaben en su destino, sino perdidas por el organismo. Durante el embarazo, se ha observado que los exosomas bacterianos podrían viajar a través de la placenta y acabar varados en el intestino del embrión, donde no tendrán ningún efecto. Tras el nacimiento, y una vez comienzan los movimientos peristálticos, los exosomas podrían ser expulsados en el meconio y dar un falso positivo en los análisis.

Por ello, con estas pruebas sobre la mesa, de momento queda descartada la aparición embrionaria de la microbiota y nos quedan dos posibilidades: o la microbiota comienza a formarse durante el parto, o proviene del ambiente en el que se da a luz.

COLONIZANDO EL CUERPO HUMANO

Para tratar de comprender cómo llegan los inquilinos a nuestro cuerpo, docenas grupos de investigación están comparando prácticamente todas las opciones que se les ocurren. Por ejemplo, tratan de hallar diferencias entre los distintos tipos de partos (natural o por cesárea), tiempos de embarazo, el uso de antibióticos, o el ambiente. Y lo más curioso es que están hallando cambios que podrían tener implicaciones en el futuro desarrollo del bebé. De momento, han observado que, tras el nacimiento, los primeros microorganismos provienen tanto de la microbiota vaginal de la madre como de sus heces, su leche, la boca y la piel. Por supuesto, mientras el pequeño nace por el canal vaginal, el roce con las paredes despega a la microbiota, que queda adherida a la piel del menor. Una parte puede llegar a la boca, donde entrará al sistema digestivo, mientras que otra puede colonizar el ano y el recto del menor, instalando los cimientos de las primeras colonias microbianas.

Es por esto por lo que, en la actualidad, al menos en España, un gran número de centros tratan de darle la criatura a la madre con la mayor rapidez posible, y muchas veces solo tras comprobar rápidamente que todo está correcto y un rápido secado. Gracias a ello, se aseguran de no eliminar a los microorganismos, principalmente bacterias, para que queden adheridos y puedan comenzar a asentarse.

Pero no solo influye el parto en sí, sino que se ha observado la importancia de otras acciones, como el contacto piel con piel con la madre, así como los besos que le puedan dar sus familiares. Por ello, cuanto antes tenga la madre a su criatura en brazos, mejor. Finalmente, si todo ha ido correctamente, lo ideal es irse cuanto antes a casa, y no solo por la logística del hospital, sino porque el ambiente que respira el recién nacido será otro de los factores decisivos en el desarrollo de la microbiota.

Una vez en casa, a la microbiota solo le queda madurar. Con la leche materna entrarán tanto bacterias de la piel como de la propia leche en el intestino del bebé. Estas bacterias irán formando colonias y madurando, colonizando todo el intestino y la piel del bebé para dar lugar a un ecosistema vivo que actúa como protección contra infecciones y otros trastornos. Aunque queda otra pregunta sin respuesta: ¿qué bacterias se van y cuáles se quedan?

Pues lo más interesante es que, en estos casos, la madre tiene la última palabra, y ya la tenía antes del nacimiento gracias a las inmunoglobulinas de tipo G (IgG). Las IgG son los anticuerpos más abundantes en el cuerpo humano y un pilar fundamental en el sistema inmunitario. Estas inmunoglobulinas están especialmente diseñadas para unirse a microorganismos que puedan causar algún daño y bloquearlos para que sean expulsados. Como se ha observado, las IgG pueden atravesar la placenta durante el embarazo para proteger al embrión, mientras este sigue siendo parte del cuerpo de la madre. En cambio, gracias a su conformación, permiten vivir a lo que se podría considerar como «los microorganismos buenos». Es decir, a nivel microbiológico, la madre le está dando una valiosísima lección al embrión antes de que nazca. Al transferirle sus IgG, le está enseñando de qué microorganismo podrá fiarse y cuáles intentarán hacerle daño. Con esta lección aprendida, el bebé estará listo para nacer y, como hemos visto, exponerse al mundo exterior, listo para recibir a sus primeros inquilinos.

CUANDO LAS COSAS NO VAN TAN BIEN

En los partos que no son tan idílicos como el anterior, se puede requerir una intervención médica urgente, como la cesárea. Al no pasar por el canal vaginal, esta primera exposición de la microbiota es distinta y, por tanto, despierta la pregunta sobre qué ocurre entonces con la microbiota. ¿Es igual? ¿Es distinta? ¿Tiene alguna repercusión para el futuro?

Parece ser que sí. Los últimos estudios muestran diferencias que podrían ser clave para entender el desarrollo del bebé. En el caso del parto vaginal, los microorganismos proceden principalmente del canal vaginal y del intestino de la madre, pero en un neonato por cesárea, sus microorganismos se asemejan más a la microbiota bucal y cutánea de la madre.

Este cambio en la composición inicial del microbioma parece mantenerse a lo largo del tiempo y entorpecer su dinámica habitual. Por ello, al igual que un mal movimiento en una partida de ajedrez, sus consecuencias pueden afectar al resto de la partida. Como se ha visto con estudios a largo plazo, los menores de dos años nacidos por cesárea tienen, por lo general, una menor diversidad bacteriana. Esta menor diversidad puede afectar a la nutrición y vuelve a los infantes más susceptibles a infecciones intestinales por bacterias patógenas, alergias e incluso a padecer obesidad, lo que se traduce en una peor salud.

También se han observado cambios similares en los neonatos prematuros que deben pasar largos tiempos en una incubadora. En estos casos, además, el uso necesario de antibióticos, así como la ventilación mecánica y la nutrición parenteral, pueden modificar de forma aún más drástica la microbiota.

Sin embargo, vale la pena resaltar que se trata de datos estadísticos, por lo que es muy importante estudiar caso por caso y tratar de hallar la solución más adecuada para cada uno de ellos. Entre las técnicas que se han desarrollado en los últimos años, destaca la de propiciar el contacto de la microbiota vaginal de la madre con el recién nacido por cesárea.

El procedimiento es bastante sencillo, pero requiere de cierta preparación, como asegurar que no haya presencia de bacterias patógenas ni otras enfermedades de transmisión sexual en la madre que puedan poner en riesgo al bebé. Una vez realizadas todas las comprobaciones, se introduce una pequeña gasa en la vagina de la inminente madre entre quince y veinte minutos antes de la cesárea. Al realizar la operación, el personal sanitario puede extraer la gasa y extenderla por la cara, la boca y la piel del recién nacido. De este modo, simulan, en cierta medida, la transferencia microbiana que ocurre durante un parto natural.

Esta práctica fue, en un principio, un tanto controvertida, ya que se empezó a realizar sin una base científica lo suficientemente sólida, solo dejándose guiar por la intuición. Sí, el procedimiento tiene lógica, y en la actualidad sí que se ha probado su utilidad, ya que los nacidos por cesárea a los que se les realiza este tratamiento tienen una microbiota más saludable durante su desarrollo. Pero, aunque luego haya resultado beneficioso, en ciencias de la salud siempre es mejor seguir el camino contrario: primero probar que funciona y luego aplicarlo en las intervenciones.

Conociendo a nuestros inquilinos

Ya hemos visto de dónde vienen y cómo comienzan a asentarse, pero realmente todavía no hemos hablado de ellos. ¿Quiénes son nuestros inquilinos? ¿Sabemos lo que nos hacen? Pues, al igual que ocurre con la humanidad en su conjunto, los microorganismos de nuestro interior están compuestos por distintas poblaciones que aparecen, crecen, migran y desaparecen en el constante oxímoron que es un equilibrio inestable.

En una madre sana, el género de microorganismos predominante en el ambiente vaginal es el *Lactobacillus,* que se compone por más de 130 especies. Entre ellas, las más abundantes son *Lactobacillus gasseri, Lactobacillus iners* y *Lactobacillus jensenii.* Estas especies colonizan gran parte del tracto, consumiendo todos los recursos y espacio posible para evitar que se desarrollen otras bacterias que puedan resultar patógenas. Además, las *Lactobacillus* reciben ese curioso nombre porque producen ácido láctico, similar al que se puede encontrar en un yogur. La secreción de ácido en el medio ayuda a reducir el pH hasta aproximadamente 4,5. Esto es un ambiente muy hostil para posibles patógenos. Así, al ocupar todo el espacio y volverlo hostil, los *Lactobacillus* garantizan la salud del tracto reproductor femenino.

Ahora bien, que sean las más abundantes no quiere decir que sean las únicas. También existen otras especies en menor proporción, como *Fusobacterium, Veillonella, Actinomycetes, Bifidobacterium, Peptococcus, Staphylococcus* y algunos tipos de *Streptococcus.* Durante el parto, muchas de estas bacterias se llegan a adherir a la criatura recién nacida, y en un cuerpo totalmente nuevo, comienzan a desarrollarse para tratar de encontrar su lugar. A partir de aquí, empiezan los problemas con las poblaciones y las proporciones de bacterias.

Como se trata de un proceso tan complejo de estudiar, los resultados de los distintos grupos son muy heterogéneos. Por ello, por favor pido prudencia con los próximos párrafos que hay escritos en este libro. Se trata de un campo de estudio muy nuevo, del que todavía estamos rascando la superficie y que no se conoce en su totalidad; por tanto, esta próxima parte podría envejecer bastante mal.

Según el consenso científico actual, durante los primeros días, el intestino del recién nacido será colonizado principalmente por enterobacterias aeróbicas, y *Staphylococcus.* Estas bacterias producen gases al procesar los nutrientes, lo que explica por qué los recién nacidos tienen tantas ventosidades tras nacer. Ahora bien, según se va dando el pecho, estas poblaciones serán sustituidas por microorganismos capaces de aprovechar el lactato de la leche de forma más eficiente que las anteriores. Entre ellas destacan las *Bifidobacterium* y algunas *Lactobacillus,* que irán desplazando a las anteriores hasta colonizar el intestino prácticamente en su totalidad. Estas poblaciones permanecerán prácticamente inmutables hasta la introducción de alimentos complementarios, primero blandos y después sólidos, que favorecerán a otras poblaciones. Lentamente, ciertas especies de *Bacteroides, Prevotella, Ruminococcus, Clostridium* y *Veillonella* irán ocupando su nicho, listas para degradar los nutrientes que consumimos y producir las vitaminas y minerales necesarios para el cuerpo. Entre los tres y los cinco años después del nacimiento, la microbiota intestinal del niño ya es parecida a la que se puede encontrar en los adultos, y, a partir de entonces, se mantendrá relativamente estable, aunque las pequeñas variaciones pueden tener grandes impactos en el cuerpo.

Y es que entre estas comunidades de bacterias también hay virus que tienen su papel en la salud intestinal. La mayoría de los virus que hay en nuestro interior son bacteriófagos, es decir, infectan a las bacterias y ayudan a mantenerlas a raya para que ninguna población destaque demasiado sobre el resto. Aunque también tienen una función sobre nuestro organismo.

En el año 2022, el grupo de Nutrición, Eumetabolismo y Salud del Instituto de Investigación Biomédica de Girona Josep Trueta publicó una noticia muy interesante. Este grupo se había centrado en el estudio de unos virus denominados virus Caudovirales. Los virus Caudovirales, que son bacteriófagos, se encuentran presentes en algunos casos en la microbiota intestinal; todavía sigue siendo un misterio por qué se encuentran en algunas personas y en otras no. Por ello, analizaron las muestras de casi mil pacientes para tratar de hallar la diferencia. El consumo de lácteos parecía ser la clave. Las personas que consumían más lácteos solían presentar este virus, mientras que las que no consumían no lo hacían. Ahora bien, al analizar los datos, hallaron algo mucho más impresionante: las personas que presentaban Caudovirales mostraban mejores capacidades cognitivas. Por tanto, ¿podría ser que

261

este virus afectase a la inteligencia de las personas? Todavía es pronto para conocer exactamente los mecanismos de los Caudovirales, aunque ya se están desarrollando patentes para futuras terapias que podrían emplear estos organismos.

Pero tanto de virus como de hongos hay muy poca información, y la que existe es, en demasiadas ocasiones, contradictoria. De estos últimos, sabemos que el cuerpo está habitado por levaduras del género *Saccharomyces,* pero también se pueden encontrar *Candida, Malassezia* y otros muchos géneros que afectan a las poblaciones bacterianas de la microbiota. Lamentablemente, todavía no sabemos con certeza cómo.

Pero por si todo esto fuese poco, un artículo publicado en febrero de 2024 ha mostrado indicios de seres mucho más pequeños que los virus en la microbiota humana. Este descubrimiento supuso un gran revuelo en la comunidad científica, ya que se trata de nuevas formas de vida distintas a todo lo conocido hasta ahora en mamíferos. Los nuevos organismos, denominados «obeliscos» por sus descubridores, son secuencias de ARN de unos mil nucleótidos. Se encuentran junto a ciertas especies de bacterias y tienen como característica única que pueden codificar proteínas denominadas oblinas.

Debido a su pequeño tamaño, los obeliscos bordean la línea entre lo vivo y lo no vivo, ya que, como los virus, son parásitos obligados y no tienen otra función conocida más que tratar de duplicarse. Su papel en la microbiota es todo un misterio, ya que han sido descubiertos muy recientemente, aunque se cree que podrían ayudar a regular la población ciertas especies de bacterias, como las *Streptococcus sanguinis.* Su descubrimiento inicia un momento muy emocionante en el campo de la microbiología: los obeliscos abren todo un campo de estudio en la microbiota, ya que incluso podrían encontrarse durante el desarrollo embrionario, lo que tendría unas implicaciones totalmente desconocidas en la salud humana. Pero, como ocurre con todo lo que estamos viendo hasta ahora, se necesitan más estudios.

PARA QUÉ NOS SIRVE LA MICROBIOTA

Entonces, si sabemos tan poco, ¿por qué afirmamos que la microbiota es tan necesaria? ¿Cómo nos puede afectar tanto? Aunque no sabemos exactamente lo que hacen, sí que sabemos lo que pasa cuando no están o cuando se produce una disbiosis, es decir, un cambio muy grande en sus poblaciones.

La gran cantidad de estudios comparativos tratan de establecer relaciones entre los efectos de la disbiosis en la salud de las personas. Las personas con disbiosis pueden no tener las vitaminas suficientes, ni absorber los minerales necesarios e incluso, desarrollar malnutrición aunque lleven una dieta sana. Sus efectos también pueden presentarse en forma de otros trastornos relacionados con la propia salud intestinal. Se ha observado que tanto el síndrome del intestino irritable como la enfermedad inflamatoria intestinal podrían tener su origen en la microbiota, pero otros efectos podrían ser mucho más profundos. Por ejemplo, ciertas especies de bacterias que procesan el colesterol pueden equilibrar la balanza entre el LDL (o colesterol malo) y el HDL (o colesterol bueno) y tener un efecto en la salud cardíaca. Otras, en cambio, podrían afectar la absorción de azúcares, reduciendo los picos de insulina y frenando los efectos de la diabetes. Incluso, ciertas especies de bacterias pueden producir serotonina, un neurotransmisor relacionado con la salud mental.

Esta relación entre el cerebro y el intestino ha cobrado una gran importancia en los últimos años, donde incluso se le ha comenzado a llamar el «eje cerebro-intestino». Aun así, ciertos grupos pecan de ser demasiado tajantes en sus conclusiones. Como mariposas en el estómago, todavía revolotean demasiadas incógnitas como para afirmar que la presencia de bacterias influye directamente en el cerebro. Tal y como comprendemos el organismo, bien podría tratarse de todo lo contrario: que la actividad cerebral afecte al sistema inmunitario y favorezca o dificulte la vida de ciertas poblaciones bacterianas.

Llegando ya al final del capítulo, las personas más perspicaces habrán notado que este contiene muchas más oraciones interrogativas que el resto. Y es que, en la actualidad, la microbiota es así: tenemos muchas más preguntas que respuestas sobre sus efectos. Se ha visto que nos influye, y mucho, en temas tan diversos como la respuesta inmunológica, la salud cardíaca o incluso la salud mental, pero estamos lejos de conocer los mecanismos exactos.

Por tanto, que se hayan visto estos efectos no quiere decir que actualmente se pueda interpretar la salud de una persona mediante un estudio detallado de la microbiota intestinal. Los muchos «test de microbiota» que van apareciendo en el mercado se aventuran a sacar conclusiones a partir de datos muy limitados, ya que apenas estamos comenzando a rascar la superficie sobre el microbioma. Por ello, tal y como están las cosas, extraer conclusiones como para cambiar dietas o proponer suplementos prebióticos o probióticos es una práctica que no solo puede ser irresponsable, sino que puede llegar a provocar disbiosis que pueden ser peligrosas.

Ahora bien, las posibilidades terapéuticas que emplean la microbiota son muy reales. Cada vez se escucha más que el trasplante fecal es un éxito para tratar enfermedades intestinales que hasta ahora carecían de solución. Y es que estos inquilinos del cuerpo son ejemplares: cuidan su hogar, protegen su entorno y, según parece, reparan las averías que puedan ocurrir.

La potencia infinita de un cuerpo:
ventilar el yo hasta que se parezca a un pez,
un marsupial o un extraterrestre,
abrirle las ventanas a lo múltiple
y dejar la luz prendida
para que lo humano se desoriente,
pero no del todo.
Para que se confunda, desaprenda.

La potencia infinita de un cuerpo:
no encontrar el camino a casa
y encontrarse con siglos de evolución confusa,
mundos que parpadean en lo posible,
criaturas que no y que sí son,
milagros que desean significar algo
(¿pero qué?).

La potencia infinita de un cuerpo:
acariciar la cola que no tengo,
el hocico que no tengo,
las escamas que desaparecieron
pero pican. Pica su potencia.

La existencia infinita de un cuerpo:
nombrar ese fantasma,
animal que nos puebla.

Rosa Berbel

18

EVO-DEVO

En primer lugar, gracias por llegar a este capítulo. Espero que hayas disfrutado del viaje y, sobre todo, que te haya entrado la curiosidad para seguir aprendiendo sobre el cuerpo humano y cómo se desarrolla durante los meses que dura el embarazo. A pesar de que se nos hayan quedado muchos temas en el tintero virtual, esperemos que haya sido suficiente para mostrar por qué somos unos seres maravillosos y cómo todos, independientemente de nuestras circunstancias, partimos de un mismo origen.

Ahora bien, para llegar al vasto conocimiento que se tiene actualmente en la embriología del desarrollo, no todo ha sido observar al ser humano. Como hemos podido ver en algunos de los capítulos anteriores, muchos estudios han tenido como sujetos a diversas especies de otros grupos taxonómicos, algunas muy alejadas de la nuestra. Con ellas compartimos muchas características, como la gametogénesis, la fecundación o las primeras divisiones celulares, pero también existen enormes diferencias. Cada una de las ramas del árbol de la vida ha hallado estrategias distintas que les han funcionado para transmitir sus genes, y así hemos dejado reflejado en algunos de los capítulos anteriores. Sin embargo, a pesar de haber explorado algunas de estas peculiaridades, apenas hemos rozado la punta del iceberg. Por tanto, que sirva como aviso para navegantes del libro: en este capítulo vamos a adentrarnos en algunas de las soluciones más extrañas y extravagantes que la evolución ha ido adoptando en otras especies del reino animal.

La mirada puesta en el mar

Qué mejor forma de comenzar con estas animaladas que explorando algunos de los miembros más simples del reino animal en cuanto a forma y estructura: los erizos de mar, o equinodermos. En los erizos, el ciclo reproductivo depende de muchos factores, como la luz solar, la temperatura, o la disponibilidad de alimento. Por ello, dependiendo del lugar en el que se encuentren y del entorno, pueden tardar hasta cinco años en alcanzar la madurez sexual. Muchas de sus especies tienen machos y hembras diferenciados, pero se ha observado que otras cambian de sexo con el tiempo. En estos animales marinos, la unión de los gametos es algo más compleja que en el ser humano. Una vez alcanzan la madurez sexual, tanto las hembras como los machos de los erizos comienzan a producir gametos en sus gónadas.

Debido a su cuerpo cubierto de pinchos, podemos imaginar que las relaciones sexuales entre estos animales serían un proceso bastante tortuoso que ninguna de las partes disfrutaría. Por tanto, al igual que otros animales marinos, los equinodermos liberan los espermatozoides al agua, donde flotarán o nadarán para llegar a los huevos que ponen las hembras. Ahora bien, en los seres humanos hemos visto que únicamente llegan unos pocos cientos de espermatozoides hasta la cavidad donde se encuentra el óvulo, mientras que aquí tenemos cientos de miles de gametos que podrían acabar juntos y revueltos. Con tanta célula, la polispermia, o unión de varios espermatozoides a un solo óvulo, es un problema con muchas más posibilidades de que ocurra que en los humanos.

Si echamos atrás la vista hasta el capítulo de «la unión hace la fuerza», el primer espermatozoide en atravesar la zona pelúcida del óvulo y unirse con la membrana es el detonante de la reacción cortical. En este caso, el óvulo libera unas enzimas especiales para degradar ZP2 y ZP3 y transforma los alrededores del óvulo en una barrera impenetrable. Pero este proceso es algo lento para los equinodermos, donde cientos de miles de espermatozoides tratan de alcanzar un único óvulo.

268

Por ello, el sistema de los erizos de mar es mucho más rápido y aprovecha un recurso muy abundante de su entorno: el agua.

Cuando el primer espermatozoide fecunda el óvulo de equinodermo, en la membrana del óvulo hay gránulos llenos hasta los topes de proteínas coloidales. Al ser liberadas, estas proteínas atraen el agua marina entre la zona pelúcida y la membrana del óvulo, produciendo lo que se conoce como la elevación de la envoltura de fertilización. Al igual que un foso en un castillo, esta nueva barrera dificulta el paso de los espermatozoides y le da tiempo al óvulo para crear las barreras realmente impenetrables. De este modo, los equinodermos impiden la polispermia y aseguran que su descendencia sea viable.

Al conocer estos procesos a fondo, en la última década se han podido crear las primeras piscifactorías de erizos marinos, como el *Paracentrotus lividus*. Esta especie es muy apreciada en la gastronomía por su sabor único, pero la sobreexplotación de sus colonias (especialmente en las costas gallegas) las estaba llevando al colapso. Con las nuevas técnicas desarrolladas para su cría en cautividad, ahora se pueden producir de forma sostenible para el medio ambiente.

SIN SALIR DE LAS COSTAS

Pero si nos referimos a saltarse las normas de la reproducción, es absolutamente necesario hablar de los hipocampos o caballitos de mar. Estos peculiares peces son habituales en las aguas cálidas de los mares tropicales, aunque se han llegado a observar a más de 2500 metros de profundidad. Existen cientos de especies que miden desde pocos milímetros hasta más de 30 centímetros y tienen una anatomía única entre los peces. En su cuerpo, cubierto de escamas óseas, destacan la forma de su cabeza, su cola y las aletas dorsales, que utilizan para nadar en vertical, una característica que únicamente comparten con el pez navaja (*Aeoliscus strigatus*). Aunque, si lo nombramos en este libro, es por lo inusual de su reproducción.

Para comenzar, se ha documentado que la mayoría de las especies de hipocampo forman parejas que duran largos periodos de tiempo, algo poco común entre los peces, aunque no único. Otros habitantes de los mares son puramente monógamos e incluso se les ha podido diagnosticar «mal de amores» cuando su pareja no está presente. Al menos así lo enunciaron investigadores de la Universidad de Borgoña tras estudiar a una especie de pez tropical denominada *Amatitlania siquia*. Estos investigadores, tras observar a varias parejas de peces, idearon un curioso experimento para tratar de ver si su comportamiento variaba tras una separación. Para ello, montaron tres cajitas distintas en un acuario: una que siempre contenía una pequeña cantidad comida, una que siempre estaba vacía y otra que podía contener un gran festín o no, a la que llamaron la «caja optimista». Tras esto, entrenaron a las hembras para abrir las cajas y comenzaron a anotar datos.

Lo primero que observaron es que, en presencia de la pareja, las hembras abrían en muchas más ocasiones la caja optimista. Ahora bien, cuando sacaban temporalmente al macho del acuario, las hembras no se acercaban a ella, sino que la ignoraban. Al volver a introducir al macho, las hembras, ya con sus parejas, parecían recuperar su optimismo original. Con estos resultados y otros datos sobre patrones de nado y comportamiento, extrapolaron que la presencia de la pareja tenía un efecto positivo en la mente de las hembras. Es decir, concluyeron que el apego emocional por la pareja existe hasta en algunas especies de peces y que puede ser muy duradero. No obstante, estos resultados son preliminares y, hasta la fecha, es imposible saber qué pasa por la mente de los peces.

Pero sí, la monogamia en los peces existe y, en algunos casos, es mucho más compleja que en el ejemplo anterior. En el caso de los *Serranus tortugarum*, otra especie de pez tropical, además de monógamos, también son hermafroditas. Esto quiere decir que pueden cambiar de sexo a voluntad y, según se ha observado, no tienen ningún problema en realizar este cambio hasta veinte veces por día. Ahora bien, aunque dispongan de ambos genitales, los *Serranus tortugarum* no pueden autofecundarse, sino que necesitan a sus parejas para tener descendencia. Lo más bonito de estos peces es que se mantienen juntos cuando son ambos machos, hembras o cada uno de un sexo, mostrando que lo realmente importante es la pareja que han elegido.

Pero volviendo a los hipocampos, lo que los vuelve realmente únicos es que los machos compiten unos con otros para asegurarse de que son ellos quienes quedan embarazados. Y no, no es que los caballitos

270

de mar sean hermafroditas como en el ejemplo anterior, sino que, en estas especies, son los machos los que dan a luz. Esto es posible porque, durante el apareamiento, mientras el macho libera el esperma al medio, la hembra introduce los huevos dentro de una bolsa en el abdomen del macho a través del órgano denominado ovopositor. Este proceso, que dura entre seis y diez segundos, garantiza la fertilización y, además, asegura que los huevos estarán bien protegidos hasta su eclosión.

El tiempo de embarazo de un caballito de mar depende de la especie y, sobre todo, de la temperatura. En aguas más frías, el desarrollo embrionario puede ralentizarse y llegar a durar hasta seis semanas, pero lo más común es que los embriones estén listos para salir al mundo en unos veintiún días. Durante este tiempo, el macho se encarga de aportar nutrientes y calcio a los huevos para que puedan crecer y desarrollarse completamente hasta el momento de la eclosión, que ocurre dentro de la bolsa del abdomen.

El nacimiento de los caballitos es un evento espectacular. El macho, visiblemente hinchado, trata de nadar hacia un lugar seguro y empieza a experimentar fuertes contracciones. En pocos segundos, decenas, cientos, o miles de pequeños hipocampos salen disparados del interior del macho y comienzan a nadar por los alrededores para aprender, a marchas forzadas, cómo funciona su cuerpo y el entorno. Lamentablemente, la estrategia de tener tanta descendencia suele ir ligada a una alta mortalidad infantil, ya que se estima que únicamente alrededor del 0,5 % de los recién nacidos llegarán a convertirse en adultos.

Los mamíferos y el ornitorrinco de las narices

Siempre que se habla de reproducción en mamíferos toca hacer una excepción. Todos los mamíferos son vivíparos, excepto los monotremas, entre los que se encuentra el famoso ornitorrinco (*Ornithorhynchus anatinus*) y cinco especies de los menos conocidos equidnas. La evolución, por alguna extraña razón, mantuvo a estos animales australianos poniendo huevos. Los estudios genéticos más recientes muestran que los monotremas se separaron de nuestros ancestros hace aproximadamente 187 millones de años, poco después de que apareciesen las primeras características propias de los mamíferos. Pero el análisis genético del ornitorrinco mostró una sorpresa todavía mayor: tienen cinco pares de cromosomas sexuales.

Es decir, la hembra del ornitorrinco es $X_1X_1X_2X_2X_3X_3\ X_4X_4X_5X_5$ y el macho $X_1Y_1X_2Y_2X_3Y_3X_4Y_4X_5Y_5$ lo que, según indican los expertos, podría deberse a que originalmente estos cromosomas se encontraban en forma de anillo y se rompieron en varios trozos. Posteriormente, en el resto de los mamíferos, el número de cromosomas sexuales se fue reduciendo hasta que únicamente quedó el par actual, pero en los antepasados de los ornitorrincos actuales nunca ocurrió esta selección. Además, para distinguir entre los machos y las hembras, no tienen un gen *SRY,* como el resto de los mamíferos placentarios, sino que su mecanismo es más similar al de las aves. La distinción ocurre gracias a uno de los genes que habíamos visto en el capítulo de «niño o niña» denominado *AMH.* En el caso del ornitorrinco, este gen se encuentra en uno de sus cromosomas Y. Su activación inhibe el desarrollo del tracto reproductor femenino, aunque en los ornitorrincos no se conoce exactamente qué lo activa ni si es el único factor que acaba decidiendo el sexo del animal.

En el resto del genoma también observaron que los genes relacionados con la lactancia, la circulación sanguínea y los receptores del olfato y el gusto eran muy distintos entre los monotremas y el resto de los mamíferos. Finalmente, algunas de las otras características singulares de los ornitorrincos, como el veneno que producen, su carencia de dientes o su capacidad para detectar las corrientes eléctricas de sus presas, también están reflejadas en su genoma, pero todavía se necesitan más estudios para comprender exactamente los mecanismos subyacentes.

Dejando de lado estas peculiaridades genéticas y anatómicas, tanto el apareamiento como la reproducción del ornitorrinco también han sido objeto de estudios muy detallados desde prácticamente el descubrimiento de la especie por los europeos. Los primeros indicios de que este mamífero ponía huevos llegaron a la Royal British Society en una época académicamente muy convulsa. A finales del siglo XIX, las mentes científicas más importantes de la época organizaban sendos debates para tratar de avanzar en el conocimiento científico. Una de las cuestiones de mayor interés era establecer una especie de «jerarquía

272

animal» según la reciente teoría de la evolución de Darwin. Es decir, tratar de ordenar a los animales según estuviesen más o menos evolucionados. Por supuesto, al ser humano se le consideraba el pináculo de la evolución, y el resto de los animales se iban ordenando según otras características humanas. Sin embargo, los especímenes que llevó el zoólogo William Caldwell a la Universidad de Cambridge a finales de la década de 1880 hicieron tambalear estas teorías y cimentaron la evolución como la entendemos hoy en día. Sus frascos contenían varias etapas del desarrollo del ornitorrinco, desde sus huevos y embriones hasta ejemplares adultos. Esto no cuadraba con la jerarquía evolutiva, puesto que este animal, por una parte, parecía más evolucionado que otros mamíferos, pero, por otro lado, ponía huevos como los «menos evolucionados» reptiles o aves.

En la actualidad, sabemos que la selección natural no funciona de esa manera, sino que todos los animales estamos igual de evolucionados, seamos del taxón que seamos. La diversidad resultante se debe a las distintas estrategias adoptadas por las especies para adaptarse al medio.

Pero cuando pensamos en la puesta de huevos de los monotremas, tenemos que imaginarnos algo distinto a lo que puedan realizar otras especies de aves o reptiles. En los ornitorrincos y equidnas, los huevos fecundados se desarrollan en el interior del cuerpo de la madre durante más tiempo que fuera de él. En el caso concreto de los ornitorrincos, tras el apareamiento, el huevo se desarrolla durante cuatro semanas en el interior de la madre. Durante ese tiempo, el macho se desentiende de todos los cuidados, y es la hembra la que aprovecha para amontonar hojas y ramas para crear un nido de hasta 20 metros de diámetro. Diez días antes de la eclosión, la hembra realiza la puesta y se acurruca encima de los huevos para empollarlos hasta que nazcan.

Cuando emergen de sus huevos, las pequeñas crías de ornitorrinco apenas miden unos pocos milímetros, son ciegas, pelonas y muy vulnerables, por lo que necesitan de los cuidados de la madre para salir adelante. Además de calor y protección, las crías necesitan alimento, que obtienen de la madre en forma de leche. El resto de los mamíferos produce este líquido nutritivo en sus pechos, y sale por un conducto especial a través del pezón. Pero en los ornitorrincos, erre que erre, han de hacerlo todo a su manera. En estos animales, la leche brota por unos poros de la piel de la madre que las crías deben lamer para poder alimentarse. Al igual que en los marsupiales, como los canguros, la composición de la leche varía según las necesidades de la cría, aunque, como han mostrado los análisis, por lo general no es muy distinta a la leche de otros mamíferos.

En los equidnas, los tiempos son similares, pero en vez de crear un nido, la hembra realiza la puesta del único huevo y lo introduce en un pliegue especial de su abdomen para mantenerlo caliente. Lo más curioso de esta especie de bolsillo para huevos es que únicamente aparece en las hembras embarazadas, un hecho que no se había documentado hasta hace pocos años. Este pliegue comienza a formarse al inicio de la temporada de cría, donde es relativamente plano y muestra un color rosáceo. En algunas hembras, los bordes pueden estar ligeramente doblados, pero es aproximadamente en la segunda semana de gestación cuando el pliegue comienza a volverse más profundo y se prepara para poder sujetar firmemente el huevo. Una vez nacen las crías, esta estructura se reabsorbe hasta que, en un mes, vuelve a su estado original.

Los estudios en monotremas han sido fundamentales para comprender cómo los mamíferos se volvieron vivíparos. Estas especies, que podrían considerarse «intermedias» (con permiso de los biólogos evolutivos) entre los reptiles y los mamíferos, comparten muchas de las características vivíparas, como la producción de leche, o la larga incubación intrauterina. Y en sus genes se puede observar que los embriones no dependen tanto de los nutrientes y proteínas de los huevos como las especies aviares y reptiles. Por ello, sirven como un eslabón de unión entre mamíferos y reptiles, mostrando, en el presente, las soluciones que encontraron nuestros antepasados para garantizar su reproducción.

Pero la placenta se lleva la palma en lo extraño

Que una especie deje de emplear huevos para la reproducción es un proceso extraordinariamente complicado, pero también muy ventajoso. Gracias a llevar a las crías en el interior, la madre (o el padre, en el caso de los caballitos de mar) puede modificar el ambiente en el que se desarrollan para asegurar que sea el más adecuado y protegerlas de los

274

depredadores durante más tiempo. Pero para que surja el viviparismo, las especies han tenido que dar grandes saltos evolutivos. Uno de los más importantes es la creación de la placenta, que, según muestran los estudios genéticos, ha ocurrido en varias ocasiones, en especies muy distintas, y con los virus como posibles responsables.

Como ya vimos en el capítulo de «Ha salido futbolista», la placenta sirve como puente de unión entre la madre y el embrión, transmite nutrientes y oxígeno, elimina los desechos y libera hormonas para ajustar las necesidades del feto. En el reino animal no hay solo un tipo de placenta, hay cientos o miles de especies que han acabado desarrollando la suya propia, cada una con sus peculiaridades. Entre ellas encontramos especies vivíparas de anfibios, reptiles y peces, como los tiburones, a las que la evolución también les ha dotado de su particular placenta. Según la distribución de sus vellosidades, la placenta se puede clasificar en difusa, cotiledonaria, zonaria y discoidal, pero si miramos a fondo los tejidos, esta clasificación también se puede hacer según sean epiteliocoriales, sindesmocoriales, endoteliocoriales y hemocoriales. Para no entrar en detalle en cada una de ellas, quedémonos en que, al final, todas son soluciones a un mismo problema: nutrir y proteger al embrión.

Las investigaciones más recientes han tratado de dar respuesta a la gran incógnita de su aparición, escudriñando entre los genes que se expresan durante su formación, y la respuesta ha sido, cuanto menos, sorprendente. En humanos y en los grandes primates, una de las familias de proteínas más importantes de la placenta son las sincitinas. Esta familia, formada por la sincitina-1 y la sincitina-2, ayuda en la adhesión de la placenta al útero e impide que el sistema inmunológico materno ataque al embrión. Concretamente, la sincitina-1 permite que una capa de células placentarias se transforme en un sincitio, es decir, que se unan unas con otras. Una vez unidas, las células forman una barrera que únicamente pueden cruzar los nutrientes, los glóbulos rojos y los desechos, pero ninguna otra célula ni sustancias peligrosas para el feto. Este gen únicamente se encuentra en los primates del nuevo mundo, las especies más cercanas a nosotros. En los primates del nuevo mundo (*Platyrrhini*), como los monos capuchinos, los aulladores o los titíes, no hay ni rastro de la sincitina-1. Lo curioso es que se estima que estos linajes de monos se separaron del de los humanos hace unos 25 millones de años, lo que no es tiempo suficiente para que una proteína evolucione de esa forma. Por tanto, el origen de esa proteína era, a todas luces, un misterio.

Para averiguar el origen de la sincitina-1, los investigadores trataron de comparar las secuencias de las sincitinas con las bases de datos genéticas y, en cuanto analizaron los resultados, se encontraron con la gran sorpresa. Solo había una única secuencia genética coincidente, y pertenecía a un retrovirus. Únicamente había una explicación posible: este virus, denominado HERV-W (*Human Endogenous Retrovirus-W*), probablemente infectó a un antepasado de los humanos hace menos de 25 millones de años y acabó integrándose en su genoma. Allí dejó sus instrucciones, que el cuerpo humano acabaría adoptando y utilizando para su propio beneficio.

Y lo mismo sucedió con la sincitina-2, proveniente de otro retrovirus. Sin embargo, en esta ocasión la infección se produjo hace aproximadamente 40 millones de años y, por tanto, está presente en todos los primates. Aunque lo más curioso es que no es algo único de nuestra especie y sus parientes, sino que muchos otros animales, como los ungulados e incluso algunos cetáceos, también expresan sincitina-2 en su placenta. Por la posición del gen vírico en el genoma, ligeramente distinta en cada uno de los linajes, todo apunta a que la transferencia de la sincitina-2 ocurrió en varios eventos de infección vírica.

Otros animales placentarios no contienen ninguna de estas proteínas, sino que han ido desarrollando sus propios mecanismos únicos para asegurar que las crías desarrollen las herramientas necesarias para enfrentarse a todos los desafíos que les ofrece la naturaleza. Todos estos mecanismos no solo influyen en la formación de órganos y tejidos, sino que también afectan la adaptación de las crías a su entorno. A medida que avanzamos en nuestra comprensión de estos mecanismos, se revelan nuevos misterios y desafíos intrigantes en el campo de la embriología del desarrollo.

Aunque, sin duda, lo más apasionante de esta rama del conocimiento científico no es lo que ya sabemos, sino los innumerables misterios que quedan por resolver. En este mismo instante, cientos de institutos de investigación en todo el mundo están aportando su granito de arena para tratar de empujar, poquito a poco, las barreras del conocimiento en embriología del desarrollo. Gracias a todo este esfuerzo combinado, prácticamente a diario surgen nuevas pruebas que ayudan a cimentar y a construir lo que sabemos sobre cómo comienzan nuestras vidas, y también las de otros animales.

BIOGRAFÍAS POETAS

ANI GALVÁN

Ani Galván (Murcia, 1992) se graduó en Historia del Arte y es contratada predoctoral en la Universidad de Murcia. Actualmente vive en California gracias a una beca Fulbright de investigación. En 2022 ganó el XXXIX Premio Carmen Conde de Poesía con su poemario *Educación de una cortesana*, publicado en la editorial Torremozas. Sus poemas han sido publicados en diversas antologías y medios como *Zenda, Eldiario.es, Zéjel, Anáfora, La Verdad* o *El Coloquio de los Perros*.

Instagram: @_anigalvan

LLUÏSA LLADÓ

Lluïsa Lladó (Palma de Mallorca, 1971) fue finalista en el concurso de microrrelatos de Acen (Castellón, 2013), en Fantàstics (Castellón, 2014); en el V Premio Internacional de Poesía (Segovia, 2014); en la convocatoria «La cruda brevedad. Literatura en tiempos de colapso» (Oxford, 2020) y ganadora del III Premio de Poesía del primer certamen de Benafer (Castellón, 2022). Ha publicado *Azul-lejos* (Parnass, 2013); *El bosque turquesa* (Torremozas, 2014); *La marquesa de seda* (Unaria, 2015); *El arca de Wislawa* (Torremozas, 2017); *La complejidad de Electra* (Torremozas, 2020) y *EtiquetaRoja* (Loto Azul, 2023).

Instagram: @lluisa_llado

ALICIA LOUZAO

Alicia Louzao (Ferro, 1987) es doctora y licenciada en Filología Hispánica y licenciada en Filología Inglesa. Ganadora del VII Premio de poesía Jovellanos, V Premio de poesía Centrifugados y del XVII Premio de poesía Leonor de Córdoba. Finalista del 76º Premio Adonáis y del I Premio internacional Marpoética. Ha publicado diversos poemarios y participado en antologías poéticas, además de festivales de poesía como ExPoesía (Soria) o Voix Vives (Toledo).

Instagram: @alicialouzao_

GUDRUN PALOMINO

Gudrun Palomino (El Puerto de Santa María, 1998) es traductora literaria y médica. Ha traducido a autoras como Sylvia Plath, Susan Griffin, Adrienne Rich, Anne Sexton, Amy Lowell y Amy Bloom para editoriales como Alba Editorial, Navona, Bamba y Plankton Press. Es investigadora predoctoral en la Universidad Jaume I, donde escribe una tesis doctoral sobre la traducción de Sylvia Plath al español y la representación de las humanidades médicas en su obra. Colabora como entrevistadora y redactora especializada en poesía en medios digitales como *CTXT* y *Zenda* y sus poemas se han publicado en diversas revistas literarias. *La lejanía de nuestros cuerpos* (Isla Elefante, 2023) es su primer poemario.

ELISA FERNÁNDEZ

Elisa Fernández Guzmán (Bonares, 2000) se graduó en Literaturas Comparadas por la Universidad de Granada y tiene un máster en Guion Audiovisual por la Universidad de Sevilla. En 2023 recibió el Accésit del Premio Adonáis con su primer poemario *Después del pop.*

Instagram: @elisafrdz_

LAURA LOZANO MARÍN

Laura Lozano Marín (Granada, 1994) estudió Filología Hispánica y es doctora en Literatura Española por la Universidad de Granada. Su principal línea de investigación se centra en la poesía española de los siglos XX y XXI escrita por mujeres.

Laura Rodríguez

Laura Rodríguez (Sevilla, 1998) ha estudiado Filología Hispánica en la Universidad de Sevilla y en la Universidad Complutense de Madrid. Edita la revista de poesía *Caracol nocturno* y ha publicado en medios como Digo.palabra.txt, Casapaís, Ærea, Periódico de Poesía y Anáfora. Forma parte de las antologías *Deseo* (Bandaàparte, 2020) y *Cuando dejó de llover. 50 poéticas recién cortadas* (Sloper, 2021). Fue finalista de Ucopoética. Ganó el primer premio del concurso Crea Sevilla Joven y el segundo premio del certamen Madroño. Ha escrito los poemarios *San Lázaro* (Cántico, 2021) y *anuncio* (Ultramarinos, 2023; Premio El Ojo Crítico de Poesía, RNE).

Teresa Broseta

Teresa Broseta (Valencia, 1963) licenciada en Ciencias de la Educación por la Universidad de València y en Filología Hispánica por la UNED. Sus obras tanto en castellano como en valenciano abarcan todos los géneros. Además, su enfoque a un público infantil y juvenil se aprecia en sus propias creaciones y en las adaptaciones de obras clásicas. Aunque también destacan la narrativa y el teatro que publica está destinado a adultos, y sus traducciones. Ha recibido diversos premios literarios, como el Internacional de Cuentos Miguel de Unamuno, el Luna de Aire, el Diario Sur de novela corta, el Carmesina o el Ciutat de Sagunt.

Instagram: @brosetateresa

Ana Isabel Alvea Sánchez

Ana Isabel Alvea Sánchez (Sevilla, 1969) es licenciada en Derecho, diplomada en Estudios Avanzados (DEA) con postgrado en Teoría de la Literatura y Literatura Comparada. Actualmente es editora de la revista digital *Disidentes,* crítica literaria, profesora de talleres de poesía y creación literaria, y coordinadora de clubs de lecturas y encuentros con autores. Premiada en la convocatoria de poesía de la Asociación Cultural Myrtos, participa en la antología *Arde en tus manos* (2009) y junto a Jorge Díaz Martínez ha creado *La vida por delante. Antología de jóvenes poetas andaluces* (Ediciones en Huida, 2012). Además ha publicado poemarios como *Interiores* (Ediciones en Huida, 2010), *Púrpura de Cristal*

(Torremozas, 2017), *La pared del caracol* (Ayuntamiento de Lodosa, 2020) premiado en el XXXVI Certamen Poético Ángel Martínez Baigorri, y *Cuando susurran los cipreses* (Cypress, 2024). Forma parte desde 2012 del Circuito Literario Andaluz del Centro Andaluz de las Letras.

Instagram @alveasanchez

MÓNICA ALÍA

Mónica Alía (Madrid, 1987) es licenciada en Filología. Participó en el taller poético impartido por Eva Chinchilla en el Centro de Poesía José Hierro de Getafe (Madrid). Fue co-creadora del sello editorial Colectivo Locas Mujeres (Valdivia, Chile) con el que lanzó la antología poética *Alumbramientos* (Valdivia, 2019). En 2023, publicó su primer libro en solitario *Camaleón* (ed. Contrabando). Le interesa el hecho poético como diálogo interdisciplinar y como reflexión sobre el cuerpo, la intuición y la racionalidad.

GLADYS ILARREGUI

Gladys Ilarregui (Argentina, 1958) es poeta, narradora, investigadora y promotora cultural. Tiene publicados cinco poemarios y numerosas contribuciones a antologías y revistas especializadas, algunas traducidas al inglés y al portugués. Ha organizado conferencias, coloquios e invitaciones personales con el propósito de promover la poesía hispanoamericana. Fundadora de la Fundación Cultural Iberoamericana situada en Washington D. C., EE. UU. Ilarregui tiene su doctorado en Literatura Colonial Latinoamericana por la Catholic University of America. Su disertación doctoral trata la textualidad y utopía en Nueva España: una interpretación cultural del Libro XII del Códice Florentino-Bernardino de Sahagún. Actualmente es profesora en la University of Delaware, EE. UU.

JOSEFA PARRA

Josefa Parra (Jerez de la Frontera, 1965) es licenciada en Filología Hispánica, realizó su doctorado en Literatura Española y es especialista en Gestión Cultural. Directora de proyectos de la Fundación Caballero Bonald, subdirectora de su revista de literatura *Campo de Agramante*.

Ha publicado varios poemarios entre los que se encuentran *Elogio a la mala yerba* (Visor, 1996), *Tratado de cicatrices* (Calambur, 2006), *La hora azul* (Visor, 2007), *Segunda opinión* (Frutos del tiempo, 2014) o *Tierra albariza* (Torrejoyanca, 2018). También destacan álbumes ilustrados tales como *Oficios imposibles* (La Gata Editorial, 2015) o *Ejercicio de mitología*, con el pintor Carlos C. Laínez, y los libros de poemas para niños *Para mirar al cielo* (La Gata Editorial, 2014). Ha recibido premios en numerosas ocasiones, destacan el Premio de Poesía Unicaja y Premio de Poesía Infantil «El príncipe preguntón». Además aparece en numerosas antologías, sus poemas han sido traducidos al inglés, árabe, chino, francés, portugués, italiano, etc.

Instagram: @josefaparrainstagram

ELENA CASADO

Elena Casado Pineda (Sueca, 1989) es licenciada en Medicina. Aunque su profesión es médico anestesista, la literatura y la música tienen un papel indiscutible en su vida. Ha publicado poesía, narrativa y ha colaborado como articulista en diferentes plataformas. Canta y recita sus poemas en vivo, además de divulgar sobre el dolor crónico en redes sociales, las cuales son para ella una herramienta clave para la lucha por la sanidad pública y la importancia de la salud mental.
Instagram: @medicilio_

MARTHA ASUNCIÓN ALONSO

Martha Asunción Alonso (Madrid, 1986) es poeta, traductora de voces antillanas y africanas al español, doctora en Filología Francesa y actualmente profesora en la Universidad de Alcalá de Henares. Entre sus poemarios publicados cabe destacar *Wendy* (Pre-Textos, 2015), *Balcánica* (Torremozas, 2018), *La soledad criolla* (Rialp, 2013) o *Detener la primavera* (Hiperión, 2011). También es autora del libreto de la ópera de bolsillo *La vida secreta*, estrenado en la Mostra España 2021 con música del compositor Nuno Côrte-Real. Ha traducido novelas de la narradora guadalupeña Maryse Condé y la *Antología de la nueva poesía negra y malgache* (Ultramarinos, 2021) de Léopold Sédar Senghor. Ha recibido premios entre los que destacan el Premio Nacional de Poesía

Joven Miguel Hernández (2011), el Adonáis (2012) o el Premio Radio Nacional de España (2015). En 2023 resultó ganadora del Premio Kutxa (Ciudad de Irún, 2023) de narrativa en castellano con *Cartas a Nensi*, su primera novela (Algaida Editores).

IRENE DOMÍNGUEZ

Irene Domínguez (Toledo, 1996) es graduada en Filología Hispánica, periodista cultural y escritora. Actualmente investiga sobre música, literatura y cultura popular, y colabora en distintos medios como *The Objective, Zenda Libros, Vozpópuli, Libro sobre Libro, Ctxt* y en las revistas *Nuevo* y *Acero Magazine*. Ha trabajado en el Instituto Cervantes de Madrid y también se dedica a la docencia. Además, ha recibido premios entre los que destaca el accésit del Premio Adonáis de Poesía 2022 por la obra *Pureza* (Rialp, 2023). Con sus poemas ha participado en diversos recitales y festivales como Cosmopoética, Erato Fest y POEX Xixón.

Instagram: @irene_domingz

RAQUEL VÁZQUEZ

Raquel Vázquez (Valladolid, 1990) ha publicado una docena de libros, entre los que se encuentran poemarios como *Puerta de embarque* (Renacimiento, 2022); *Aunque los mapas* (Visor, 2020) que ha obtenido el Premio Loewe a la Creación Joven y el Premio Ojo Crítico de RNE; *Lenguaje ensamblador* (Renacimiento, 2019) que ha recibido el Premio Orizzonte Atlantico; o *El hilo del invierno* (Hiperión, 2016) con el Premio Nueva Valencia. Cabe destacar la traducción de algunos de sus poemas al francés y al italiano. En el curso 2014/15 recibió una beca de residencia de la Fundación Antonio Gala para Jóvenes Creadores y, más recientemente, una beca Leonardo de la Fundación BBVA para la escritura de un libro de relatos.

ROSA BERBEL

Rosa Berbel (Sevilla, España, 1997) ha publicado *Las niñas siempre dicen la verdad* (Hiperión, 2018) y *Los planetas fantasma* (Tusquets, 2022). Ha obtenido, entre otros, el XXI Premio de Poesía Joven Antonio Carvajal, el Premio de la Crítica de Andalucía a la mejor Ópera

Prima y el Premio Ojo Crítico de Poesía 2019 de Radio Nacional de España. Publicó además una selección de sus poemas bajo el título *Brillantes y caóticas* (Sonámbulos, 2021) y ha aparecido en numerosas antologías poéticas nacionales e internacionales. Sus poemas y textos han sido traducidos total o parcialmente al inglés, polaco, italiano, alemán o neerlandés. En la actualidad trabaja en el Departamento de Literatura Española de la Universidad de Granada.

Instagram: @rosa_berbel

MIREYA GONZÁLEZ

Mireya González (Veracruz, México, 1988) es antropóloga social, editora, correctora de estilo y estudiante de psicología en la UNAM. Ha colaborado en diversas publicaciones mexicanas, como Punto de Partida, Tierra Adentro y VICE en español, y su poesía ha encontrado lugar en antologías nacionales, además de recibir el respaldo del Programa de Estímulo a la Creación y Desarrollo Artístico en Veracruz. Mireya, quien también aporta su voz creativa al podcast «Perra Nación» producido por Spotify, está actualmente enfocada en la escritura de su primera novela y la publicación de su primer poemario.

BIBLIOGRAFÍA

Capítulo 1

Bolcun-Filas, Ewelina, y Mary Ann Handel. «Meiosis: the chromosomal foundation of reproduction». *Biology of Reproduction*, vol. 99, n.º 1, julio de 2018, pp. 112-26. *Silverchair*, https://doi.org/10.1093/biolre/ioy021.

Gao, Jingyi, *et al.* «Gene Regulation during Meiosis». *Trends in Genetics: TIG*, vol. 40, n.º 4, abril de 2024, pp. 326-36. *PubMed*, https://doi.org/10.1016/j.tig.2023.12.006.

Handel, Mary Ann, y John C. Schimenti. «Genetics of Mammalian Meiosis: Regulation, Dynamics and Impact on Fertility». *Nature Reviews. Genetics*, vol. 11, n.º 2, febrero de 2010, pp. 124-36. *PubMed*, https://doi.org/10.1038/nrg2723.

Huang, Yan, y Ignasi Roig. «Genetic Control of Meiosis Surveillance Mechanisms in Mammals». *Frontiers in Cell and Developmental Biology*, vol. 11, 2023, p. 1127440. *PubMed*, https://doi.org/10.3389/fcell.2023.1127440.

Leal Cariñena, Concha, *et al.* «¿Qué relación hay entre la meiosis y la fertilidad? ¿Es necesaria?» *Reproducción Asistida ORG*, 8 de noviembre de 2023, https://www.reproduccionasistida.org/la-meiosis-es-necesaria-para-obtener-un-embrion-viable/.

Megía González, Rubén. «La meiosis: ¿Cómo se obtienen tus células sexuales?» *Genotipia*, 18 de agosto de 2020, https://genotipia.com/meiosis/.

«Meiosis». *National Human Genome Research Insitute*, https://www.genome.gov/es/genetics-glossary/Meiosis.

Pérez Caballero, María Dolores. «¿Por qué tener solo algunas células con la mitad de cromosomas es crucial para la vida?» *Muy Interesante*, 29 de febrero de 2024, https://www.muyinteresante.com/ciencia/63937.html.

CAPÍTULO 2

Alwaal, Amjad, *et al.* «Normal Male Sexual Function: Emphasis on Orgasm and Ejaculation». *Fertility and Sterility*, vol. 104, n.° 5, noviembre de 2015, pp. 1051-60. *DOI.org (Crossref)*, https://doi.org/10.1016/j.fertnstert.2015.08.033.

Apollo-Soyuz Test Project - NASA. https://www.nasa.gov/apollo-soyuz-test-project/.

Izquierdo-Rico, Mª José, *et al.* «ZP4 Is Present in Murine Zona Pellucida and Is Not Responsible for the Specific Gamete Interaction». *Frontiers in Cell and Developmental Biology*, vol. 8, enero de 2021, p. 626679. *DOI.org (Crossref)*, https://doi.org/10.3389/fcell.2020.626679.

Sample, Ian, y Ian Sample Science editor. «Female Human Body Blocks Weak Sperm, Scientists Find». *The Guardian*, 13 de febrero de 2019. *The Guardian*, https://www.theguardian.com/science/2019/feb/13/female-human-body-blocks-weak-sperm-scientists-find.

Suarez, S. S., y A. A. Pacey. «Sperm transport in the female reproductive tract». *Human Reproduction Update*, vol. 12, n.° 1, enero de 2006, pp. 23-37. *Silverchair*, https://doi.org/10.1093/humupd/dmi047.

Symul, Laura, *et al.* «Assessment of Menstrual Health Status and Evolution through Mobile Apps for Fertility Awareness». *Npj Digital Medicine*, vol. 2, n.° 1, julio de 2019, pp. 1-10. *www.nature.com*, https://doi.org/10.1038/s41746-019-0139-4.

Yeo, Hyunku, *et al.* «Author Correction: Structure and Electromechanical Coupling of a Voltage-Gated Na+/H+ Exchanger». *Nature*, vol. 624, n.° 7990, diciembre de 2023, pp. E2-E2. *www.nature.com*, https://doi.org/10.1038/s41586-023-06880-1.

Yeo, Hyunku, *et al.* «Structure and Electromechanical Coupling of a Voltage-Gated Na+/H+ Exchanger». *Nature*, vol. 623, n.° 7985, noviembre de 2023, pp. 193-201. *www.nature.com*, https://doi.org/10.1038/s41586-023-06518-2.

Zaferani, Meisam, *et al.* «Strictures of a microchannel impose fierce competition to select for highly motile sperm». *Science Advances*, vol. 5, n.° 2, febrero de 2019, p. eaav2111. *science.org (Atypon)*, https://doi.org/10.1126/sciadv.aav2111.

CAPÍTULO 3

Bartha, István, *et al.* «Human Gene Essentiality». *Nature Reviews Genetics*, vol. 19, n.° 1, enero de 2018, pp. 51-62. *www.nature.com*, https://doi.org/10.1038/nrg.2017.75.

Bošković, Ana, y Oliver J. Rando. «Transgenerational Epigenetic Inheritance». *Annual Review of Genetics*, vol. 52, noviembre de 2018, pp. 21-41. *PubMed*, https://doi.org/10.1146/annurev-genet-120417-031404.

Fitz-James, Maximilian H., y Giacomo Cavalli. «Molecular Mechanisms of Transgenerational Epigenetic Inheritance». *Nature Reviews Genetics*, vol. 23, n.° 6, junio de 2022, pp. 325-41. *www.nature.com*, https://doi.org/10.1038/s41576-021-00438-5.

Gómez Sánchez, Emilio. «Epigenética: no todo lo heredable está en los genes». *Next Fertility*, 17 de febrero de 2023, https://nextfertility.es/blog/noticias/epigenetica-no-todo-lo-heredable-esta-en-los-gene/.

Henriques, Martha. «Qué es la epigenética y cómo explica que los hijos hereden los traumas de los padres». *BBC News Mundo. www.bbc.com*, https://www.bbc.com/mundo/vert-fut-48073817.

King, Stephanie E., y Michael K. Skinner. «Epigenetic Transgenerational Inheritance of Obesity Susceptibility». *Trends in endocrinology and metabolism: TEM*, vol. 31, n.° 7, julio de 2020, pp. 478-94. *PubMed Central*, https://doi.org/10.1016/j.tem.2020.02.009.

Megía González, Rubén. «Nuevas evidencias de transmisión epigenética paterna y materna a la descendencia». *Genotipia*, 20 de abril de 2021, https://genotipia.com/genetica_medica_news/herencia-epigenetica-2/.

Rice, Treva K., y Ingrid B. Borecki. «4 Familial resemblance and heritability». *Advances in Genetics*, vol. 42, Academic Press, 2001, pp. 35-44. *ScienceDirect*, https://doi.org/10.1016/S0065-2660(01)42013-X.

Capítulo 4

Babraham Institute. *Public support for extending the 14-day rule on human embryo research indicated by foundational dialogue project | Babraham Institute*. https://www.babraham.ac.uk/news/2023/10/public-support-extending-14-day-rule.

Brannigan, Augustine, *et al*. «The Phenomenon of Multiple Discoveries and the Re-Publication of Mendel's Work in 1900». *Philosophy of the Social Sciences*, vol. 11, n.º 2, junio de 1981, pp. 263-76. *DOI.org (Crossref)*, https://doi.org/10.1177/004839318101100211.

Dahm, Ralf. «Discovering DNA: Friedrich Miescher and the Early Years of Nucleic Acid Research». *Human Genetics*, vol. 122, n.º 6, enero de 2008, pp. 565-81. *DOI.org (Crossref)*, https://doi.org/10.1007/s00439-007-0433-0.

Flemming, W. «Zur Kenntnis der Zelle und ihrer Teilung-Erscheinungen». *Schr. Nat. Wiss. Ver. Schlesw.-Holst.*, vol. 3, n.º 1, pp. 23-27.

Lyon, Mary F. «Gene Action in the X-Chromosome of the Mouse (Mus Musculus L.)». *Nature*, vol. 190, n.º 4773, abril de 1961, pp. 372-73. *DOI.org (Crossref)*, https://doi.org/10.1038/190372a0.

Nakka, Priyanka, *et al*. «Characterization of Prevalence and Health Consequences of Uniparental Disomy in Four Million Individuals from the General Population». *The American Journal of Human Genetics*, vol. 105, n.º 5, noviembre de 2019, pp. 921-32. *DOI.org (Crossref)*, https://doi.org/10.1016/j.ajhg.2019.09.016.

Peris Ripollés, Guillermo. «Un genoma para gobernarlos a todos». *Naukas*, 15 de enero de 2021, https://naukas.com/2021/01/15/un-genoma-para-gobernarlos-a-todos/.

«¿Qué es el síndrome de deleción 22q11?» *22q*, https://www.22q.es/contenido/35-que-es-el-sindrome-de-delecion-22q11.html.

Stevens, Nettie Maria. *Studies in Spermatogenesis ...: With Especial Reference to the «Accessory Chromosome»*. Carnegie Institution of Washington, 1905.

Tjio, Joe Hin, y Albert Levan. «The Chromosome Number of Man». *Hereditas*, vol. 42, n.º 1-2, 1956, pp. 1-6. *Wiley Online Library*, https://doi.org/10.1111/j.1601-5223.1956.tb03010.x.

Zhang, Sarah. «It's Possible to Inherit More DNA From One Parent Than the Other». *The Atlantic*, 10 de octubre de 2019, https://www.

290

theatlantic.com/science/archive/2019/10/when-you-have-more-dna-one-parent-other/599812/.

Capítulo 5

Bala, Renu, *et al.* «Environment, Lifestyle, and Female Infertility». *Reproductive Sciences (Thousand Oaks, Calif.)*, vol. 28, n.º 3, marzo de 2021, pp. 617-38. *PubMed*, https://doi.org/10.1007/s43032-020-00279-3.

Carson, Sandra Ann, y Amanda N. Kallen. «Diagnosis and Management of Infertility». *JAMA*, vol. 326, n.º 1, julio de 2021, pp. 65-76. *PubMed Central*, https://doi.org/10.1001/jama.2021.4788.

Fernández-Sanguino, Ana, *et al.* «La inseminación artificial (IA): ¿Qué es y cuál es su precio?» *Reproducción Asistida ORG*, 14 de noviembre de 2024, https://www.reproduccionasistida.org/inseminacion-artificial-ia/.

Francos Pérez, Alicia, *et al.* «La preservación de la fertilidad: congelar óvulos y esperma». *Reproducción Asistida ORG*, 3 de octubre de 2023, https://www.reproduccionasistida.org/preservacion-de-la-fertilidad/.

Inhorn, Marcia C., y Pasquale Patrizio. «Infertility around the Globe: New Thinking on Gender, Reproductive Technologies and Global Movements in the 21st Century». *Human Reproduction Update*, vol. 21, n.º 4, 2015, pp. 411-26. *PubMed*, https://doi.org/10.1093/humupd/dmv016.

Krausz, Csilla, y Antoni Riera-Escamilla. «Genetics of Male Infertility». *Nature Reviews Urology*, vol. 15, n.º 6, junio de 2018, pp. 369-84. *www.nature.com*, https://doi.org/10.1038/s41585-018-0003-3.

Saucedo de la Llata, Eric, *et al.* «La fecundación in vitro (FIV) - ¿Qué es y cuál es su precio?» *Reproducción Asistida ORG*, 22 de noviembre de 2024, https://www.reproduccionasistida.org/fecundacion-in-vitro-fiv/.

Capítulo 6

Bowman-Smart, Hilary, *et al.* «Sex selection and non-invasive prenatal testing: A review of current practices, evidence, and ethical issues». *Prenatal Diagnosis*, vol. 40, n.º 4, marzo de 2020, pp. 398-407. *PubMed Central*, https://doi.org/10.1002/pd.5555.

Díez, Inmaculada, *et al.* «Reproducción asistida en parejas de mujeres homosexuales». *Reproducción Asistida ORG*, 23 de agosto de 2024, https://www.reproduccionasistida.org/reproduccion-asistida-para-parejas-lesbianas/.

EFE Londres. «Elton John desconoce quién es el padre biológico de su hijo». *www.elperiodico.com*, 19 de enero de 2011, https://www.elperiodico.com/es/gente/20110119/elton-john-desconoce-padre-biologico-670805.

En Portada - Nuevas familias - Documental en RTVE. Dirigido por Teresa Martín, RTVE, 2024. *www.rtve.es*, https://www.rtve.es/play/videos/en-portada/nuevas-familias/7001659/.

Hendriks, Saskia, *et al.* «Artificial Gametes: A Systematic Review of Biological Progress towards Clinical Application». *Human Reproduction Update*, vol. 21, n.º 3, 2015, pp. 285-96. *PubMed*, https://doi.org/10.1093/humupd/dmv001.

Martínez Moro, Álvaro, *et al.* «¿Qué es el diagnóstico genético preimplantacional o DGP?» *Reproducción Asistida ORG*, 7 de noviembre de 2024, https://www.reproduccionasistida.org/diagnostico-genetico-preimplantacional-dgp/.

Villalba, Adrian, *et al.* «The Ethics of Synthetic DNA». *Journal of Medical Ethics*, noviembre de 2024, p. jme-2024-110124. *PubMed*, https://doi.org/10.1136/jme-2024-110124.

Capítulo 7

Bowman-Smart, Hilary, *et al.* «Sex selection and non-invasive prenatal testing: A review of current practices, evidence, and ethical issues». *Prenatal Diagnosis*, vol. 40, n.º 4, marzo de 2020, pp. 398-407. *PubMed Central*, https://doi.org/10.1002/pd.5555.

Díez, Inmaculada, *et al.* «Reproducción asistida en parejas de mujeres homosexuales». *Reproducción Asistida ORG*, 23 de agosto de 2024, https://www.reproduccionasistida.org/reproduccion-asistida-para-parejas-lesbianas/.

EFE Londres. «Elton John desconoce quién es el padre biológico de su hijo». *www.elperiodico.com*, 19 de enero de 2011, https://www.elperiodico.com/es/gente/20110119/elton-john-desconoce-padre-biologico-670805.

En Portada - Nuevas familias - Documental en RTVE. Dirigido por Teresa Martín, RTVE, 2024. *www.rtve.es*, https://www.rtve.es/play/videos/en-portada/nuevas-familias/7001659/.

Hendriks, Saskia, *et al.* «Artificial Gametes: A Systematic Review of Biological Progress towards Clinical Application». *Human Reproduction Update*, vol. 21, n.º 3, 2015, pp. 285-96. *PubMed*, https://doi.org/10.1093/humupd/dmv001.

Martínez Moro, Álvaro, *et al.* «¿Qué es el diagnóstico genético preimplantacional o DGP?» *Reproducción Asistida ORG*, 7 de noviembre de 2024, https://www.reproduccionasistida.org/diagnostico-genetico-preimplantacional-dgp/.

Villalba, Adrian, *et al.* «The Ethics of Synthetic DNA». *Journal of Medical Ethics*, noviembre de 2024, p. jme-2024-110124. *PubMed*, https://doi.org/10.1136/jme-2024-110124.

Capítulo 8

Ghimire, Sabitri, *et al.* «Human gastrulation: The embryo and its models». *Developmental Biology*, vol. 474, junio de 2021, pp. 100-08. *ScienceDirect*, https://doi.org/10.1016/j.ydbio.2021.01.006.

Oldak, Bernardo, *et al.* «Complete Human Day 14 Post-Implantation Embryo Models from Naive ES Cells». *Nature*, vol. 622, n.º 7983, octubre de 2023, pp. 562-73. *PubMed*, https://doi.org/10.1038/s41586-023-06604-5.

Rivron, Nicolas C., *et al.* «An Ethical Framework for Human Embryology with Embryo Models». *Cell*, vol. 186, n.º 17, agosto de 2023, pp. 3548-57. *PubMed*, https://doi.org/10.1016/j.cell.2023.07.028.

Tarazi, Shadi, *et al.* «Post-Gastrulation Synthetic Embryos Generated Ex Utero from Mouse Naive ESCs». *Cell*, vol. 185, n.º 18, septiembre de 2022, pp. 3290-3306.e25. *PubMed*, https://doi.org/10.1016/j.cell.2022.07.028.

Villalba, Adrian. «El dilema de los "embriones" sintéticos». *Ethic*, 8 de septiembre de 2023, https://ethic.es/2023/09/el-dilema-de-los-embriones-sinteticos/.

Villalba, Adrian, *et al.* «Human stem-cell-derived embryo models: When bioethical normativity meets biological ontology».

Developmental Biology, vol. 508, abril de 2024, pp. 88-92. *ScienceDirect*, https://doi.org/10.1016/j.ydbio.2024.01.009.

Villalba, Adrian, *et al.* «Synthetic Embryos: A New Venue in Ethical Research». *Reproduction (Cambridge, England)*, vol. 165, n.º 4, abril de 2023, pp. V1-3. *PubMed*, https://doi.org/10.1530/REP-22-0416.

Weatherbee, Bailey A. T., *et al.* «Modeling human embryo development with embryonic and extra-embryonic stem cells». *Developmental Biology*, vol. 474, junio de 2021, pp. 91-99. *ScienceDirect*, https://doi.org/10.1016/j.ydbio.2020.12.010.

Capítulo 9

«Anomalocaris | Amigos de los Dinosaurios y la Paleontología». *Mundo Prehistórico*, https://www.mundoprehistorico.com/portfolio/anomalocaris/.

«Burgessochaeta | Amigos de los Dinosaurios y la Paleontología». *Mundo Prehistórico*, https://www.mundoprehistorico.com/portfolio/burgessochaeta/.

Clarke, Anthony J. I., *et al.* «U–Pb zircon–rutile dating of the Llangynog Inlier, Wales: constraints on an Ediacaran shallow-marine fossil assemblage from East Avalonia». *Journal of the Geological Society*, vol. 181, n.º 1, enero de 2024, pp. jgs2023-081. *lyellcollection.org (Atypon)*, https://doi.org/10.1144/jgs2023-081.

de Kovel, Carolien G. F., *et al.* «Subtle Left-Right Asymmetry of Gene Expression Profiles in Embryonic and Foetal Human Brains». *Scientific Reports*, vol. 8, n.º 1, septiembre de 2018, p. 12606. *www.nature.com*, https://doi.org/10.1038/s41598-018-29496-2.

Genikhovich, Grigory, y Ulrich Technau. «On the Evolution of Bilaterality». *Development (Cambridge, England)*, vol. 144, n.º 19, octubre de 2017, pp. 3392-404. *PubMed*, https://doi.org/10.1242/dev.141507.

Heger, Peter, *et al.* «The Genetic Factors of Bilaterian Evolution». *eLife*, vol. 9, julio de 2020, p. e45530. *PubMed*, https://doi.org/10.7554/eLife.45530.

Laín Entralgo, Pedro. «La medicina hipocrática». *Biblioteca Virtual Miguel de Cervantes*, https://www.cervantesvirtual.com/obra-visor/la-medicina-hipocratica/html/eb4cdfa6-c5c0-11e1-b1fb-00163ebf5e63_2.html.

Lindemann, Charles B., y Kathleen A. Lesich. «The many modes of flagellar and ciliary beating: Insights from a physical analysis». *Cytoskeleton (Hoboken, N.j.)*, vol. 78, n.º 2, febrero de 2021, pp. 36-51. *PubMed Central*, https://doi.org/10.1002/cm.21656.

Little, Rosie B., y Dominic P. Norris. «Right, Left and Cilia: How Asymmetry Is Established». *Seminars in Cell & Developmental Biology*, vol. 110, febrero de 2021, pp. 11-18. *PubMed*, https://doi.org/10.1016/j.semcdb.2020.06.003.

Mohieldin, Ashraf M., *et al.* «Ciliary Extracellular Vesicles Are Distinct from the Cytosolic Extracellular Vesicles». *Journal of Extracellular Vesicles*, vol. 10, n.º 6, abril de 2021, p. e12086. *PubMed*, https://doi.org/10.1002/jev2.12086.

CAPÍTULO 10

Crespo Garay, Cristina. «La bioimpresión 3D, el futuro de los trasplantes de órganos». *National Geographic*, 19 de mayo de 2021, https://www.nationalgeographic.es/ciencia/2021/05/la-bioimpresion-3d-el-futuro-de-los-trasplantes-de-organos.

Juan Scaliter. «Logran que un mono recupere la visión usando células madre humanas». *La Razón*, 16 de octubre de 2024, https://www.larazon.es/ciencia/logran-que-mono-recupere-vision-usando-celulas-madre-humanas_20241016670f4a17e2e54f0001827a07.html.

Megía González, Rubén. «Células madre pluripotentes inducidas: ¿Qué son?» *Genotipia*, 11 de agosto de 2021, https://genotipia.com/ipscs/.

Rodríguez, Héctor. «Consiguen desarrollar un corazón en miniatura a partir de células madre». *National Geographic España*, 13 de noviembre de 2020, https://www.nationalgeographic.com.es/ciencia/cientificos-desarrollan-corazon-miniatura-a-partir-celulas-madre_16084.

Takahashi, Kazutoshi, *et al.* «Induction of Pluripotent Stem Cells from Adult Human Fibroblasts by Defined Factors». *Cell*, vol. 131, n.º 5, noviembre de 2007, pp. 861-72. *PubMed*, https://doi.org/10.1016/j.cell.2007.11.019.

Takahashi, Kazutoshi, y Shinya Yamanaka. «Induction of Pluripotent Stem Cells from Mouse Embryonic and Adult Fibroblast Cultures by Defined Factors». *Cell*, vol. 126, n.º 4, agosto de 2006, pp. 663-76. *PubMed*, https://doi.org/10.1016/j.cell.2006.07.024.

Yamanaka, Shinya. «Pluripotent Stem Cell-Based Cell Therapy-Promise and Challenges». *Cell Stem Cell*, vol. 27, n.º 4, octubre de 2020, pp. 523-31. *PubMed*, https://doi.org/10.1016/j.stem.2020.09.014.

CAPÍTULO 11

Apoptosis | NHGRI. https://www.genome.gov/es/genetics-glossary/Apoptosis.

Definición de apoptosis - Diccionario de cáncer del NCI - NCI. 2 de febrero de 2011, https://www.cancer.gov/espanol/publicaciones/diccionarios/diccionario-cancer/def/apoptosis. nciglobal,ncienterprise.

Esteller, Manuel. «Muerte celular». *Salud y Medicina*, 20 de abril de 2022, https://saludymedicina.org/post/muerte-celular.

Hardy, K. «Apoptosis in the Human Embryo». *Reviews of Reproduction*, vol. 4, n.º 3, septiembre de 1999, pp. 125-34. *PubMed*, https://doi.org/10.1530/ror.0.0040125.

Levy, R. R., *et al.* «Apoptosis in Preimplantation Mammalian Embryo and Genetics». *Italian Journal of Anatomy and Embryology = Archivio Italiano Di Anatomia Ed Embriologia*, vol. 106, n.º 2 Suppl 2, 2001, pp. 101-08.

CAPÍTULO 12

Administrator. «¿A partir de qué edad gestacional está desarrollado el corazón del feto?» *Fundación Española del Corazón*, https://fundaciondelcorazon.com/dudas/1562-ia-partir-de-que-edad-gestacional-se-considera-que-el-corazon-fetal-esta-integramente-desarrollado-anabella-jaen.html.

Bada, Jeffrey L. «Uno de los experimentos más importantes del siglo XX». *Revista Mètode*, 16 de noviembre de 2015, https://metode.es/revistas-metode/monograficos/uno-de-los-experimentos-mas-importantes-del-siglo-xx.html.

Bhatia, Anmol, *et al.* «Embryology, Gastrointestinal». *StatPearls*, StatPearls Publishing, 2024. *PubMed*, http://www.ncbi.nlm.nih.gov/books/NBK537172/.

De Berrazueta Fernández, J. R. «Phylogenetic evolution of the heart». *ANALES RANM*, vol. 139, n.º 139(01), 2022, pp. 16-22. *DOI.org (Crossref)*, https://doi.org/10.32440/ar.2022.139.01.rev02.

Nakashima, Justyn, y Hassam Zulfiqar. «Embryology, Rectum and Anal Canal». *StatPearls*, StatPearls Publishing, 2024. *PubMed*, http://www.ncbi.nlm.nih.gov/books/NBK551682/.

Nielsen, Claus, *et al.* «Evolution of the Bilaterian Mouth and Anus». *Nature Ecology & Evolution*, vol. 2, n.º 9, septiembre de 2018, pp. 1358-76. *www.nature.com*, https://doi.org/10.1038/s41559-018-0641-0.

Parker, Eric T., *et al.* «Conducting Miller-Urey Experiments». *Journal of Visualized Experiments : JoVE*, n.º 83, enero de 2014, p. 51039. *PubMed Central*, https://doi.org/10.3791/51039.

Tan, Cheryl Mei Jun, y Adam James Lewandowski. «The Transitional Heart: From Early Embryonic and Fetal Development to Neonatal Life». *Fetal Diagnosis and Therapy*, vol. 47, n.º 5, septiembre de 2019, pp. 373-86. *Silverchair*, https://doi.org/10.1159/000501906.

Capítulo 13

Fuentes, Verónica. «Nuevos organoides que podrían revolucionar la investigación sobre el cerebro». *Agencia SINC*, https://www.agenciasinc.es/Noticias/Nuevos-organoides-que-podrian-revolucionar-la-investigacion-sobre-el-cerebro.

Herrando, Ana. «Organoides cerebrales humanos responden a estímulos visuales al trasplantarlos en ratas». *Agencia SINC*, https://www.agenciasinc.es/Noticias/Organoides-cerebrales-humanos-responden-a-estimulos-visuales-al-trasplantarlos-en-ratas.

McTiernan, John, dir. «La jungla de cristal», 1988.

López-Sánchez, Carmen, *et al.* «Gastrulación: proceso clave en la formación de un nuevo organismo». *Revista Asebir*, 1 de junio de 2013, https://revista.asebir.com/gastrulacion-proceso-clave-en-la-formacion-de-un-nuevo-organismo/.

Pellicer Roig, Daniel. «¿Cuántas neuronas necesitas para jugar a videojuegos?» *La Razón*, 13 de octubre de 2022, https://www.larazon.es/ciencia/20221013/cadv4shgdnbrpdp7rnz3v7j4oi.html.

Rodríguez Acosta, Yasmín, *et al.* «Cresta neural, cuarta hoja, germinativa embrionaria». *Revista Médica Electrónica*, vol. 42, n.º 4, agosto de 2020, pp. 2049-65.

Shapson-Coe, Alexander, *et al.* «A petavoxel fragment of human cerebral cortex reconstructed at nanoscale resolution». *Science*, vol. 384, n.º 6696, mayo de 2024, p. eadk4858. *science.org (Atypon)*, https://doi.org/10.1126/science.adk4858.

Stiles, Joan, y Terry L. Jernigan. «The Basics of Brain Development». *Neuropsychology Review*, vol. 20, n.º 4, 2010, pp. 327-48. *PubMed Central*, https://doi.org/10.1007/s11065-010-9148-4.

CAPÍTULO 14

20minutos. «Niña o Niño: Depende de los genes del padre». *www.20minutos.es - Últimas Noticias*, 7 de febrero de 2020, https://www.20minutos.es/noticia/4145238/0/nina-o-nino-depende-de-los-genes-del-padre/.

Bashamboo, A., *et al.* «Anomalies in Human Sex Determination Provide Unique Insights into the Complex Genetic Interactions of Early Gonad Development». *Clinical Genetics*, vol. 91, n.º 2, febrero de 2017, pp. 143-56. *PubMed*, https://doi.org/10.1111/cge.12932.

Bashamboo, Anu, y Ken McElreavey. «Human Sex-Determination and Disorders of Sex-Development (DSD)». *Seminars in Cell & Developmental Biology*, vol. 45, septiembre de 2015, pp. 77-83. *PubMed*, https://doi.org/10.1016/j.semcdb.2015.10.030.

Biason-Lauber, Anna. «Human Sex Development: From Basic Science to Clinical Practice and Back». *Pediatric Endocrinology Reviews: PER*, vol. 15, n.º 1, septiembre de 2017, pp. 8-20. *PubMed*, https://doi.org/10.17458/per.vol15.2017.l.humansexdevelopment.

Carmen Ochoa Marieta, *et al.* «¿Cuáles son los métodos para la selección de sexo en el bebé?». *Reproducción Asistida ORG*, 28 de agosto de 2018, https://www.reproduccionasistida.org/metodos-de-seleccion-del-sexo-del-bebe/.

María Hebles Duvison, *et al.* «¿Cómo se determina genéticamente el sexo del bebé?». *Reproducción Asistida ORG*, 13 de septiembre de 2023, https://www.reproduccionasistida.org/relacion-entre-la-alimentacion-y-el-sexo-del-bebe/determinacion-genetica-sexo-bebe/.

Piferrer, Francesc. «Epigenetics of Sex Determination and Gonadogenesis». *Developmental Dynamics: An Official Publication of the American Association of Anatomists*, vol. 242, n.º 4, abril de 2013, pp. 360-70. *PubMed*, https://doi.org/10.1002/dvdy.23924.

Victoria González. «¿Es niño o es niña? Los cromosomas no lo determinan todo». *Muy Interesante*, 17 de diciembre de 2018, https://www.muyinteresante.com/ciencia/27580.html.

Wilhelm, Dagmar, *et al.* «Mammalian Sex Determination and Gonad Development». *Current Topics in Developmental Biology*, vol. 106, 2013, pp. 89-121. *PubMed*, https://doi.org/10.1016/B978-0-12-416021-7.00003-1.

Capítulo 15

«Cambios primer trimestre embarazo. Consejos. Clínica Universidad de Navarra». *https://www.cun.es*, https://www.cun.es/chequeos-salud/embarazo/cambios-primer-trimestre-embarazo.

Castro, Cristina. «Bebés prematuros, el primer asalto de la vida». *El Independiente*, 6 de julio de 2018, https://www.elindependiente.com/vida-sana/2018/07/06/tener-un-hijo-prematuro/.

Contracciones de Braxton Hicks | Cigna. https://www.cigna.com/es-us/knowledge-center/hw/contracciones-de-braxton-hicks-hw195805.

Fetal development: The 2nd trimester - Mayo Clinic. https://www.mayoclinic.org/healthy-lifestyle/pregnancy-week-by-week/in-depth/fetal-development/art-20046151.

Huecker, Braidi R., *et al.* «Fetal Movement». *StatPearls*, StatPearls Publishing, 2024. *PubMed*, http://www.ncbi.nlm.nih.gov/books/NBK470566/.

Kepley, John M., *et al.* «Physiology, Maternal Changes». *StatPearls*, StatPearls Publishing, 2024. *PubMed*, http://www.ncbi.nlm.nih.gov/books/NBK539766/.

Patricia Cardoso. «Las glándulas areolares: esta es la razón por la que no debes lavar el pecho a menudo si das el pecho». *La Vanguardia*, 27 de abril de 2022, https://www.lavanguardia.com/mamas-y-papas/20220427/8226443/glandulas-areolares-razon-deberias-lavar-pecho-frecuencia-das-pecho.html.

Capítulo 16

Andrés Carrillo. «La paradoja del barco de Teseo: ¿qué es y qué explica?». 10 de abril de 2019, https://psicologiaymente.com/cultura/paradoja-barco-teseo.

Daniel Pellicer Roig. «¿Dónde está la fuente de la eterna juventud? Descubre los misterios del envejecimiento celular». *National Geographic España*, 22 de enero de 2024, https://www.nationalgeographic.com.es/ciencia/fuente-eterna-juventud-donde-descubre-misterios-envejecimiento_21404.

Guo, Jun, *et al.* «Aging and Aging-Related Diseases: From Molecular Mechanisms to Interventions and Treatments». *Signal Transduction and Targeted Therapy*, vol. 7, n.º 1, diciembre de 2022, pp. 1-40. *www.nature.com*, https://doi.org/10.1038/s41392-022-01251-0.

López-Otín, Carlos, *et al.* «Hallmarks of Aging: An Expanding Universe». *Cell*, vol. 186, n.º 2, enero de 2023, pp. 243-78. *PubMed*, https://doi.org/10.1016/j.cell.2022.11.001.

Pérez, Enrique. «3.000 millones de dólares para la vida eterna: Altos Labs, la startup que sueña con la reprogramación celular». *Xataka*, 20 de enero de 2022, https://www.xataka.com/investigacion/3-000-millones-dolares-para-sueno-vida-eterna-altos-labs-startup-que-promete-serio-conseguir-reprogramacion-celular.

Reula, Ana, *et al.* «New Laboratory Protocol to Determine the Oxidative Stress Profile of Human Nasal Epithelial Cells Using Flow Cytometry». *Journal of Clinical Medicine*, vol. 10, n.º 6, marzo de 2021, p. 1172. *PubMed*, https://doi.org/10.3390/jcm10061172.

Capítulo 17

Alexander McNamara. «Newborns' Gut Microbiome Changes Depending on Method of Delivery». *BBC Science Focus Magazine*, 19 de septiembre de 2019, https://www.sciencefocus.com/news/newborns-gut-microbiome-changes-depending-on-method-of-delivery.

Barone, Monica, *et al.* «Gut microbiome–micronutrient interaction: The key to controlling the bioavailability of minerals and vitamins?» *Biofactors (Oxford, England)*, vol. 48, n.º 2, 2022, pp. 307-14. *PubMed Central*, https://doi.org/10.1002/biof.1835.

Dunn, Alexis B., *et al.* «The Maternal Infant Microbiome: Considerations for Labor and Birth». *MCN. The American journal of maternal child nursing*, vol. 42, n.º 6, 2017, pp. 318-25. *PubMed Central*, https://doi.org/10.1097/NMC.0000000000000373.

Gemma Marfany. «Un pare, una mare i tota una microbiota, per Gemma Marfany». *ElNacional.cat*, 18 de mayo de 2024, https://www.elnacional.cat/ca/opinio/pare-mare-tota-microbiota-gemma-marfany_1218291_102.html.

Gorczyca, Kamila, *et al.* «Changes in the Gut Microbiome and Pathologies in Pregnancy». *International Journal of Environmental Research and Public Health*, vol. 19, n.º 16, agosto de 2022, p. 9961. *PubMed Central*, https://doi.org/10.3390/ijerph19169961.

Hepatology, The Lancet Gastroenterology &. «Direct-to-Consumer Microbiome Testing Needs Regulation». *The Lancet Gastroenterology & Hepatology*, vol. 9, n.º 7, julio de 2024, p. 583. *www.thelancet.com*, https://doi.org/10.1016/S2468-1253(24)00163-8.

CAPÍTULO 18

Daniel Pellicer Roig. «Museos, ornitorrincos en frascos y la ciencia del siglo XIX». *La Razón*, 20 de mayo de 2022, https://www.larazon.es/ciencia/20220520/fkuw5ceo3zhm3a6tnlamypq2pi.html.

Elanor Bell y Amanda Vincent. «Seahorse | Description, Reproduction, Habitat, & Facts | Britannica». *Britannica*, 19 de noviembre de 2024, https://www.britannica.com/animal/sea-horse.

Grandi, Nicole, y Enzo Tramontano. «Type W Human Endogenous Retrovirus (HERV-W) Integrations and Their Mobilization by L1 Machinery: Contribution to the Human Transcriptome and Impact on the Host Physiopathology». *Viruses*, vol. 9, n.º 7, junio de 2017, p. 162. *PubMed*, https://doi.org/10.3390/v9070162.

Griffith, Oliver W., y Günter P. Wagner. «The Placenta as a Model for Understanding the Origin and Evolution of Vertebrate Organs». *Nature Ecology & Evolution*, vol. 1, n.º 4, marzo de 2017, pp. 1-10. *www.nature.com*, https://doi.org/10.1038/s41559-017-0072.

Javier Flores. «Los ornitorrincos desvelan secretos sobre la evolución de los mamíferos». *National Geographic España*, 2 de febrero de 2021, https://www.nationalgeographic.com.es/naturaleza/ornitorrincos-desvelan-secretos-sobre-evolucion-mamiferos_16297.

Ouchene, Hanan, *et al.* «Reproductive Cycle of Sea Urchin Paracentrotus Lividus (Lamarck, 1816) from the South Coast of Morocco: Histology, Gonads Index, and Size at First Sexual Maturity». *Arabian*

Journal for Science and Engineering, vol. 46, n.º 6, junio de 2021, pp. 5393-405. *Springer Link*, https://doi.org/10.1007/s13369-020-05271-2.

Stannard, Hayley, y Julie Old. «Wallaby joeys and platypus puggles are tiny and undeveloped when born. But their mother's milk is near-magical». *The Conversation*, 21 de junio de 2023, http://the-conversation.com/wallaby-joeys-and-platypus-puggles-are-tiny-and-undeveloped-when-born-but-their-mothers-milk-is-near-magical-207726.

Zhou, Yang, *et al.* «Platypus and Echidna Genomes Reveal Mammalian Biology and Evolution». *Nature*, vol. 592, n.º 7856, abril de 2021, pp. 756-62. *www.nature.com*, https://doi.org/10.1038/s41586-020-03039-0.

Este libro se terminó de imprimir en el mes de febrero de 2025
en Liberdúplex, S. L. (Barcelona).